·风湿病中医临床诊疗丛书·

总主编　王承德

白塞病

分册

主　编　汪　悦

中国中医药出版社

·北京·

图书在版编目（CIP）数据

风湿病中医临床诊疗丛书.白塞病分册 / 王承德总主编；汪悦主编 .—北京：中国中医药出版社，2019.8（2020.12重印）

ISBN 978 - 7 - 5132 - 5157 - 0

Ⅰ.①风… Ⅱ.①王… ②汪… Ⅲ.①风湿性疾病—中医诊断学 ②风湿性疾病—中医治疗法 ③白塞氏综合征—中医诊断学 ④白塞氏综合征—中医治疗法 Ⅳ.① R259.932.1

中国版本图书馆 CIP 数据核字（2018）第 187819 号

中国中医药出版社出版

北京经济技术开发区科创十三街 31 号院二区 8 号楼

邮政编码 100176

传真 010-64405721

河北省武强县画业有限责任公司印刷

各地新华书店经销

开本 710×1000 1/16 印张 16.5 字数 220 千字

2019 年 8 月第 1 版 2020 年 12 月第 3 次印刷

书号 ISBN 978 - 7 - 5132 - 5157 - 0

定价 59.00 元

网址 www.cptcm.com

社 长 热 线 010-64405720

购 书 热 线 010-89535836

维 权 打 假 010-64405753

微信服务号 zgzyycbs

微商城网址 https://kdt.im/LIdUGr

官 方 微 博 http://e.weibo.com/cptcm

天猫旗舰店网址 https://zgzyycbs.tmall.com

如有印装质量问题请与本社出版部联系（010-64405510）

《风湿病中医临床诊疗丛书》

编委会

母小真（中国中医科学院广安门医院）

刘宏潇（中国中医科学院广安门医院）

汤小虎（云南中医药大学第一附属医院）

许正锦（厦门市中医院）

李兆福（云南中医药大学）

吴沅皞（天津中医药大学第一附属医院）

何夏秀（中国中医科学院广安门医院）

邱明山（厦门市中医院）

沙正华（国家中医药管理局对台港澳中医药交流合作中心）

张可可（江苏卫生健康职业学院）

张沛然（中日友好医院）

陈薇薇（上海市中医医院）

林　海（中国中医科学院广安门医院）

郑新春（上海市光华中西医结合医院）

胡　艳（首都医科大学附属北京儿童医院）

顾冬梅（南通良春中医医院）

唐华燕（上海市中医医院）

唐晓颇（中国中医科学院广安门医院）

黄传兵（安徽中医药大学第一附属医院）

蒋　恬（南通良春中医医院）

程　鹏（上海中医药大学附属光华医院）

焦　娟（中国中医科学院广安门医院）

谢志军（浙江中医药大学）

谢冠群（浙江中医药大学）

甄小芳（首都医科大学附属北京儿童医院）

薛　斌（天津中医药大学第一附属医院）

魏淑风（北京市房山区中医医院）

编写办公室

主　　任　马桂琴

工作人员　黄雪琪　黄兆甲　沙正华　黄莉敏　国雪丽

路 序

风湿病学是古老而年轻的学科,《黄帝内经》有"痹论"专篇,将风湿病进行了完整系统的论述和分类,奠定了风湿病的理论基石;《金匮要略》有风湿之名,风湿病名正而言顺。历代医家对风湿病的病因、病机、治则、方剂、治法循而揭之,多有发挥,独擅其长,各领风骚。

在党和国家的中医药政策的扶持下,中医药文化迎来了天时、地利、人和振兴发展的大好时机,这是中医药之幸、国家之幸、人民之幸也。中医风湿病学应乘势而上,顺势而为,也迎来发展的春天。

余业岐黄七十余年,对风湿痹病研究颇深,每遇因病致残者,深感回天乏力,幸近四十年科技进步,诊疗技术和医疗条件大为改善,中医风湿病诊疗的水平也在发展中得以提高,而对风湿病的全面继承和系统研究则始于 20 世纪 80 年代初期。1981 年在我和赵金铎、谢海洲等老专家倡导下,中国中医科学院广安门医院成立了最早以研究中医风湿病为主要方向的科室即"内科研究室",集广安门医院老、中、青中医之精英,开展深入系统的风湿病研究;1983 年 9 月,在大同成立中华全国中医内科学会痹症学组;1989 年在江西庐山成立全国痹病专业委员会;1995 年 11 月在无锡成立中国中医药学会(现为中华中医药学会)风湿病分会。在我和焦树德先生的推动下,中医风湿病的研究距今已近四十载,期间,我相继创立了燥痹、产后痹、痛风等风湿病的病名,阐释了其理论渊源并示以辨证心法及有效方药;我还主持修订了风湿病二级病名如五脏痹、五体痹等诊疗规范,明确其概念、诊断及疗效评定标准,丰富了中医风湿病的理论内涵,为中医风湿病学的标准化、规范化奠定了基础。在我的参与和推动下,研发了风湿病系列的中成药,如尪痹冲剂、湿热痹冲剂、寒湿痹冲剂、瘀血痹冲剂、寒热错杂痹冲剂等,临床一直沿用至今,经多年临床观察,其疗效安全满意。我就任风湿病分会主任委员期间，主持、举办了多次国内外风湿病学术会议，并筹办了多期中医风湿病高研班，大大地促进了风湿病的学术交流和学科的进步与发展。

王承德是我招来的研究生，从工作分配到风湿病分会，一直在我门下且当我的秘书，我对其精心培养，并推荐他为风湿病分会主任委员。自王承德同志担任第二届、第三届中华中医药学会风湿病分会主任委员以来，风湿病学界学术氛围浓厚，学术活动丰富，全国同道在整理、继承的基础上不断进行探索和创新研究。"据经以洞其理，验病而司其义"，按尊崇经典、注重临床、传承创新的思路，参照标准化、规范化的要求，在"十一五""十二五""十三五"全国重点专科——风湿病专科建设成绩卓著，中西结合，融会新知，完善了中医风湿病学的学术体系。

承德同志授业于谢海洲先生门下，尽得其传，对焦树德先生、朱良春先生、王为兰先生的经验亦颇多继承，谦虚向学，勇于实践，精勤不倦。这次由他领导编撰的《风湿病中医临床诊疗丛书》囊括了最常见的风湿病中17个病种，每种病独立成册；各分册都循统一体例，谋篇布局，从中医的历史沿革、病因病机、治则方药，到西医的病因病理、诊断治疗，以及中西医康复护理、专家经验荟萃和现代研究，中西贯通，病证结合，反映了当今中医风湿病学界的最新学术进展；按照《黄帝内经》五脏痹－五体痹的方法论去认识各种西医诊断的风湿病，进行辨证施治。其立论严谨，条理分明，实用有效，体现了中医辨治风湿病的最高学术水平。《风湿病中医临床诊疗丛书》将付梓面世，这是我们中医药事业之幸事，风湿病患者之福音。

余九旬老叟，心乐之而为序。

国医大师　路志正

岁在戊戌，戊午秋月

王 序

  风湿之病，由来已久，常见多发，缠顽难愈，医者棘手之世界难题。中医对风湿病的认识远远早于西医，如《黄帝内经》著有"痹论"和"周痹"专篇，对风湿病的病因病机、疾病分类、临床表现、治则方药、转归预后等都有系统、全面、深刻的阐述；明确地提出五体痹（皮、肉、筋、脉、骨）和五脏痹（肺、脾、肝、心、肾），详细地论述了五体痹久治不愈内舍其合，而引起五脏痹。中医学早就认识到风湿病引起的内脏损害，更了不起的是，中医的痹病包括了现代西医的绝大部分疾病。汉代张仲景《金匮要略》首立风湿之病，历代医家各有发挥，如丹溪湿热论，叶天士温热论，吴鞠通湿温论，路志正燥痹论，焦树德尪痹论，谢海洲扶正治痹，朱良春顽痹论等，他们各有发挥和论述，其医理之精道，治法之多样，方药之专宏，内容之翔实，真是精彩纷呈，各领风骚。

  中医风湿病学是中医药宝库中一朵秀丽的奇葩，也是最具特色和优势的学科之一。

  承德是我的学生，是谢海洲老师的高足，也是路志正老师、焦树德老师的门生。多年来我很关心和培养他，许多学术活动让他参加，如我是中华中医药学会急诊分会主任委员，他是秘书长，在我们的共同努力下，急诊分会从无到有，由小到大，从弱到强，队伍逐渐壮大，学术不断提高，影响越来越大，改变了中医慢郎中的形象。

  多年来，承德跟随路老、焦老从事风湿病分会的工作，在二老的带领下，风湿病分会不论在学科建设、人才培养、学术研究、学术交流、国际交流等方面都取得了显著的成绩。承德又接路老的班，担任了风湿病分会主任委员。

  承德近期组织全国中医风湿病著名专家学者，耗时 3 年之久，几经易稿，编辑了《风湿病中医临床诊疗丛书》，计 17 个病种，各病独立成册，编写体例新颖，汇集中西医，突出辨证治疗和各种治法，总结古今名家治疗经验是该书的重点所在。该丛书全面、系统地总结、归纳了中医风湿病历代医家和近年研究概况、学术进展，是风湿病集大成之巨著，资料翔实，内容丰富，经验宝贵。

丛书的面世正是中医风湿病各界砥砺前行的见证，可谓近代中医学发展的一簇茁壮新枝，是中医学之幸事，风湿病之福音，可喜可贺！欣慰之至，乐之为序。

中国工程院院上
中国中医科学院名誉院长　　　王永炎

戊戌年秋月

晁 序

昔人云，不为良相即为良医。相之良则安天下，医之良则救黎庶。庙堂之与江湖，虽上下有别，隐显各殊，然用心一也，视事深虑，不敢轻慢，医者当谨思之，慎审之，余深以为然。

《黄帝内经·素问》凡八十一篇，通天道，顺四时，理人事。其中有大论别论，法时全形，精微刺要，无所不至。而论及病，仅热、疟、咳、风；厥、痛、痹、痿概十一病，皆古今大众之苦楚也。病平而常，苦痛难当。尤痹论风寒湿三气合杂，病也顽，患也重，治更难，为医之苦也。

中医药学植根于中华传统文化之中，乃中华文化之奇葩。其提挈天地，把握阴阳，探理溯源，治病求本，辨证施治，大道至简，大理通明，深究之，细研之，发扬光大，诚不失我华夏后生之职守也。

承德是我的学生，也是我的助手，我是急诊分会主委，他是秘书长，多年来我们为中医急诊分会的组织建设、学科发展、学术交流、人才培养、成果推广进行了不懈努力，使中医急诊学科建设迅速发展壮大，成为全国有影响的学科，为我国中医急诊工作做出了应有的贡献。

承德及众贤达之士潜心风湿病数十年，继承焦树德、谢海洲、朱良春之遗风，兼秉路老重脾胃调五脏之枢机。在中华中医药学会风湿病分会及世中联中医风湿专业分会中继往开来，砥砺前行，统筹国内一流大家，重订《实用中医风湿病学》，在"十一五""十二五"全国中医重点专科——风湿病专科建设之后，再度筹措编纂《风湿病中医临床诊疗丛书》。以西医学主要风湿病名为分册，归纳类风湿关节炎、强直性脊柱炎、系统性红斑狼疮、白塞病、痛风、骨关节炎等十七分册。统一体例，独立成卷，纵论历史沿革、辨证要点、诊断标准、历代医家治则验案、文献索引；横及现代医学之病理、生化、检测方法。全书纲举目张，条分缕析，广搜博采，汇通中西，病证结合，立法严谨，选药精当，医案验证可采可信。书中引经据典，旁证参考，一应俱全，开合有度，紧束成篇，可通览亦可分检之。

《风湿病中医临床诊疗丛书》汇集国内著名中医风湿专家，通力合作，如此鸿篇巨制，乃风湿病诊疗之集大成者，蔚为壮观。此非高屋建瓴、统摄权衡者不敢为也，非苦心磨砺、独具慧眼者，不能为也。此书可为初学者张目，可为研究者提纲；读之则开卷有益，思之可激发灵光；医者以之楷模，病者可得生机。善哉，善哉。

览毕，余为之庆幸，愿以为序。

国医大师 晁恩祥
戊戌年冬月

自 序

　　光阴似箭，岁月如梭，一晃吾已年逾古稀。回首五十多年走过的行医之路，艰辛而漫长，也坦然豁然。我从小酷爱中医，梦想长大能当一名郎中，为乡亲们解除病痛。初中毕业，我考上了甘肃省卫校，被分配到检验专业，自此决心自学医疗和中医知识。时逢"文革"动乱，我自己去甘肃省人民医院进修，如饥似渴地学习中西医知识。毕业后，我自愿报名去了卓尼疗养院（麻风病院），因医院正在建设之中，闲暇时间较多，我就背药性赋、汤头歌等。从1970年大学开始招收工农兵学员，我每年都报名，终于1976年考上了北京中医药大学，走上了学习中医之路，实现了学中医的梦想。入学时，我们又赶上粉碎"四人帮"的好时机，"文革"期间老教授们都未上台讲课，此时重上讲台，积极性很高，我们聆听了任应秋、刘渡舟、赵绍琴、王绵之、董建华、焦树德、程士德、施汉章等大师们的讲课，真是万分荣幸。

　　我的毕业实习是在广安门医院，有幸跟谢海洲、路志正老师侍诊学习。毕业后我被分配到甘南州人民医院工作。1982年我报考了中国中医科学院广安门医院由赵金铎、谢海洲、路志正三位导师招收的痹病专业硕士研究生，这也是我国第一个中医风湿病专业的研究生，从此开始了我的风湿病研究工作。学习期间，除跟谢老临诊之外，我阅读了大量古今有关风湿病治疗的文献，总结了谢老治疗风湿病的经验和学术思想。我的毕业论文是《论扶正培本在痹病治疗中的重要意义》，后附100例病案分析。论文在总结谢老经验和学术思想的基础上提出了几个新的学术观点。如从病因病机方面，强调正虚是发病之本，提出"痹从内发"。风湿病的发病，不仅是内外合邪，更是内外同病，正虚为本，此乃发病之关键。脾虚外湿易侵，阳虚外寒易袭，阴虚外热易犯，血虚外风易入。此外，外未受邪，脾虚生内湿，久生痰浊，血虚生内风，阴虚生内热，阳虚生内寒，气虚生瘀血，风、寒、湿、热、痰浊、瘀血从内而生，留于肌肤筋脉，停滞关节，闭阻气血，内侵五脏，痹从内生。

我在论文中提出"痹必夹湿"的观点。我在查阅历代文献时发现，《说文解字》曰："痹，湿病也。"《汉书·艺文志》曰："痹，风湿之病。"《素问·痹论》曰："风寒湿三气杂至，合而为痹。"张仲景将该病放在《金匮要略·痉湿暍病脉证治》的湿病中论述，清·吴鞠通将该病放在《温病条辨·中焦篇·湿温》中论述，足见历代医家对风湿病从湿论治的重视。此外，发病的病因病机、临床表现、转归预后等都与湿有密不可分的关系。湿为阴邪，易伤阳气，其性重浊，黏滞隐袭，秽浊潮湿，其性趋下，阻遏气机，病多缠绵难愈。湿邪在风湿病的发生发展、转归预后等方面有重要影响，大凡风湿病者，多肌肉重着酸痛，关节肿胀，肌体浮肿，周身困倦，纳呆乏味，病程缠顽难愈。

湿为重浊之邪，必依附他物而为患，内蕴之湿，多可从化，非附寒热不能肆于人，感于寒则为寒湿，兼有热则为湿热，夹有风则为风湿。诸邪与湿相合，如油入面，胶着难化，难分难解，故风湿病一般病程较长，缠顽难愈。

我强调脾胃在风湿病中的重要地位。以往医家重视肝肾，因肾主骨，肝主筋，风湿病主要责之于肝肾，强调肝肾在风湿病中的地位。基于"痹必夹湿"的认识，脾属土，主运化水湿，湿之源在脾，土旺则胜湿；脾又主四肢和肌肉，阳明主润宗筋，主束骨而利关节，气血之源又在脾，故脾胃在风湿病中占有非常重要的地位。

在治疗方面，历代医家以祛邪为主，我提出扶正培本为基本大法。在扶正方面，滋阴以清热，温阳以散寒，养血以祛风，益气以化瘀。历代医家重视肝肾，我更强调脾胃，健脾益气、化湿通络是治疗风湿病的基本法则。因风湿病的病位多在中下二焦，病邪弥漫于关节与筋膜之间，故用药宜重，药量宜大。因痹必夹湿，湿多与他邪裹挟、胶着难解，故证型不易变化，治疗要守法守方。风湿病是世界之顽疾，非常之病必用非常之药，顽难之疾需用特殊之品。有毒之药也称虎狼之品、霸道之药，其效快而猛烈，能斩关夺隘，攻克顽疾，非一般药可比。我治风湿病善用有毒和效猛之品，如附子、川乌、草乌、细辛、马钱子、雷公藤、全虫、蚂蚁、水蛭、大黄、石膏等，只要辨证正确，配伍合理，是安全有效的。如雷公藤配附子之后，毒性大减，雷公藤性寒味苦治热证为宜，不宜寒证；附子大热，治寒证为宜，热证慎用。二者配伍，毒性大减。另附子大热，若配大黄或知母之类，能够制其热，减毒性，其疗效明显提高。

经过近四十年的临床验证，我以上关于风湿病的学术观点越来越被证明是正确的，对指导风湿病的临床还是有价值的。

我在攻读研究生期间就跟路志正和焦树德等老师从事风湿病分会工作，先后担任秘书、秘书长、副主委、主任委员。2000 年我被路老推荐并选举为第二届风湿病分会主任委员，直至 2015 年卸任。几十年来，在路老和焦老的精心培养和正确指导下，风湿病分会从小到大、从弱到强，学术队伍从最初的二十余人发展至目前四百多人，发展迅速，学术水平逐年提高，规模逐年扩大，每年参会代表有五百多人，学术氛围浓厚。到目前为止，共举办全国性风湿病学术会议二十余次，召开国际中医风湿病学术研讨会十多次，举办全国中医风湿病高研班二十多期。2010 年在北京成立了世界中医药学会联合会风湿病专业委员会，我担任会长。至今已在马来西亚、美国、俄罗斯、西班牙、葡萄牙、意大利、新西兰、泰国等国家及北京、台湾、香港等地举办世界中医药学会联合会的年会，并举办国际中医风湿病学术研讨会分会场。

多年来，风湿病分会重视规范化、标准化研究。鉴于该病病名混乱，如 1983 年学组刚成立时称为痹症学组；大家认为"症"是症状，不能称为痹症，于是更名为痹证专业委员会；大家又认为"证"是一个证候群，也代表不了疾病，于是又改为痹病专业委员会。西医学对此病的认识也在不断变化，20 世纪 60～70 年代称胶原化疾病，70～80 年代称混合结缔组织病，90 年代称风湿类疾病。而风湿病之病名中医自古有之，我于 1990 年首先提出将痹病改为风湿病的建议，还风湿病的历史原貌。理由之一：历代中医文献里早有记载。如《汉书·艺文志》曰："痹，风湿之病。"《金匮要略》曰："病者一身尽痛，发热，日晡所剧者，名风湿。此病伤于汗出当风，或久伤取冷所致也……"《神农本草经》记载了26种治疗风湿病的药物，特别是下卷明确提出："疗风湿病，以风湿药，各随其所宜。"这是专病专药的记载。《诸病源候论》曰："风湿者，以风气与湿气共伤于人也……"《活人书》曰："肢体痛重，不可转侧，额上微汗，不欲去被或身微肿者何？曰：此名风湿也。"理由之二：痹病的名称不能囊括所有风湿疾病，"痹"的含义广泛。"痹"既是病机，指闭塞不通；又是病名，如肺痹、胸痹，极易混淆。许多带"痹"的并不是风湿病。

从病因、病机、分类、临床表现、证候等方面看，风湿病病名较痹病更科学、合理，更具有中医特色，更符合临床实际。我提出此建议后，也有反对者，但经多次讨论，路老、焦老同意，提交1993年第七届全国痹病学术研讨会讨论后，大家一致同意将痹病改为风湿病。这是我国中医风湿病学会对中医药学的一大贡献。我还在全国各学术会议上不断阐述将痹病改为风湿病的重要意义。学会还对五体痹（皮、肌、筋、脉、骨）和五脏痹（心、肝、脾、肺、肾）及尪痹、大偻、燥痹等二级病名的诊断标准和疗效评定进行了规范化和标准化研究。

近几十年现代免疫学的迅速兴起，使人们对风湿病的认识更加深入，诊断日益先进，加之病种的逐渐增加，新药研发和治疗手段不断涌现和更新。现代风湿病学的发展也非常迅速，成为一门新兴学科。为了提高风湿病诊断和治疗水平，突出中医药的特色和优势，总结中西医治疗风湿病的研究成果和宝贵经验，适应当前风湿病学科的发展，满足患者的需求和临床工作者的要求，世界中医药学会联合会风湿病专业委员会特邀请国内著名中西医专家和学者编写了《风湿病中医临床诊疗丛书》。我们选择以西医命名的最常见的17个病种（系统性红斑狼疮、强直性脊柱炎、类风湿关节炎、成人斯蒂尔病、反应性关节炎、干燥综合征、纤维肌痛综合征、骨关节炎、痛风、骨质疏松、白塞病、风湿性多肌痛、硬皮病、炎性肌病、银屑病关节炎、儿童常见风湿病、产后痹）作为丛书的17个分册，每分册分为九章，分别是历史沿革、病因与病机、诊断与鉴别诊断、中医治疗、西医治疗、常用中药与方剂、护理与调摄、医案医话、临床与实验研究。丛书以中医为主，西学为用，如中医治疗分辨证治疗、症状治疗及其他治疗，尽可能纵论古今全国对该病的治疗并加以总结；常用中药从性味归经、功能主治、临床应用、用法用量、古籍摘要、现代研究等方面论述；常用方剂从出处、组成、煎服方法、功能主治、方解、临床应用、各家论述等方面阐述；总结古今医案医话也是本丛书的重点，突出历代医家对该病的认识和经验，更突出作者本人的临床经验，将其辨证论治的心得融入其中，匠心独运，弥足珍贵。风湿病是世界顽难之疾，其治疗有许多不尽如人意之处，仍缺乏特效的药物和方法，尚需广大有志于风湿病研究的仁人志士勤于临床，刻苦钻研，不懈探索，总结经验，传承创新，攻克顽疾。

本丛书编写历时 3 年之久，召开编写会 6 次，数易其稿，可谓艰辛，终于付梓面市，又值中华人民共和国成立 70 周年之际，我们把它作为一份厚礼献给祖国。希望本丛书的出版，对中医风湿病诊疗研究的同仁们有所裨益，也借此缅怀和纪念焦树德、谢海洲、朱良春、王为兰、陈志才几位大师。

特别感谢路志正国医大师、王永炎院士、晁恩祥国医大师百忙之中为本丛书作序，给本丛书添彩。

本丛书编写过程中，各位专家及编写办公室工作人员辛勤努力，医药企业也给予了积极支持，同时得到了中国中医药出版社领导和编辑的大力支持，在此一并表示衷心感谢！

由于水平所限，本书若存在瑕疵和不足之处，恳求广大读者提出宝贵意见，以便再版时修订提高。

世界中医药学会联合会风湿病专业委员会会长
中华中医药学会风湿病分会名誉主任委员

王承德

2019 年 3 月

总前言

　　《风湿病中医临床诊疗丛书》总主编王承德教授从事中医风湿病临床工作近四十年，担任中华中医药学会风湿病专业委员会第三届主任委员、第四届名誉主任委员，世界中医药学会联合会风湿病专业委员会会长。在他的领导下，中医风湿病学临床与研究队伍经历了初步发展到发展壮大的过程，中医风湿病学有了长足发展。王承德教授一直致力于提高中医诊治风湿病临床水平的工作，有感于西医治疗风湿病的诊疗技术及生物制剂等临床新药的使用，遂决定组织全国权威风湿病专家编写本套丛书，以进一步提高中医风湿病医生的诊疗水平。

　　《风湿病中医临床诊疗丛书》共收录 17 个病种，各病独立成册，每册共 9 章，分为历史沿革、病因与病机、诊断与鉴别诊断、中医治疗、西医治疗、常用中药与方剂、护理与调摄、医案医话、临床与实验研究，汇集了中医、西医对 17 种常见风湿病的认识，重点论述了疾病的中医病因病机和西医病因病理，介绍了疾病的诊断与鉴别诊断，特别突出中医辨证治疗和其他治法，总结了治疗疾病的常用中药和方剂。总结古今名家治疗经验是本丛书的一大亮点，临床与实验研究为临床科研提供了思路和参考。

　　本丛书由国内中医风湿病领域的权威学者和功底深厚的中医风湿病专家共同编撰。2016 年 3 月丛书召开第一次编委会，经过讨论，拟定了丛书提纲，确立了编写内容。本着实用性及指导性的原则，重点反映西医发展前沿、中医辨证论治和古代及现代名家的医案医话。2016 年 10 月和 2017 年 10 月，编委会两次会议审定了最终体例。会议就每一种疾病的特点与内容进行了仔细审定，如类风湿关节炎在辨证论治中就病证结合、分期论治进行了详细的阐述，白塞病增加了诊疗思路和临证勾要两部分，这些都是编著者多年的临床思考和心得体会。现代医案医话部分除了检索万方、知网、维普等数据库外，又委托中国中医科学院信息所就丛书中的病种进行了全面检索，提供了国家级、省部级、地市级名老中医工作室内部的、未发表过的医案供编著者选择。丛书最终经总主编王承德教授审定，内容翔实，易懂实用，既有深度又有广度，不仅汇集了西医风湿病最新的前沿动态，还摘录了古代名医名家的经验用药，同时又有当代风湿病学大家、名家的经验总结，是编著者多年风湿病临床经验的结晶。本丛书可作为各级医疗机构从事中医、中西医风湿病临床与科研工作者的案头参考书。

由于编撰者学识有限，书中若有疏漏与谬误之处，敬请广大读者提出修改意见，以便再版时修订提高。

《风湿病中医临床诊疗丛书》编委会

2019 年 4 月

编写说明

　　白塞病是一种慢性血管炎症性疾病，主要表现为复发性口腔、生殖器溃疡，眼炎及皮肤损害，也可累及血管、神经、消化道等。多数学者将其归为"狐惑"范畴。治疗上，西医主要运用糖皮质激素、免疫抑制剂、生物制剂等药物，但以上药物在缓解症状的同时，副作用较多。中医药在本病的治疗中发挥了重要作用，不仅可缓解病情，减轻西药治疗的局限性、依赖性及毒副作用，帮助顺利撤减激素，缩短病程，还能有效防止撤减激素后的病情复发。

　　本分册从白塞病的历史沿革、病因与病机、诊断与鉴别诊断、中医治疗、西医治疗、常用中药与方剂、护理与调摄、医案医话医论及临床与实验研究等多角度做详细的阐述和探索，重点突出中医药在治疗白塞病方面独特的优势和蕴藏的潜力。

　　在编写过程中，我们始终强调既要有学术性、系统性，又要有理论深度，既要注意实用性，又要考虑所选内容的权威性和指导性。力求突出中医特色，理论与实践相结合、医学与药学相结合、治疗与保健相结合、医家和方药相结合，内容丰富，对医疗、科研、教学工作均有很高的实用价值和指导作用。

　　由于水平有限，书中若存在不足或疏漏之处，热切希望广大读者提出宝贵意见，以便再版时修订提高。

《风湿病中医临床诊疗丛书·白塞病分册》编委会

2019 年 4 月

目 录

第一章

白塞病的历史沿革

白塞病（Behçet's disease，BD）又称贝赫切特综合征（Behçet's Syndrome，BS），是一种慢性血管炎症性疾病，主要表现为复发性口腔溃疡、生殖器溃疡、眼炎及皮肤损害，也可累及血管、神经系统、消化道、关节及肺、肾、附睾等器官，为系统性疾病。本病女性及青壮年多见，春季易发。大部分患者预后良好，眼及内脏受累者预后不佳。

第一节　中医对白塞病的认识

我国对白塞病的认识始于汉代张仲景《金匮要略》所载的"狐惑"一证，该证与白塞病的临床表现颇为相似。《金匮要略·百合病狐惑阴阳毒病脉证并治第三》中记载道："狐惑之为病，状如伤寒，默默欲眠，目不得闭，卧起不安，蚀于喉为惑，蚀于阴为狐，不欲饮食，恶闻食臭，其面目乍赤、乍黑、乍白。"在治疗上，根据其病变部位选方用药："蚀于上部则声嗄，甘草泻心汤主之；蚀于下部则咽干，苦参汤洗之；蚀于肛者，雄黄熏之。"另外有云："病者脉数，无热，微烦，默默但欲卧，汗出。初得之三四日，目赤如鸠眼；七八日，目四眦黑。若能食者，脓已成也，赤小豆当归散主之。"

西晋·王叔和《脉经》云："病人或从呼吸上蚀其咽，或从下焦蚀其肛阴，蚀上为惑，蚀下为狐，狐惑病者，猪苓散主之。"东晋·陈延之《小品方》云："治狐惑，薰草黄连汤方。"拓展了狐惑病的治疗方法。

隋·巢元方《诸病源候论·伤寒病诸候》继承了张仲景对狐惑的基本认识，有云："夫狐惑二病者，是喉阴之为病也。初得状如伤寒，或因伤寒而变成斯病。其状，默默欲眠，目瞑不得眠，卧起不安。虫食于喉咽为惑，食于阴肛为狐。恶饮食，不欲闻食臭，其人面目翕赤翕黑翕白。食于上部其声嗄，食于下部其咽干。"并进一步指明本病病因"此皆由湿毒气所为也"。

唐·孙思邈《备急千金要方·伤寒不发汗变成狐惑》指出："其病形不可攻，不可灸，因火为邪，血散脉中，伤脉尚可，伤脏则剧，并输益肿黄汁出，经合外烂，肉腐为痈脓，此为火疽，医所伤也。夫脉数者不可灸，因火为邪，即为烦，因虚逐实，血走脉中，火气虽微，内攻有力，焦骨伤筋，血难复也，应在泻心。泻心汤兼治下痢不止，腹中坚而呕吐，肠鸣者方。半夏半升，黄芩、人参、干姜各三两，黄连一两，甘草三两，大枣十二枚。"

《圣济总录》在张仲景对狐惑的认识之上进一步深化，认为狐惑病可由伤寒变化而来，"治伤寒变成狐惑""治伤寒不发汗十日以上""治伤寒发汗不解""治伤寒阴阳不和""治伤寒发汗下利不解"均可变成狐惑。此外，本书认为狐惑致病因素属毒气范畴，书中记载狐惑"毒气上攻""毒攻下部"等，由此可以看出致病邪气之盛及疾病的严重性。临床表现方面，除"默默但欲卧""烦""初得之三四日眼赤""七八日目四眦黑"外，本书对狐惑进行了更细致的描述，如面赤斑斑如锦文、腹胀面赤、咽喉涩痛、唇口破、唾脓血、胸胁满痛、善呕腹痛、神思昏闷、大便难、肌肤热、肛门痒甚不已等症状体征。诸多临床表现也反映了狐惑病的复杂多变。治疗方剂方面，提出熏草汤方。苏颂《本草图经》提出："又黄疸病及狐惑病，并猪苓散主之。"《仁斋直指方》记载桃仁汤可"治狐惑，虫食其脏，上唇疮，其声哑"。此外，还记载了相关方剂黄连犀角汤、雄黄锐散。朱肱《类证活人书》对风温证、小柴胡证、少阴证、狐惑证四证的多眠症进行鉴别，从而对狐惑有了更清晰的认识。

明代诸位医家详细列出多种治疗狐惑病有效的药物，例如《神农本草经疏》载艾叶"烧烟入管中，熏狐惑虫良"。《本草纲目》载蕙草"狐惑食肛，默卧汗出，同黄连、酸浆煎服"；雄黄"伤寒狐惑，虫蚀下部，痛痒不止：雄黄半两，烧于瓶中，熏其下部"。《本草易读》亦记载"下部痛痒，虫蚀狐惑"可用雄黄"烧烟瓶中熏之"进行治疗，还对赤小豆治疗狐惑"目赤眦黄黑，若能食者，脓已成"之症进行了详细描述。《本草汇言》载羚羊角"治肝虚内热，时惊惕，时梦魇，时狂怒，时搐搦，或大人中风，小儿惊风，及五痫癫痫，人事狐惑，一切心神失灵，肝神昏乱诸证"。此外，在本病的腧穴治疗方面，记载有鬼哭穴、地仓穴等。《刺灸心法要诀》载鬼哭穴"灸鬼魅狐惑，恍惚振噤等证"。《针灸大成》载："狐惑……虫在脏腑食肌肉，须要神针刺地仓。"《针灸问答》中亦有针刺地仓穴治疗狐惑的相关记载。《医学纲目》中记载了一则治疗狐惑病案："一妇人狐惑声嗄，多眠，目不闭，恶闻食臭，不省人事，半月后又手足拘强，脉数而微细。先与竹沥、姜汁一盏服之，忽胸中有汗，腹鸣，即目闭省人事，遂用参、术、归、陈入竹沥、姜汁饮之，五六帖而愈。"李中梓《伤寒括要》载有雄黄丸治疗狐惑的记录。

清·赵以德在《金匮玉函经二注》中认为，此病的发生"非独伤寒变是证，凡热病者得生虫也"，并指出："虫生于湿热败气瘀血之中，其来渐矣，遇极乃发，非若伤寒一日而暴病也。"迨徐忠可、魏念庭、尤在泾等"金匮"注家均宗赵氏湿热生虫之说，唯魏念庭《金匮要略方论本义》另提出"虚热"的病因，说："狐惑者，阴虚血热之病也。""治虫者，治其标也；治虚热者，治其本也。"清·吴谦《医宗金鉴·订正金匮要略注》："病者脉数，谓病狐惑之人脉数也。数主疮主热，今外无身热，而内有疮热，疮之热在于阴，故默默但欲卧也。热在于阳，故微烦汗出也。然某病初得之三、四日，目赤如鸠眼者，是热蕴于血，故眦络赤也。七、八日四眦皆黑者，是热瘀血腐，故眦络黑也。若不能食，其毒尚伏诸里；若已能食，其毒已化成脓也。故以赤小豆排痈肿，当归调疮血，米浆和胃气也。"在治疗上还认为《金匮要略》的外治法尚属合理，而甘草泻心汤用于本病却"与证未否，必传写之误"。唐容川《金匮要略浅注补正》却认为甘草泻心汤用于本病疗效卓著，"余亲见狐惑证胸腹痞满者，投此立效。"鲍相璈《验方新编》认为小儿也可患狐惑证，治疗上要以"泄积热"为主。郭诚勋《证治针经》则认为狐惑"宜先豁痰"，可用犀角地黄汤佐乌梅黄连治疗。《本草求真》记载："熏香……亦有治鼻塞、头风、齿痛、狐惑、下痢等症。"张宗祥《本草简要方》记载黑大豆治疗狐惑病。李学川《针灸逢源》记载："鬼眼四穴，在手大拇指，去爪甲角如韭叶，两指并起，用帛缚之，当两指岐缝中，治鬼魅狐惑慌惚振惊。"《厘正按摩要术》云："用艾炷于两甲角，并甲后肉骑缝四处火灸，则病者哀告我自去为效。是治鬼魅狐惑者。"

综上所述，历代医家对狐惑病的认识是基本一致的，其病因是湿热日久或阴虚内热，唯因虫致病引起的见解，当属推测。在本病症状方面，强调咽喉及二阴之蚀烂为主症，也确实把握了本病的特点。在治疗上，以清热除湿解毒为主的治则及外治法的应用，亦已为多数医家所肯定，为现在研究狐惑病奠定了理论基础。除上述治法外，历代医家对本病的治疗多有发挥，对疾病认识仍以把握辨证论治为核心。

第二节　西医对白塞病的认识

古希腊时期，希波克拉底（前460—前337）在《Epidemion》中描述一种疾病，其临床表现为"口腔溃疡""生殖器大量炎性渗出""眼部持续炎症……常常导致失明"，以及"皮肤大疱疹性病变"，主要流行于波斯湾一带。

'Ησαν δὲ καὶ ἄλλοι πυρετοί, περὶ ὧν γε-
γράψεται. στόματα πολλοῖσιν ἀφθώδεα, ἑλκώδεα.
ρεύματα περὶ αἰδοῖα πολλά, ἑλκώματα, φύματα
ἔξωθεν, ἔσωθεν· τὰ περὶ βουβῶνας. ὀφθαλμίαι
ὑγραί, μακρόχρονιοι μετὰ πόνων. ἐπιφύσιες βλεφά-
ρων ἔξωθεν, ἔσωθεν, πολλῶν φθείροντα τὰς ὄψιας,
ἃ σῦκα ἐπονομάζουσιν. ἐφύετο δὲ καὶ ἐπὶ τῶν
ἄλλων ἑλκέων πολλὰ καὶ ἐν αἰδοίοισιν. ἄνθρακες
πολλοὶ κατὰ θέρος καὶ ἄλλα, ἃ σὴψ καλεῖται.
ἐκθύματα μεγάλα. ἕρπητες πολλοῖσι μεγάλοι.

希波克拉底在《Epidemion》中对疾病描述

18世纪以来，已经有报道描述患者症状与本病相似。Zouboulis 和 Keitel 发表综述中展示的临床图片及相关论述与本病极为相似，后来在10本眼科杂志出现17个病例（男：女=14：3）的眼部病变的报告，其中7例（41%）出现口腔、生殖器溃疡；此外在12本皮肤病杂志报告的25例病例（男：女=1：24）中，有24例（96%）出现口腔和生殖器溃疡，但只有3例（12%）出现眼部病变（$P < 0.001\%$，卡方检验）。上述43个病例中，男性患者共15例，女性患者27例，其中所有男性患者均出现眼部病变，而女性患者仅5例（18.5%）出现眼部病变（$P < 0.001\%$，卡方

检验）；25 例（93%）女性患者出现口腔、生殖器溃疡，男性患者仅 6 例（40%）出现（$P < 0.001\%$）口腔、生殖器溃疡。此外，在两组中都发现皮肤损伤（男性 60%，女性 63%），大部分为结节性红斑、关节炎（男性 47%，女性 15%）。

1930 年 11 月 15 日，希腊眼科医师 Benediktos Adamantiades（1875—1962）在雅典医学会年会上做了题为"一例复发性虹膜睫状体炎伴前房积脓病例报告"，讲述一名男性患者在 18 岁时出现左腿水肿和溃疡，被诊断为血栓性静脉炎。随后两年内（1928～1930 年），逐渐出现眼部症状，虹膜睫状体炎伴前房积脓，并导致失明和视神经萎缩；阴囊溃疡，口腔溃疡，双膝无菌性关节炎，阴部、口腔及双膝症状反复发作。膝关节穿刺、前眼腔穿刺细菌培养均（－）。后来该文章分别在 *Proceedings of the Medical Society of Athens* 和 *Annales D'oculistique* 杂志发表。Adamantiades 把生殖器溃疡、关节炎和眼部的症状作为疾病的特征性临床表现。

1946 年，Adamantiades 报告了另外 2 例此类患者，并将血栓性静脉炎列为该疾病的第四个临床表现。后来，他通过描述眼部、皮肤黏膜和系统表现特点，制定了该病的一个分类标准。他指出，这种病的患者在数年内可表现为单一症状或少见症状，男性眼部受累比女性更多见，且预后更严重。Adamantiades 还制定了该病第一个诊断标准，并在 1958 年将他关于疾病神经系统并发症的最新研究成果发表于世。

Hulûsi Behçet（1889—1948）是 1933 年伊斯坦布尔大学医学院成立后的第一任皮肤病与梅毒学科室主任。其在 1918～1919 年随 Sellei 教授和 Arndt 教授学习皮肤病，1939 年晋升教授职称。1937 年 5 月 11 日，他和伊斯坦布尔大学微生物研究所所长 Braun 教授一起，在伊斯坦布尔皮肤病协会会议上提出一个病例，该患者女性，34 岁，反复发作口腔溃疡、生殖器溃疡、眼部病变 7 年。同年，Hulûsi Behçet 将这个病例和另外一名患者（40 岁，男性，病史 20 年）相关情况发表。第一个患者口腔溃疡组织标本的显微染色显示天花病毒，因此 Behçet 提出该病病毒致病假说。接下来的 3 年中，他陆续发表了另外 5 例讲不同语言的此种病例报告。Behçet 补充牙周炎、颌骨囊肿、痤疮样皮肤病变、结节性红斑、关节痛等临床表现，将本病命名为"三联征复合体"。他认为此病为多发证候的疾病且为病毒致病，此病最终引起了科学界的注意。

此后，越来越多的比利时、澳大利亚、美国、日本、丹麦、瑞士和以色列等国科学家报道此类患者。最终，世界范围内接受"白塞病（Behçet's disease）"这一诊断。

参考文献

[1] Zouboulis C C, Keitel W. A historical review of early descriptions of Adamantiades-Behçet's disease [J]. Journal of Investigative Dermatology, 2002, 119（1）：201-205.

[2] Zouboulis C C, Keitel W. A historical review of Adamantiades-Behçet's disease [J]. Oxygen Transport to Tissue XXXIII, 2003, 528(4)：7-14.

[3] Adamantiades B. Sur un cas d'iritis à hypopyon récidivant[J]. Ann. Ocul, 1931, 168：271-278.

[4] Adamantiades B. La thrombophlébite comme quatrième symptome de l'iritis récidivante à hypopyon [J]. Ann. Ocul, 1946, 179：143-148.

[5] Adamantiadis B. Le symptome complexe de l' uvéite récidivante à hypopyon[J]. Ann.Ocul, 1953, 186：846-856.

[6] Adamantiades B.Severe complications of the central nervous system in the syndrome of relapsing iritis with hypopyon（in Greek）[J]. Deltion Ellikinis Ophthalmologikis Etairias, 1958, 26：199-202.

[7] Dilsen N. History and development of Behçet's disease[J]. Revue Du Rhumatisme, 1996, 63（7-8）：512-519.

[8] Saylan T. Life story of Dr. Hulusi Behçet [J]. Yonsei Medical Journal, 1997, 38（6）：327-332.

[9] Behcet H. Uber rezidivierende aphtose, durch ein Virus verursachte Geschwure am Mund, am Auge und an den Genitalien[J]. Dermatologische Wochenschr, 1937, 105: 1152-1157.

[10] Behcet H.Kurze Mitteilung über Fokalsepsis mit aphthösen Erscheinungen an Mund , Genitalien und Veränderungen an den Augen, als wahrscheinliche Folge einer durch Virus bedingten Allgemeininfektion[J]. Dermatol. Wochenschr, 1938, 107: 1037-1040.

第二章

白塞病的病因与病机

第一节　中医病因病机

白塞病起因多端，病因复杂，可涉及多系统、多脏器，然探求起源，基本在于湿热毒瘀相互交结，阻滞筋脉，上扰口舌糜烂生疮，双目红赤，下注则阴部溃烂，弥漫三焦，充斥上下，多脏器受戕，而成此证。但邪毒久羁，热伤阴血，湿伤气阳，又可表现为虚实夹杂的病机，是白塞病病程漫长、病情缠绵、久发频发的病理基础。现代医家对白塞病的病因进行了新的探讨，认为其发病与嗜食辛辣肥甘、感受湿热外邪、情绪不遂、妇女月经周期、产后郁热、劳倦过度、体质素虚等因素有关。其病机是由于脏腑功能失调，加之过食膏粱厚味、辛辣肥甘、醇酒滋腻，或五志过极，肝郁化火，或肝脾不调，导致湿热蕴结，伏藏于内，遇外感湿热之邪，内外合邪，湿热蕴毒，郁滞血脉，湿热毒瘀上蒸下注于诸窍而发病。究其发病规律，其一是脾虚湿阻，湿郁化热，湿热蕴毒，热毒伤络的进行性病理过程；其二是在此发病过程中，湿热毒邪必然会影响到诸脏腑之间的协调关系，致使气血阴阳失调；其三是在病情发生发展过程中，皆有因湿阻、热郁或阴虚、气虚、阳虚而造成的血瘀证的病理变化。

一、病因

1. 感受湿热毒气

先天禀赋不足，外感湿热毒气，或热病、毒痢、斑疹余毒未尽，与湿浊相合而致湿热毒气内壅，结于脏腑，而成本病。外感湿热的形成，有因湿邪蕴遏不解而生湿热者，有因寒湿从阳化热变生湿热者，亦有湿与热邪相合而成者。湿热相感，客于人体，热蒸湿动，流注经络，攻于脏腑，发为本病。

2. 饮食不节

内生湿热，往往直趋中道，以脾胃为病变中心，多因饮食不节，如恣食肥甘生冷，或饥饱失常，劳倦过度损伤脾胃，运化失职，精微不得转输，停聚而成；或素体阳虚，湿浊内盛，蕴而化热；或平素嗜食肥甘醇厚辛辣之品，碍胃滞脾，食物不归正化，反生湿浊热毒。

3. 情志所伤

长期忧思郁怒，则肝失疏泄，郁久化热，侮土而湿邪内生，又致湿热互结致病。情志不调，气机抑郁失于条达，或暴怒伤肝，气失疏泄，气郁化火生热，并因气机不畅，木不疏土，脾胃失调，饮食不化，湿浊内生，则肝火湿邪相合。

二、病机

本病的病理因素主要是湿热毒邪。湿热毒邪壅盛，不得透泄，充斥上下，循经走窜于眼目、口咽、二阴、四肢等处而致蚀烂疡溃。如明·徐用诚《玉机微义》谓："湿热所止处，无不溃烂。"毒火熏蒸，扰及心神，则神情恍惚，坐卧不宁；湿蕴脾胃，则其纳化受阻，而厌食恶心；湿热夹邪毒下注，以致气凝血滞而成阴蚀，或致经络阻隔。湿热毒气内入营血，郁于肌肤引起皮肤损害；郁久化火，肝火内炽，上炎于目，蚀于口，则病损及眼与口。湿热久羁，热伤阴液，劫烁肝肾之阴，肝肾阴虚，经脉失其濡养，孔窍失其滋润，亦可致循经部位溃疡；若阴虚日久，脾肾阳虚，阴损及阳，阳虚阴盛，寒湿凝滞，则致病情反复，缠绵难愈。

本病损害部位当在肝、脾，并与心、肾相关，其病机虽复杂但不外湿（外湿、内湿）、热（实热、虚热）、毒、瘀、虚（气、血、阴、阳）五端。湿热毒邪交结不解，必然侵及血分，深入经络，气血逆乱，邪循经脉流注。正如赵献可所云："湿热久停，熏蒸气血而成瘀浊。"此外，单纯热郁、阴虚、气虚、阳虚也可造成脉络瘀阻，形成血瘀，并可累及脏腑气机，引起脏腑功能失调。

1. 湿阻中焦，脾胃失和

五脏之中，脾主运化水谷精微。脾失健运，则湿浊内生，蕴久化热，引起白塞病的发生。正如薛生白在《湿热病篇》中所说："太阴内伤，湿饮停聚，客邪再至，内外相引，故病湿热。"李东垣在《脾胃论》中指出脏腑的升降浮沉，以脾胃为枢纽。《医门棒喝》亦有"五行之升降，升则赖脾气之左旋，降则赖胃气之右旋，升降之机又在脾之健运"的论述。因而，脾气的健运是气机条达、肝正常疏泄的保障。脾失健运，湿浊内生，湿为有形之邪，阻遏气机，则清阳不升，浊阴不降，进而影响到肝之疏泄条达，形成"土壅木郁"。而肝之疏泄与脾之健运是相辅相成的，如《素问·宝命全形论》言："土得木而达。"肝疏泄失司，继而又影响到脾之健运，加重了水湿的留滞。《诸病源候论·伤寒病诸候下·伤狐惑候》在论述狐惑的病因时云："皆湿毒所为也。"可见湿邪在白塞病的发病中起重要作用。因此，脾失健运是白塞病发病的内在基础。湿邪致病既可为外感又可是内生，雾湿雨露，居处环境气候潮湿，湿从外来；内湿既是病理产物，又是致病因素，其形成多因饮食不节，如恣食肥甘生冷，或饥饱失常，劳倦过度损伤脾胃，运化失职，精微不得转输，停聚而成，或者素体阳虚，湿浊内盛。内湿与外湿在发生过程中常相互影响，外湿易犯脾胃，导致脾失健运，又容易招致外湿的侵袭。而湿邪之气一旦留于体内，其性黏腻重浊、缠绵，必然阻碍气机，郁而化热，成湿热之证，湿热之邪又可内蕴成毒，或上熏口眼诸窍，见口舌生疮，溃烂不愈，两目红赤；或流注关节经络，见关节肿痛；或下注二阴，见生殖器、尿道口、肛周等处糜烂，伴有纳差，恶闻食臭。

2. 肝经湿热，兼及脾肾

《诸病源候论》云："足太阴，脾之经也，脾气通于口。脏腑热盛，热乘心脾，气冲于口与舌，故令口舌生疮也。"因脾主肌肉四肢，开窍于口，舌为之外候，脾脉"挟咽，连舌本，散舌下"；肝藏血，主疏泄，开窍于目，其经脉环绕阴器，而上循咽喉，《灵枢·经脉》云："肝足厥阴之脉……过阴器……连目系……其支者，从目系颊里，环唇内。"说明本病与肝脾的关系密切，故一旦湿热毒邪内蕴脾胃，浸渍肝经，或内伤七情，肝郁失达，则肝之经脉受阻，气机失调，血脉不充，血液凝滞，以致肝热脾湿相互为患，循经上蒸，则见口腔、咽部生疮，甚则目赤如鸠眼，循经下注，则二阴溃烂。饮食不节或过食肥甘厚腻，使脾运失健、湿邪内蕴，聚湿生热；或长期忧思郁怒，或气机失于调达，则肝失疏泄，郁久化热，乘土而湿邪内生，又致湿热互结致病。湿邪之气一旦存留体内，若逢阴虚津亏之人，湿更难去，久必化热，湿热交结；或者他病（如肺痨等）伤正，出现肝肾亏虚，又感湿邪，致湿热相合，内蕴成毒，而成本病，并见缠绵反复，经久不愈。若逢素体阳虚，或以湿邪为重者，湿易伤气阳，日久必然损伤脾肾之阳，使阳气既不能托举生肌，又不能温煦血脉，导致溃疡色淡、久不愈，皮肤结节无色或青紫。

3. 毒瘀互结，交错不解

中医学认为"毒"系脏腑功能和气血运行失常使机体内的生理或病理产物不能及时排出，蕴积体内过多，以致邪气亢盛，败坏形体而转化为毒。毒邪侵袭人体，可导致脏腑、经络、营卫、气血之间关系失常，引起人体阴阳失调，诸病蜂起。正所谓"无邪不有毒，热从毒化，变从毒起，瘀从毒结"。白塞病的发病多由感受湿热毒气，或因热病后期，余热未尽，或脾虚湿浊之邪内生，或阴虚内热、虚火扰动等致湿热毒邪内蕴，病及血分，毒瘀互结，尤为病之主要环节。因肝为藏血之脏，湿热毒邪伤肝，迁延持续不解，必致久病及血，瘀滞肝络，或湿瘀互结，或热郁血瘀，弥散三焦，循经走窜，则外浸肌肤、关节，上扰口舌、眼目，下蚀前后二阴而成斯证。湿热毒瘀互结是白塞病发病的病理基础，且贯穿于疾病的始终。因此，病理性质属实，但邪毒久羁，热伤阴血，湿伤气阳，又可表现为虚实夹杂的现象，是白塞病病程漫长、病情缠顽、久发频发的病理基础。

4. 气血两虚，脉络瘀阻

络病理论源远流长，《灵枢·经络》云："久病者，邪气入深。"最早记载了久病入络的思想。白塞病是一种慢性顽固性痼疾，久病不愈，则湿毒与瘀血相互交错，深入脏腑、经络，气血运行逆乱，邪循经脉流注，以致上下俱见蚀烂。久病入络的理论揭示了白塞病发展的总趋势，表明其发展到一定阶段，必然存在络脉的病理改变，是其病情缠绵、久发难愈的根源所在。络是气血津液输布的枢纽和通路，说明络病是与血和血管有关的病证。因此络病的西医学概念可能与微循环障碍、微小血管病变等有关。现代医学证实，白塞病的病理基础是以小血管和静脉为主的血管炎，与血管内皮素释放过多、微循环痉挛及 PGI2 生成减少、血栓形成等有关。对于瘀热、瘀毒产生的原因，陈旭等指出，一方面湿邪凝结于肝脾脉络，气化功能失常，气血津液输布障碍而成血凝，同时热邪蒸腾阴液，炼血成瘀，湿热两邪蓄留肝脾络脉，相互搏结，阻滞络脉气机；另一方面，瘀血阻滞络脉日久，血中的营养物质及携带的清气不能灌注到脏腑经络，各脏腑组织代谢的废物聚而不化，久则蓄积陈朽，络化为毒，最终毒瘀互结，循经闭络。脏腑亏虚是白塞病发病的内在因素，湿热为患是白塞病发生的主要病机，但湿邪的产生与机体脏腑的功能密切相关。胡氏等对 19 例白塞病患者的手、眼球结膜及舌尖等进行微循环检查，发现有 2/3 的患者有微循环障碍的各种表现。上述研究说明，在白塞病的发病过程中存在不同程度的微循环障碍和明显的血液浓、黏、凝、聚改变，即中医所说的血瘀证候，是该病"久病入络"的病理学基础。

第二节　西医病因病理

一、遗传因素

目前针对白塞病的相关遗传学研究，获得众多学者共识的，并且在多种族、大样本中得以验证的易感基因是 HLA 区相关抗原基因，如 HLA-B51 基因在包括中国汉族人群在内的多种族白塞病患者发病风险上显示出显著的相关性。1973 年，Ohno 等首次报道了日本 BD 患者发病存在遗传易感性，人类白细胞抗原（human leukocyte antigen，HLA）-B5 基因与 BD 密切相关，并通过聚合酶链反应（polymerase chain reaction，PCR）检测发现了与 BD 发病直接相关的 HLA-B5 裂解产物 HLA-B51。Mizuki 等进一步运用 PCR 和荧光标记检测了 8 个 HLA-B5 的多态性微卫星标志物，发现仅 HLA-B51 表达和 BD 发病密切相关，且主要组织相容性复合体（major histocompatibility complex，MHC）Ⅰ连锁相关基因 A（MIC-A）和 HLA-B51 存在显著的连锁不平衡，进一步确定了 HLA-B51 是 BD 的致病

因子，而并非位于 HLA-B 附近的其他基因。HLA-B51 核心区至少存在 21
个不同等位基因，和 BD 密切相关的是 HLA-B5101 和 HLA-B5108。60%
以上的白塞病患者 HLA-B51 检测呈阳性。但 HLA 区抗原基因仅能解释
19% 的白塞病遗传因素，因此目前大量的科研团队将目光聚集到非 HLA 区
基因与白塞病的相关性研究，包括凝血因子 V、细胞间黏附分子 -1（ICAM-
1）和内皮型一氧化氮合成酶的基因，并通过全基因组关联分析等一系列技
术手段鉴定出 IL-23R、IL-10 和 STAT4 等非 HLA 基因。白塞病发病有明显
的地域和种族差异性，呈现家族聚集性分布趋势。Goolama li 等在 1976 年
发现以下家族系：一个家族四代人中有 5 个人反复发生口腔溃疡、生殖器
溃疡、眼部病损；两个患有罕见的情感分裂性精神障碍的兄弟和他们的母
亲都患有白塞病，并伴有雷诺现象（紫绀、肢端动脉痉挛、坏死现象）、严
重局限性脱发及风湿性关节炎，提示白塞病具有家族聚集性。国内报道两
姐妹同患白塞病的病例报告：姐妹二人同时有口腔溃疡、外阴溃疡及结节
性红斑；妹妹还患有双眼虹膜睫状体炎；同时两姐妹的骶髂关节 CT 检查
均符合骶髂关节炎的诊断。另外兄弟两人有反复发作的口腔和外阴溃疡病
史的报道：两人于 35 岁后发生眼部损害，表现为视物模糊，且均患有下肢
静脉炎。以上提示白塞病患者有家族遗传性。

二、感染病因学说

有人提出感染病因学说，认为白塞病的自身免疫始动于结核菌、链球
菌及某些病毒等病原微生物，感染后机体能产生共同抗原——热休克蛋白
（HSP）或应激蛋白，从而诱导循环抗体产生，并能与 T 细胞反应。一些微
生物如分枝杆菌的肽结构与人的线粒体 HSP 显示有较高的同源性，成为特
异性免疫反应的启动因素并且产生交叉炎性反应。在白塞病患者的结节性
红斑和口腔溃疡区 HSP 60000/65000 丰富表达。抗 HSP 65000 抗体与 BD 患
者的口腔黏膜可出现交叉反应。晶状体蛋白为一小的休克蛋白并且构成了
白塞病患者的抗原之一，在中枢型白塞病患者的血清中可检测到抗晶状体
蛋白抗体，并显示出与非炎症性中枢神经系统疾病的不同。抗 HSP 65000

的 IgG 抗体在脑实质受累的神经 BD 患者的脑脊液中水平较高，且脑脊液中的抗 HSP 65000 抗体与抗晶状体蛋白呈现较好的相关性，这可能由于两种抗体的产生是由同一免疫机制所驱动的。结核杆菌感染所致白塞综合征为变态反应性综合征，在临床上不仅有口腔、生殖器黏膜溃疡，还有结节性红斑、多发性关节炎、疱疹性结膜炎、虹膜炎等改变。而白塞病并发结核感染的主要原因是免疫抑制剂和糖皮质激素的长期应用导致免疫防御机制降低，使陈旧性的结核复发或出现机会感染。白塞病可并发肺结核、结核性脑膜炎、淋巴结结核及肠结核等。研究者通过原位杂交及 eDNA 技术在白塞病患者的外周血淋巴细胞中发现有单纯疱疹病毒基因，在患者的血清中可以检测到抗单纯疱疹病毒抗体及针对该病毒的循环免疫复合物。皮内注射链球菌抗原可以诱导白塞病，患者口腔溃疡中有较高的链球菌检出率，链球菌抗原反应的抗体有同属链球菌属的 KTH-1、KTH-2 和 KTH-3。有学者研究报告大肠杆菌抗原、金黄色葡萄球菌抗原也可激活 BD 患者的 T 淋巴细胞，增加白细胞介素（IL）-6、干扰素 - γ 的释放，在低剂量的金黄色葡萄球菌超抗原 SEB、SEC1（1 ～ 10pg/mL）的刺激下，T 细胞出现高活性状态。因此，细菌、病毒及其他微生物体内的抗原可能引起白塞病，但有待于进一步证实。

三、免疫因素

1. 非特异性免疫

非特异性免疫高活性可发生在白塞病患者的器官及细胞水平。病变部位有较明显的中性粒细胞浸润。白塞病患者中性粒细胞基础及经 f MLP 刺激后超氧自由基的产生、吞噬、趋化及与内皮细胞的黏附功能均有不同的变化。采用双信号系统研究中性粒细胞在体内的主要状态为激活中性粒细胞的超氧化酶，许多因素诸如 f MLP、TNF-α、细胞因子、粒细胞 - 巨噬细胞刺激因子，均可增加细胞间酪氨酸传递，增加 BD 的促炎症因子。Onder 等发现在活动期白塞病患者表现有 NK 细胞的数目增加，主要为 CD16⁺ CD56⁺ 和 CD56⁺ 细胞的增加。Eksio-gludemiralp 的研究显示，白塞病活动期 CD4$^+$CD16$^+$T 细胞及 CD4$^+$CD56$^+$T 细胞呈现增加的现象，然而 NK 细胞及 CD56$^+$ 细胞杀伤样免疫球蛋白受体（KIR）表达的研究仍然缺乏，这可能是白塞病的重要发病机制之一。

2. 体液免疫和细胞免疫

白塞病患者往往同时存在体液免疫和细胞免疫异常。患者血清中免疫复合物及免疫球蛋白 IgA、IgG、IgM 增高；抗口腔黏膜抗体在 BD 的活动期增高；抗动脉壁抗体等多种自身抗体与白塞病的严重程度呈正相关；用糖皮质激素治疗 IgG 可降低，临床症状可缓解。有学者用免疫荧光发现白塞病患者受累的血管壁有 IgM、IgG、IgA 沉积，还有学者用免疫印记技术发现 α- 原肌球蛋白可能是白塞病的自身抗原，说明白塞病与体液免疫有关。患者体内抗内皮细胞抗体（AECA）、抗淋巴细胞抗体、抗磷脂抗体的增加，尤其是 IgA 表型 B 增加，虽然总的 B 细胞数目是正常的，但具有活性标记的 CD33、CD13、CD80 及记忆型的 CD45RO 均有增加，产生自身抗体的 CD19$^+$CD5$^+$ 细胞水平较低，被认为是白塞病不同于其他以自身抗体介导的自身免疫病的特征。

3. 细胞免疫

有研究表明，细胞免疫在白塞病发病中也起着重要作用，包括 B 细胞和 T 细胞。在病变活跃期,T 细胞和 B 细胞对热反应蛋白反应性上升，嗜中性粒细胞的活性增强，IgM、IgG、IgA 轻微增高，C3、C4 浓度正常，但有高效价的 C9 和 C 反应性蛋白（CRP）。其中 C9 可能在细胞溶解中起作用，CRP 可能有调节 T 细胞，激活补体和促进吞噬的作用。有研究报道白塞病患者外周血及组织标本可见 T 淋巴细胞亚群的变化，活动期患者和正常人比较，CD8$^+$ 显著升高，而 CD4$^+$ 显著降低。T 细胞活性增加伴有 Th1/Th2 细胞的失衡，CD8$^+$T 和 CD4$^+$ 细胞的改变，伴随寡克隆 T 细胞受体 Vβ 亚群增加，在患者外周血及病变组织中均可发现 γδ$^+$T 细胞，同时具有早期 T 细胞活性标记的 CD29 及 CD69 均有高表达。患者的补体水平一般增高，某些淋巴因子也异常。在白塞病活跃期的患者中可能出现 IL-10 上升，与此相关的 IL-12 和肿瘤坏死因子受体 -75 水平上升等现象说明白塞病与细胞免疫异常有关。

4. 促炎症因子

细胞因子研究显示，在活动期的白塞病患者体内，促炎症因子有明显的增加，并且与疾病的活动性有关。白塞病患者血清中一些细胞因子，包括 IL-1、IL-4、IL-6、IL-8、IL-10、IL-13、IL-18 和 TNF-α 是升高的。一项研究中，活跃期白塞病患者脑脊液中 IL-15 的水平高于缓解期白塞病患者和健康对照组。患者 IL-6 的增加与白塞病患者的神经受累及肺部受累相关，在支气管肺泡分泌液及脑脊液中均可以观察到增加的 IL-6，有学者认为增高的 IL-6 可能成为免疫复合物介导的免疫病理及自身抗体产生的触发因素。IL-12 可驱使静止的 T 细胞转变为 Th1 型的 $\gamma\delta^+$ T 细胞并产生 IFN-α 及 TNF-α。

（1）Th1 细胞　既往研究多认为 Th1 型免疫反应在 BD 发病中起决定性作用。BD 患者体内存在升高的 Th1 相关细胞因子，如 IFN-γ、IL-12 及 TNF-α。此外，BD 患者组织中 Th1 相关细胞因子表达亦增加。Ben 等对 20 例 BD 患者病变部位（口腔、生殖器、皮肤溃疡面或炎性假瘤）和 9 名健康志愿者进行了活检，通过反转录实时聚合酶链式反应（reverse transcription-polymerase chain reaction，RT-PCR）检测 IL-4、IL-8、IL-10、IL-12、IL-13、膜辅蛋白 -1（membrane cofactor protein，MCP-1）和 IFN-γ 等细胞因子。结果发现，BD 患者 IL-8mRNA 表达约为健康对照组的 700 倍，IL-10 约为 75 倍，IL-12 约为 69 倍，MCP-1 约为 65 倍，IFN-γ 约为 71 倍；而 IL-4 和 IL-13 未检出。由于 IL-12 和 IFN-γ 为 Th1 分泌细胞因子，IL-4 和 IL-13 为 Th2 分泌，进而证明在 BD 患者皮肤损害中发挥关键作用的是 Th1 而不是 Th2。该研究同时指出，鉴于 IL-8 是中性粒细胞的强激活剂，其显著升高提示多核细胞高反应性在 BD 发病中发挥作用。Imamura 等进一步通过酶联免疫吸附实验（enzymelinked immunosorbent assay，ELISA）研究发现，BD 患者 IFN-γ 蛋白产物显著增高；同时通过 RT-PCR 分析发现，BD 患者 Txk（一种 Th1 细胞特异性的 Tec 家族酪氨酸激酶）和 CCR5（Th1 细胞相关趋化因子受体）的 mRNA 均显著增高，进一步证实了 Th1 细胞对 BD 的发病起主导作用。

但是，针对 IFN-γ 和 IL-12 的治疗仅能部分缓解 BD 病情进展，因此提示还有其他相关免疫因子在 BD 发病中发挥作用。1997 年 Yamashita 等对 γδT 细胞在 BD 发生、发展中的作用展开了研究。随后的研究发现，细胞毒性淋巴细胞如 CD8⁺ 和 γδT 细胞，可通过细胞毒性作用影响 BD 发生。其中，特别是外周血 Vγ9Vδ2 循环 T 淋巴细胞在活动期 BD 患者中水平增高，且高表达 TNF-α 和 IL-12R；而 TNF-α 和 IL-12 均与炎性反应密切相关，提示 Vγ9Vδ2T 细胞在 BD 发生、发展及恶化过程中起重要调节作用。Accardo-Palumbo 等通过对 13 例 BD 患者（其中 6 例为活动期 BD，7 例为非活动期 BD）和 10 例健康受试者外周血单核细胞（peripheral blood mononuclear cell，PBMC）中 Vγ9Vδ2T 细胞扩增因子、TNF 受体、IFN-γ 进行比较。通过流式细胞仪分析显示，活动期 BD 患者体内 Vγ9Vδ2T 淋巴细胞扩增因子显著高于非活动期 BD 患者和健康受试者；TNF-R Ⅱ 在活动期 BD 患者 PBMC 胞浆中经流式细胞术检测为（10422 ± 1694），远较非活动期患者（4087 ± 1671）和健康受试者（4512 ± 1436）高；IFN-γ 胞内含量在活动期 BD 患者 PBMC 中百分比为（40.4% ± 8.2%），远高于非活动期患者（18% ± 7%）和健康受试者（11% ± 4%）。同时，该实验还观察了 TNF-α 单克隆抗体英夫利昔对疾病的影响。体外 PBMC 培养基中加入英夫利昔后显示时间和剂量依赖性地抑制细胞扩增作用，活动期 BD 患者 Vγ9Vδ2T 细胞扩增因子和 TNF-R Ⅱ 表达均显著下降。BD 患者体内注射英夫利昔 5mg/kg，治疗前后比较发现，外周血 Vγ9Vδ2T 淋巴细胞数量显著降低，同时发现其表型改变，多数转变为记忆细胞（61% ± 11%）和初始细胞（21% ± 3%），进一步证实 Vγ9Vδ2T 淋巴细胞在 BD 炎性改变中发挥作用。

（2）自然杀伤细胞 自然杀伤（natural killer，NK）细胞是一种具有细胞毒性作用的淋巴细胞亚类，既往研究多认为 NK 细胞和固有免疫反应相关。现研究发现，NK 细胞可通过分泌可溶性因子及细胞间相互作用在适应性免疫反应调节中发挥重要作用。根据其分泌的细胞因子及细胞因子受体将 NK 细胞分为两类：NK1 和 NK2。

有试验研究了 NK 细胞在活动期、非活动期 BD 及健康人群中表达分化的情况。通过流式细胞术检测结果显示，活动期 BD 患者体内 CD69$^+$ 活化 NK 细胞显著高于非活动期 BD 患者及健康受试者。PCR 分析发现，非活动期 BD 患者 NK 细胞表达 IL-12Rβ2 水平下调，同时 IL-13 水平上调表达。在 NK 细胞基因表达分化中发现，非活动期 BD 患者多为 NK2 型，且在活动期 BD 患者病情缓解时有向 NK2 转化的趋势。体外实验证实，非活动期 BD 患者（而非健康受试者）NK 细胞可抑制 T 细胞 IFN-γ 表达。由此总结，非活动期 BD 患者体内 NK2 细胞可通过至少 2 个机制发挥抑制作用：①下调 IL-12 受体或提供干扰信号使 IL-12 作用减低，进一步使 IFN-γ 分泌不足；②直接抑制活动期 BD 患者 Th1 细胞 IFN-γ 的表达。而 Th1 由于分泌 IFN-γ 和 IL-12 等炎性因子通常被认为和 BD 发病密切相关。因此推测，NK1 诱导 BD 发生，而 NK2 诱导 BD 缓解，NK1、NK2 的平衡在 BD 发生中起作用。

（3）Th17　研究发现，一种选择性表达 IL-17 的 CD4$^+$ 辅助性 T 细胞亚类 Th17 可在自身免疫性和慢性炎性疾病中发挥作用。关于 Th17 细胞的早期研究多集中于实验性自身免疫性脑脊髓炎及胶原诱导关节炎。IL-17 具有促炎作用，可诱导促炎细胞因子（如 IL-6 和 TNF）、趋化因子〔如 MCP1 和巨噬细胞炎性蛋白（macrophage inflammmatory protein，MIP）〕、基质金属蛋白酶表达，引起组织细胞浸润和组织破坏。IL-17 也参与中性粒细胞增殖、成熟和趋化，对 T 细胞活化起协同刺激作用，并能促进树突状细胞成熟。Chi 等进一步分析了 Th17 在 BD 患者炎性反应的作用，通过 ELISA 方法检测发现，活动期 BD 患者 PBMC 表面 IL-17、IL-23 和 IFN-γ 水平显著高于健康受试者；经过流式细胞术检测分析，活动期 BD 患者体内产生 IL-17 和 IFN-γ 的 T 细胞数量明显增加。IL-23 诱导 Th17 细胞分化，而 IFN-γ 则下调 Th17 的产生。给予 BD 患者注射或在 BD 患者 PBMC 体外培养中加入环孢素 A，均可发现 IL-17 和 IFN-γ 水平显著降低，表明环孢素 A 可能通过阻止 IL-17 和 IFN-γ 的产生在 BD 患者葡萄膜炎治疗中发挥作用。

（4）IFN-γ IFN-γ 主要由活化的 Th 细胞和 NK 细胞产生，可通过诱导多种抗原提呈细胞表达 MHC-Ⅲ分子，活化中性粒细胞、NK 细胞，促进 Th1 细胞发育和抑制 Th2 细胞活化与增殖，在多种炎性反应中发挥免疫调节作用。IFN-γ 可诱导一氧化氮合酶产生，进而促进一氧化氮的合成。Belguendouz 等分别对 BD 活动期、非活动期患者和健康志愿者的血清和 PBMC 进行一氧化氮浓度和 IFN-γ、IL-10 水平测定。结果显示，活动期 BD 患者血清和 PBMC 中一氧化氮浓度和 IFN-γ 水平均显著增高，IFN-γ 在细胞培养基表面诱导更多一氧化氮产生，相反 IL-10 则起抑制作用。由此提示，IFN-γ 在 BD 患者炎性反应进展中起推动作用，而 IL-10 则有保护性抑制作用。

（5）IL-8 IL-8 作为中性粒细胞主要活化因子，在 BD 免疫活化和内皮改变过程中发挥重要作用。活跃的外周血和黏膜受损处多形核白细胞浸润是 BD 的典型特征。研究发现，IL-8 mRNA 在活动期 BD 患者中表达远高于非活动期患者。Durmazlar 等研究了 IL-8 在 BD 患者血管炎性改变中的作用，研究人员分别测定 BD 患者和健康志愿者血清 IL-8、ESR、CRP，结果显示 IL-8 水平在病情活动的 BD 患者中显著增高，并和 BD 活动指数密切相关（r=0.743，P=0.00）。同时，合并血管病变的 BD 患者 IL-8 水平远高于未合并血管病变的 BD 患者，提示 IL-8 水平测定有可能早期预测 BD 患者是否存在血管受累。

（6）IL-17、IL-23 随着 Th17 细胞在自身免疫性疾病中研究的深入，IL-17 的作用也得到了广泛关注。另外，动物模型和人体试验研究发现，IL-23 可稳定和扩增 Th17 细胞。研究者通过 RT-PCR 测定 PBMC 中 IL-23p19mRNA 并利用 ELISA 方法检测 IL-23、IL-17、IFN-γ 水平发现，在活动期 BD 患者，IL-23p19 mRNA、IL-23、IL-17、IFN-γ 水平均显著增高，IL-23 和 IFN-γ 对 IL-17 起相反的调节作用。进而说明，IL-23、IL-17 路径联合 IFN-γ 在 BD 患者炎性反应中发挥作用。

（7）B 细胞激活因子 B 细胞激活因子（B cell activating factor, BAFF）是肿瘤坏死因子超家族的新成员，是 B 淋巴细胞生长、分化和发育所需的细胞因子。近年来研究发现，在自身免疫性疾病患者体内，BAFF 水平显著升高，提示 BAFF 过度表达有可能参与自身反应性 B 细胞的产生和自身免疫耐受的破坏。Hamzaoui 等利用 ELISA 方法分别检测 BD 患者和健康对照组血清 BAFF 水平，发现活动期 BD 患者血清 BAFF 水平显著升高，特别在存在皮肤受损的患者中。取 BD 患者受损皮肤进行 RT-PCR 检测发现 BAFF mRNA 表达水平上调；另外合并血管炎的 BD 患者外周血 B 细胞表面 BAFF 受体的表达也增加。该试验说明，BAFF 及其在 B 细胞中的信号系统对 B 细胞有重要调节作用，在 BD 患者皮肤损害发展过程中发挥作用。

（8）内皮缩血管肽　在 BD 患者病程进展中，有 25% ～ 37% 的患者会发生血管病变。研究发现，内皮缩血管肽作为炎性介质可刺激巨噬细胞和单核细胞释放早期炎性因子，内皮缩血管肽功能紊乱是 BD 病情持续的特征表现。Hamzaoui 等利用支气管肺泡灌洗液测定内皮缩血管肽 -1 浓聚物水平，结果表明 BD-BAL 水平明显高于健康对照组，同时发现内皮缩血管肽 -1 水平和肺泡巨噬细胞数量相关而与 BAL-CD4CD8 比例无关；说明内皮缩血管肽 -1 的免疫反应性主要和 BD-BAL 中的肺泡巨噬细胞相关。该试验进一步证实了肺泡巨噬细胞高水平内皮缩血管肽 -1 的产生和 BD 血管及肺部表现密切相关。此外，TNF-α、IL-4、IL-6、IL-10、血管内皮生长因子等细胞因子在 BD 发病、发展及预后等各方面有着重要的调节作用，有待进一步探索。

5. 视网膜相关抗原暴露

视网膜抗原的自身免疫反应逐渐得到研究者的重视。Okunuki 等对合并葡萄膜炎的 BD 患者及健康志愿者的血清进行蛋白质组学分析发现，有 6 个蛋白质印迹显示和 BD 强关联，其中包括 S- 抗原、α- 烯醇酶和硒结合蛋白（selenium-binding protein，SBP）。对抗 -SBP- 抗体阳性和阴性的患者进行数据统计分析发现，抗体阳性的患者中血管炎的比例更高。由此提示，由于眼部炎性损伤导致 SBP 暴露于炎性因子，进而产生抗 -SBP- 抗体，使眼部炎性反复发生，可能是 BD 患者眼部病变的病因所在。Takeuchi 等对视网膜相关抗原中的 S- 抗原和光感受器间维生素 A 类结合蛋白（IRBP）

在 BD 病因中的作用进行了研究，该研究采集合并葡萄膜炎 BD 患者和健康志愿者的外周血单核淋巴细胞，分别用 S- 抗原（S-Ag）、IRBP 和纯蛋白衍生物进行培养，并测定培养液中白细胞介素（interleukin，IL）-2、IL-4、IL-6、IL-10、IL-17、干扰素（interferon，IFN）- γ、肿瘤坏死因子（tumor necrosis factor，TNF）- α 水平。结果显示，IRBP、S-Ag 可显著刺激 IL-6、IL-17、IFN- γ 的产生，尤其在合并活动性葡萄膜炎 BD 患者中；进而提示，IRBP、S-Ag 介导的免疫反应在 BD 患者眼部炎性中发挥了潜在作用。

6. 维生素 D 缺乏

在一项关于维生素 D 与 BD 的相关性研究中发现，活动性 BD 患者体内维生素 D 水平较低。经流式细胞术检测 T 细胞亚类及调节性 T（regulatory T，Treg）细胞发现，维生素 D 水平与 Treg 细胞正相关。维生素 D 水平减低与 C 反应蛋白（C reactive protein，CRP）和红细胞沉降率（erythrocyte sedimentation rate，ESR）密切关联。从而说明，维生素 D 可影响 Treg 细胞的调节作用，使辅助 T（helper T，Th）细胞 1、Th2 比例失衡，推动平衡向 Th1 方向倾斜，通过调节炎性介质在炎性疾病的发生发展中发挥作用。

四、性激素的影响

虽然白塞病的男女发病率几乎相同，但男性白塞病患者的临床表现较重，肺栓塞、肠 BD 及神经 BD 的发病率均与男性高度相关。雌激素在 Lewis 鼠内皮细胞诱导的色素膜炎中有保护作用，同时显示炎性细胞的浸润在雄性鼠及卵巢切除术后的雌性鼠有较明显的增加。另有研究显示，在体外经甲酰甲硫氨酰亮氨酰苯丙氨酰刺激的中性粒细胞与雌激素共同孵育则超氧化物产生减少，雌激素通过血管内皮细胞上的雌激素受体降低促炎性因子，如 TNF- α 及 IL-6 的表达，进一步抑制血管内皮细胞和中性粒细胞的炎症功能。雌激素对内皮细胞的这一保护作用阻止了白塞病的病情进展。

五、其他因素

白塞病血管病理变化较为明显，大多数血管有玻璃样血栓，管周有类纤维蛋白沉积，一部分血管内皮肿胀且失去完整性，血管嗜银膜断裂，白细胞从血管壁移出，小动脉中膜均质化，小动脉及小静脉壁有炎症细胞，结缔组织内有大量的淋巴细胞及浆细胞浸润。而白塞病患者循环障碍、纤维蛋白溶解功能低下，同时血液中血小板和凝血因子活性增高，导致微循环障碍，使血管内膜损伤，血流缓慢，血栓形成。静脉血管壁的血栓前状态是白塞病的特征之一，虽然白塞病的肺动脉栓塞被认为是"坚固"的血栓形成，但血管壁的炎症细胞浸润也是疾病的一个病理状态，非可溶性抗内皮细胞抗体常出现在白塞病患者伴有或不伴有血管损害的血清中，而其内皮细胞受损后具有抗原递呈、促进渗出和血管新生等血管炎表现。嗜中性粒细胞和内皮细胞相互作用是引起白塞病患者血管炎的直接原因。巨噬细胞、血清和中性粒细胞、腓肠神经细胞、眼房水内氯、铜、磷等多种微量元素含量增高，会导致这些细胞和组织的破坏，都与白塞病发病有一定关系。也有人认为白塞病发病与过度劳累、情绪紊乱及内分泌异常有关。

白塞病的病因仍然未知，但流行病学研究表明自身免疫由于环境因素被引发在遗传倾向的个体中，有家族聚集性和遗传性。与基因 HLA-B51 密切相关，也与细胞免疫、体液免疫、微循环障碍、内皮细胞、性激素、微量元素等多种因素有关。英国曼彻斯特大学目前发布公告说，通过对土耳其 1000 多名白塞病患者与另外数千名东亚、中东和欧洲等丝绸之路沿线地区健康人的基因进行了对比，结果不仅证实了基因"HLA-B51"与这种疾病有关，还新确认基因"IL10"和"IL23R ～ IL12RB2"也与该疾病有关。所以白塞病的病因可能还有许多未发现的因素，有待学者进一步研究。

参考文献

[1] Mizuki N, Inoko H, Ohno S. Molecular genetics（HLA）of Behçet's disease [J]. Yonsei Medical Journal, 1997, 38（6）：333.

[2] 陈谦明. 口腔黏膜病学 [M]. 北京：人民卫生出版社，2008.

[3] Shang Y, Han S, Li J, et al. The Clinical Feature of Behçet's Disease in Northeastern China[J]. Yonsei Medical Journal, 2009, 50（5）：630.

[4] 李晓建，陈明华，郑志忠. HLA-B51 与白塞病相关性研究 [J]. 中华皮肤科杂志，2009，42（1）：22-24.

[5] Ahn J K, Park Y G. Human leukocyte antigen B27 and B51 double-positive Behcet uveitis [J]. Archives of Ophthalmology, 2007, 125（10）：1375.

[6] Goolamali S K, Comaish J S, Hassanyeh F, et al. Familial Behçet's syndrome [J]. British Journal of Dermatology, 1976, 95（6）：637-642.

[7] Salas C R, Sagué L J, Laurencio M A. Bechet's disease. Case report [J]. Archivos Españoles De Urología, 2007, 60（1）：67-68.

[8] Hirohata S. Histopathology of central nervous system lesions in Behçet's disease [J]. Journal of the Neurological Sciences, 2008, 267（1）：41-47.

[9] Iliopoulos A, Kedikoglou S, Laxanis S, et al. A case of tuberculous meningoencephalitis in a patient with Behçet's disease [J]. Clinical Rheumatology, 2006, 25（1）：121-122.

[10] Kapan M, Karabicak I, Aydogan F, et al. Intestinal perforation due to miliary tuberculosis in a patient with Behçet's disease [J]. Mount Sinai Journal of Medicine, 2006, 73（5）：825-827.

[11] Sohn S, Lee E S, Lee S. The correlation of MHC haplotype and development of Behçet's disease-like symptoms induced by herpes simplex virus in several inbred mouse strains [J]. Journal of Dermatological Science, 2001, 26（3）：173-181.

[12] Hoshi K. Skin hypersensitivity to streptococcal antigens and the induction of systemic symptoms by the antigens in Behçet's disease--a multicenter study. The Behçet's Disease Research Committee of Japan [J]. Journal of Rheumatology, 1989, 16（4）：506.

[13] Hamzaoui K, Hamzaoui A, Ghorbel I, et al. Levels of IL-15 in serum and cerebrospinal fluid of patients with Behçet's disease [J]. Scandinavian

Journal of Immunology, 2006, 64（6）: 655-660.

[14] Aktas Cetin E, Cosan F, Cefle A, et al. IL-22-secreting Th22 and IFN-γ-secreting Th17 cells in Behç et's disease [J]. Modern Rheumatology, 2014, 24（5）: 802-807.

[15] Miyamoto N, Mandai M, Suzuma I, et al. Estrogen protects against cellular infiltration by reducing the expressions of E-selectin and IL-6 in endotoxin-induced uveitis [J]. Journal of Immunology, 1999, 163（1）: 374.

[16] Galeone M, Colucci R, D'Erme A M, et al. Potential Infectious Etiology of Behçet's Disease[J]. Pathology Research International, 2011, 2012（6）: 595.

第三章

白塞病的诊断与鉴别诊断

第一节　诊断要点

一、临床表现

（一）溃疡表现

白塞病典型的溃疡表现为口腔和生殖器溃疡，在疾病过程任何阶段发生率都极高，通常作为起病症状，该两者均使用在诊断标准中。

1. 口腔溃疡

口腔溃疡是白塞病患者最常见和持续的症状，发生率约为98.1%。口腔溃疡并不是白塞病特有的表现，还可见于艾滋病、溃疡性结肠炎、克罗恩病、系统性红斑狼疮等其他疾病。白塞病患者和健康人群所患的口腔溃疡没有差异。口腔溃疡病变表现为疼痛性的圆形或椭圆形溃疡，边界清晰，周围伴红晕，底部为淡黄色坏死基底。每次发病会出现一至数个溃疡病变，每次数目不等，大小为直径1～20mm不等。病情可在1～2周后自行缓解，但复发率高，复发间隔数天至数月不等。口腔溃疡病变可以出现于口腔黏膜任何部位，它们常见程度从多到少分别是唇、颊、舌、牙龈、腭、扁桃体、咽部。可同时观察到不同形状的口腔溃疡，根据病变大小可分为点状溃疡和粟疹样溃疡。前者呈针孔样，肉眼难以观察到，但其疼痛性有利于发现它们的存在；后者通常见于唇部和颊部。口腔很少见巨大的溃疡，但在生殖器较常见。其鉴别诊断主要是福代斯斑点，通常是无痛性的，且不像口腔溃疡病变那样消失。局部外伤会引起新的黏膜损伤（黏膜病理相同）。口腔溃疡会引起严重的疼痛，可能导致进食、饮水、说话、吞咽及进行日常口腔卫生困难。

2. 生殖器溃疡

生殖器溃疡较口腔溃疡略少见，发生率约为76.9%。生殖器溃疡外观上与口腔溃疡相同，但不会像口腔溃疡一样经常复发。它们通常比口腔溃疡更深，10～30天愈合，有留疤可能。女性最常受累的部位是大阴唇，但小阴唇、阴道黏膜，偶尔子宫颈也可能受到影响。男性最常受累的部位是阴囊，龟头上也能观察到溃疡，也有报道过尿道口溃疡。男性及女性均可发生腹股沟、会阴及肛周溃疡。生殖器溃疡会引起严重疼痛，排尿困难，性交疼痛和明显的身体活动困难。深度溃疡会留疤，那些在阴道部位的溃疡可能并发膀胱或尿道瘘。

（二）皮肤表现

白塞病可见包括结节红斑样病变、丘疹脓疱性病变、血栓性浅静脉炎等多种皮肤损害，但较少见皮肤血管炎性病变。较常见皮肤病变是外生殖器溃疡和 Sweet 综合征样病变，其他如坏疽性脓皮病样皮损、多形性红斑样皮损、冻疮样皮损、Henoch-Schonlein 紫癜、大疱性坏死性血管炎、甲下梗死、出血性大疱、疖、脓肿和肢端紫癜性丘疹结节样病变等病例报道较少。

1. 结节红斑样病变

约 1/3 的患者可出现结节红斑样病变，最常见于女性，其典型临床表现为双侧胫前、热痛的红斑结节。结节红斑样病变也可见于臀部、前臂、颈及面部。本病变一般在 2～3 周内自行消退，不形成溃疡，有色人种会残留色素沉着。虽然它们临床上与继发于其他系统疾病引起的典型结节红斑相似，但它们的微观特征不同。不同于典型的结节红斑样病变，这种病变的主要特征是血管炎或血管表现，这与白塞病其他的皮肤病变相似。

2. 丘疹脓疱性病变

丘疹脓疱性病变外观似丘疹，是在红斑基础上的无菌性、痤疮样或毛囊炎病变，经过 24～48 小时后形成脓疱。病变部位以臀部、下肢及躯干最为常见。丘疹脓疱性病变在皮肤针刺实验阳性及关节炎患者中更常见。

3. 血栓性浅静脉炎

白塞病会影响任何形状和大小的血管，血管系统是最主要受影响的部位，最易累及的静脉病变是血栓性浅静脉炎。Sarica-Kucukoglu 等评估了白塞病中血管受累的发生率及受累血管类型，在 2319 位患者中，血管受累发生率为 14.3%，血栓性浅静脉炎是最常见的血管症状（53.3%）。该病变主要见于男性，常与结节红斑样病变相混淆。患者常表现为线性排列的疼痛性、红斑样皮下结节。血管由于血栓形成导致血管多发性硬化，触诊呈硬性柱状结节，其表面皮肤发红。因为血管多个部分受累，结节的部位可能每天都不同。由于血栓性浅静脉炎经常被联系到白塞病的其他血管疾病形式，因而它在临床上有重要意义。

4. 其他皮肤病变

生殖器外溃疡与本病其他阿弗他病变相似。它们通常呈复发性，愈后留有瘢痕。生殖器外溃疡虽然并不常见，但是本病最明确的症状之一。病变可广泛见于腿部、腋窝、胸部、脚的趾间及颈部皮肤。

（三）眼部表现

部分患者还可表现为眼部病变，出现眼睛红肿、疼痛、畏光或视力下降、视物不清，可以单眼或双眼受累。

葡萄膜炎是白塞病常见表现之一，发生率70%～80%，通常在首发症状5年内发生，单、双眼均可起病，但慢性病程中约75%的患者最终发展为双眼全葡萄膜炎。典型眼部表现为复发性的非肉芽肿性炎症，炎症呈慢性过程。白塞病葡萄膜炎多以视网膜血管炎为基本表现，容易复发且越复发炎症越重，组织受累广泛（葡萄膜、视网膜、视网膜血管和玻璃体往往均累及），易出现前房积脓。白塞病病程中反复葡萄膜炎对视力损害巨大，文献报道，约25%患者视力下降，未经治疗患者通常在5年内视力永久丧失。引起视力严重下降或丧失的原因可能是炎症本身，也可能是并发症如白内障、视网膜血管闭塞、视神经萎缩和视网膜萎缩等。因此，白塞病的临床表现及导致视力不可逆的损伤对患者生活质量造成了巨大负面影响。

（四）关节炎表现

据文献报道，BD患者中45%出现关节炎，60%有关节痛。关节症状多表现为单发或多发性关节炎，多发性关节炎可呈对称性。症状常持续几周，多呈自限性和非破坏性。

（五）其他系统表现

1. 肠白塞病

肠白塞病发病率不高，以肠道损害为主要表现。3%～16%的白塞病患者有胃肠道受累，且较少出现眼部病变和生殖器溃疡。肠白塞病的消化道病变可累及从口腔到肛门的全消化道，溃疡可见于回盲部、升结肠、回肠远端、胃部、食管下端，其中以回盲部多见，深浅不一，可为单发或多发。患者临床主要表现为上腹饱胀、嗳气、吞咽困难、中下腹胀满、隐痛、阵发性绞痛、腹泻、黑便、便秘等，严重者可伴有溃疡穿孔，甚至可因大出血等并发症而死亡。肠穿孔为肠白塞病最常见且最为严重的并发症，有研究报道肠白塞病发生穿孔的概率约为50%，这可能与肠白塞病溃疡多发、面积较大、渗透性强，以及肠道张力增加的特点有关。穿孔好发于回盲部区域（回肠末端、盲肠、升结肠）。

肠白塞病的消化道症状一般在白塞病发病4～5年以后出现。早期诊断较困难，其临床表现缺乏特异性，且病程迁延，易误诊为阑尾炎、消化道肿瘤、炎症性肠病等。临床上有反复口腔溃疡、外生殖器溃疡、皮肤损害患者如出现消化道症状应考虑到肠白塞病的可能，及早进行消化道内镜检查有助于早期诊断，减少误诊。

结肠镜检查在肠白塞病的诊断中最具临床意义。内镜下，肠白塞病大多数表现为溃疡，可累及全消化道，其中回盲部约占90%以上；胃溃疡常为多发性，较为表浅，累及回盲部溃疡在病程初期可能只是多发的小溃疡，但随着病程进展，溃疡部肠壁增厚、僵硬，溃疡周边发生虫蚀样改变，黏膜向溃疡集中，有多发和穿孔倾向；结肠溃疡多为圆形，大小一般不超过1.5cm，底部平坦，覆清洁白苔，溃疡周边炎性反应不明显，溃疡数量一般不多，极少见密集多发的溃疡，部分溃疡可随病程的转归而愈合或呈现愈合征象。有研究表明，火山口样溃疡或边缘不规则溃疡愈后欠佳，而且容易发生肠穿孔。

肠白塞病X线表现分为溃疡型和增生型，两型可同时存在，其中溃疡型多见。溃疡型特征性改变为：回盲部出现圆形、椭圆形或不规则形深溃疡，大小、数目不等。活动期溃疡周围黏膜水肿隆起，慢性期可见皱襞集中，此外可见肠管变形。早期可见多个圆形、椭圆形、不规则形龛影，但肠间黏膜多正常，病变部还可出现小肠张力增加。晚期回肠部除见溃疡外，肠管狭窄，扩张度差，管壁僵硬，结肠袋消失。

本病基本病变为小血管渗出性病变，以静脉为主，动脉可无明显受累。镜下表现为血管炎症，血管内皮肿胀，纤维素样坏死和血栓形成，血管周围淋巴及单核细胞浸润。免疫荧光显微镜可见免疫球蛋白和补体沉积。

2. 心脏白塞病

心脏白塞病的发病率占 BD 的 6% ～ 50%，主要包括心包炎、心肌炎、传导阻滞、冠状动脉炎和急性心肌梗死、心内膜炎、心腔内血栓形成、瓣膜病变、与肺动脉高压有关右心增大等。其血管病变可累及全身大小血管。

（1）瓣膜病变　主要表现为主动脉瓣关闭不全，可以急性或慢性起病，病理基础为主动脉瓣瓣叶、瓣环及瓣环周围组织广泛的炎症，主动脉壁弹力纤维层损伤，中膜细胞浸润及外膜纤维化。也可累及二尖瓣，偶尔累及三尖瓣。超声心动图可表现为明显的瓣膜脱垂，关闭不全，部分合并主动脉明显扩张、瓣膜赘生物和主动脉夹层动脉瘤，也可见瓣叶、瓣环穿孔。文献报道 BD 可以引起主动脉瓣假性二瓣化，并经尸检证实。国外曾有 BD 致急性主动脉瓣关闭不全，用激素控制病情后，主动脉瓣反流减轻的报道，提示部分 BD 患者的瓣膜病变有加重和缓解的不同时期。风湿性心脏病累及主动脉瓣虽然也以关闭不全为主，但多合并瓣膜增厚和二尖瓣狭窄，瓣膜退行性变多伴有瓣膜的硬化并以狭窄为主，故与 BD 不难鉴别。BD 主动脉瓣损害可形成无菌性赘生物，临床上如遇主动脉瓣关闭不全并赘生物形成，尤其伴发热者，需要与感染性心内膜炎鉴别。合并口腔及外阴溃疡、眼部受累、多次血培养阴性、抗生素治疗无效，而激素和免疫抑制剂治疗有效者，提示 BD 的可能。手术切除赘生物培养阴性可进一步证实。但值得注意的是，BD 瓣膜损害及激素的使用易继发感染性心内膜炎。

心脏白塞病患者行主动脉瓣置换术后，瓣周漏的发生率高，若未控制疾病活动而手术，术后缝线松解、瓣周漏、人工瓣膜脱落、吻合口假性动脉瘤及其他严重并发症的发生率达 25% ～ 40%。国内亦有报道 7 例 BD 主动脉瓣受累者有 4 例接受 7 次主动脉瓣置换术，其中 1 例因换瓣后反复瓣周漏在 7 个月内行 3 次换瓣手术，4 例瓣膜病理示纤维素样变性。在一项有关 BD 瓣膜病及血管疾病治疗的报道中，由于诊断不明或处于疾病活动期施行手术的患者，术后出现并发症或复发者高达 81.8%，而诊断明确、处于稳定期的患者术后复发仅为 25%。

（2）心包病变 心脏白塞病常见无症状的少量心包积液，极少见心包填塞或心包缩窄表现，可合并左心功能不全和上腔静脉梗阻。上腔静脉梗阻的原因为 BD 引起的静脉狭窄和血栓形成。提示左心收缩功能不全和上腔静脉梗阻也参与心包积液的形成。

（3）肺血管病变及肺动脉高压 BD 侵犯肺动脉导致的血管炎性闭塞，通过影像学有时与其他肺血管病变难以鉴别，需经过肺动脉造影或者活检甚至尸检才能区分。BD 患者的肺栓塞、血栓可来自右心房室或外周静脉，也可能是肺动脉局部形成动脉瘤继发血栓形成，或是肺血管炎导致的血管阻塞。肺动脉的血管炎或肺栓塞可能是肺动脉高压的原因。部分肺栓塞患者经激素及免疫抑制剂治疗而不是抗凝治疗后病情好转，提示通气灌注显像所见的部分与通气不匹配的灌注缺损不一定为静脉血栓栓塞所致，可能为肺动脉本身的病变所致。需要注意的是，导致 BD 患者死亡的主要原因多为肺部病变。

（4）冠状动脉病变 BD 可以引起冠状动脉急性闭塞，或冠状动脉瘤及其内血栓形成，导致心肌梗死，此类患者可合并全身多处动脉狭窄及动脉瘤。基于以下原因认为这部分患者的冠状动脉病变并非动脉粥样硬化所致，而与 BD 相关：①患者年龄较轻；②除部分患者吸烟外，多数无冠状动脉粥样硬化的高危因素；③未发现其他动脉粥样硬化的表现；④冠状动脉病变与其他系统受累表现如口腔溃疡、会阴溃疡等伴随出现；⑤部分行冠状动脉造影的患者未发现粥样硬化的表现。国外有限的个案报道中，BD 累及冠状动脉时表现为冠脉瘤样扩张或梗阻，部分尸检的结果证实，冠状动脉存在与其他动脉相似的血管炎改变。冠状动脉瘤样扩张引起心肌梗死的原因可能为瘤样扩张致局部血栓形成，引起远端血管栓塞。

（5）心肌病变 心脏白塞病的心肌病变不常见，超声提示的心腔扩大和收缩功能异常多继发于瓣膜、冠状动脉和肺血管病变。

（6）心腔内血栓　此为 BD 的少见心脏并发症，以右侧心腔多发，多合并肺部血管病变和肺栓塞，患者预后不佳。BD 合并心脏血栓多发生于年轻男性，而且可以在 BD 其他症状出现之前发生，同时常会伴有肺部受累。一项 Meta 分析显示，25 例患者中 23 例存在右心血栓，其中 2 例合并左心血栓，另有 2 例单独存在左心血栓。多项研究显示，药物治疗效果优于手术取栓，以治疗原发病及抗凝为首选治疗。BD 患者发生心脏血栓的机制尚不清楚，尸检结果显示部分原因可能是心内膜纤维化。这些患者进行手术取栓或尸检，病理提示机化血栓内有大量以淋巴细胞为主的炎性细胞浸润，同时也可以伴附近心肌的浸润。右侧心腔容易发生血栓的机制尚不清楚，可能是静脉血栓的延续。文献报道，在 BD 患者中静脉血栓和血管炎更多见于抗内皮细胞抗体和抗心磷脂抗体阳性的患者，但这些抗体与心脏血栓的关系尚不明确。因为心脏受累的表现可能先于 BD 的其他症状出现，BD 合并心脏血栓时易误诊为感染性心内膜炎、黏液瘤、心脏肿瘤及肺血栓栓塞等疾病。有些患者经手术证实为血栓后，仅给予阿司匹林或华法林的治疗则出现血栓复发，而同时进行免疫抑制剂的治疗后未再复发。因此对于年轻患者特别是男性患者，出现心脏占位时，应该考虑有 BD 的可能，而且对于反复发作的心脏血栓更应该考虑有 BD 的可能。

（7）心律失常　心律失常多表现为传导阻滞、异位起搏点自律性增高等。BD 侵犯传导系统最常累及的是房室传导阻滞。

（8）血管病变　血管型白塞病可累及任何类型的血管，常表现为在上述症状的基础上，出现一个或多个部位的静脉血栓、动脉狭窄（闭塞）和动脉瘤等所引起的相应症状。白塞病累及大、中动脉和（或）静脉者占 10% ～ 37%。静脉病变远比动脉病变常见，发生率约为 70.6%，以血栓性静脉炎最为常见，浅层血栓性静脉炎多见于下肢，深静脉血栓形成可同时累及上、下腔静脉而发生闭塞。白塞病合并布 - 加（Budd-Chiari）综合征时可出现腹痛、腹胀、肝大、腹水、腹壁浅静脉曲张及下肢水肿等症状，常预后不良。动脉受累占白塞病血管病变的 20%，主要表现为动脉瘤、动脉管腔狭窄（闭塞）、动脉内膜炎，好发于主动脉、锁骨下动脉、肱动脉、尺动脉、肾动脉、脑动脉及腘动脉，冠状动脉受累则较少见累及动脉者，总体预后不佳，病死率可达20%，主要死亡原因为动脉瘤破裂，其中肺动脉瘤破裂病死率可达50%。白塞病合并动脉瘤易破裂的原因，一方面由于血管炎本身可使动脉壁的弹力纤维破坏，管壁失去坚韧性；另一方面动脉的滋养血管遭损害而致动脉壁的营养供应障碍，加重了动脉壁的损伤。

动脉系统累及时，动脉壁的弹力纤维破坏及动脉管壁内膜纤维增生，造成动脉狭窄、扩张或产生动脉瘤。主动脉弓及其分支上的动脉瘤有破裂的危险性。BD侵犯大动脉的早期征象是主动脉根部扩张，病理基础是小血管炎破坏了中膜弹力纤维，在高压血流的作用下，主动脉根部逐渐变宽所致。若出现内膜撕裂，则可形成夹层动脉瘤。

静脉系统受累较动脉系统多见。约25%患者发生表浅或深部的迁移性血栓性静脉炎及静脉血栓形成，造成狭窄与栓塞。下腔静脉及下肢静脉受累较多，可出现Budd-Chiari综合征、腹腔积液、下肢浮肿。上腔静脉梗阻可有颌面、颈部肿胀，上肢静脉压升高。由于血管病变是白塞病的一个重要特征，2006年修订的白塞病国际标准（The International Criteria for Behçet's disease，ICBD）中将血管病变加入BD诊断标准。

文献报道，白塞病的总病死率为4%，心血管系统受累时住院病死率增高，可见心血管系统受累提示白塞病患者预后不良。而在心血管系统受累的患者中，肺动脉受累是患者住院死亡的唯一独立危险因素。故白塞病若同时累及心脏和肺部血管，则高度提示预后不良。

3. 神经白塞病（neuro-Behçet disease，NBD）

白塞病累及神经系统的概率可达6.3%～24.5%，可累及中枢神经系统任何部位，白质受累多于灰质，而周围神经系统则很少受累。神经白塞病是白塞病最严重的并发症之一，以脑实质损害为主。1941年Knapp报道了第一例白塞病在神经系统的损害，此后NBD被多次报道。NBD的主要发病机制为小血管炎，其中以小静脉受累为主。组织病理学上表现为血管周围淋巴细胞浸润、中心坏死伴胶质细胞增生。

NBD可分为实质型和血管型两大类。前者好发于脑干、底节区、丘脑、皮质下白质、脊髓，也可表现为脑膜脑炎；后者最常累及的是静脉窦、脑静脉系统，很少累及颅内动脉系统。实质型 NBD 是中枢神经系统血管炎引起局灶性或多灶性的实质损害。有文献报道实质型的病例可以占全部 NBD 的 80% 以上，表现为发作性的肢体偏瘫、认知障碍、括约肌障碍等症状。血管型体征较少，预后较好。MRI 检查是诊断 NBD 最敏感的检查方法。

NBD 的急性期是一个炎性反应过程，在常规序列的 MRI 上表现为 T1W1 为等信号或低信号，T2W2 为高信号。NBD 最常受累部位位于脑干和/或基底节，脑干-丘脑-底节区的大片融合病灶高度提示此病的可能。桥延交界区是第二位常见的受累部位。脊髓也可受累，病灶常常位于颈段或胸段脊髓。脊髓全长受累非常少见，目前仅有病例报道 NBD 患者的受累脊髓出现小片状散在病灶，持续至急性发作后的恢复期。其他累及部位包括放射冠、岛叶及胼胝体等。NBD 患者的增强 MRI 检查可发现部分病灶强化。

DWI 是一种检测水分子弥散运动的成像技术，目前正广泛应用于临床。ADC 是反映水分子弥散特性大小的参数。DWI 可以区分细胞毒性水肿（值减低）和血管源性水肿（值升高）。NBD 的病灶在 DWI 上表现可为等信号或轻度高信号，ADC 值轻度增高，其原因可能为 ADC 主要引起静脉闭塞，从而由静脉瘀血引起血管源性水肿表现。相反，急性动脉梗死时会很快发生细胞毒性水肿，其 DWII 即表现为高信号、ADC 为低信号的典型细胞毒性水肿表现。因此 DWI 序列可应用于急性或亚急性起病的 NBD 与急性脑梗死的鉴别。

MRS 是一种对人体器官、组织代谢进行定量分析的方法。NBD 患者的丘脑部位即使在普通 MRI 上未发现明确的病灶，其在 MRS 上已表现出 N-乙酰天门冬氨酸/肌酸（NAA/Cr）比值明显降低。在 MRS 上 NBD 患者的底节区病灶可表现为 NAA/Cr 和胆碱/肌酸（Cho/Cr）比值明显升高，而脑室旁白质部位的 Cho/Cr 比值也有明显升高，表明 MRS 对于那些尚没有器质性结构改变的 NBD 患者亦有诊断价值。目前国内 MRS 多应用于颅内肿瘤、癫痫、脑梗死等领域的诊断及鉴别诊断，在 NBD 的诊断领域应用较少，有关其在 NBD 中的诊断价值尚需进一步研究。

有研究发现，NBD慢性期患者中主要表现为脑干和/或底节区受累者仅占36%，表现为白质受累者占36%，余患者未发现实质损害。也有研究对NBD患者进行长期随访发现，约40%的患者MRI上病灶可消失，35%的患者病灶缩小，25%的患者病灶没有变化，未发现病灶扩大的病例，提示NBD在磁共振检查上具有可逆性的特征。但对该研究患者的随访中发现新发病灶，当MRI检查发现新发病灶后，临床上均会出现相应功能区受累的症状和体征，当病灶减轻或消失后，临床症状随之好转。

NBD的脑白质病灶可以分布于室旁和其他部位，不同于多发性硬化的典型表现。21%的NBD患者有脑干萎缩，其特异性达96.5%，如不伴有大脑皮质萎缩，则其特异性可达100%。NBD是白塞病的一种重症表现，其诊断依赖于临床特点及影像学表现，而MRI检查是目前辅助诊断NBD最为敏感的手段。NBD在MRI上表现为病灶多且弥散，并累及中枢神经系统为主的特点。通过病灶的好发部位及不同序列的特征性表现可与其他中枢神经系统疾病加以鉴别。此外，脑干受累明显、病程进展快的患者预后差，其他部位受累及病灶少者预后相对较好。

（六）组织病理学

白塞病的组织病理特点主要是血管炎和血栓形成。通常来说，大血管受累往往表现为血管炎，常伴随血栓形成或动脉瘤，而皮肤黏膜病变常有白细胞破碎性血管炎或嗜中性粒细胞的血管反应。皮肤黏膜病变如口腔溃疡、生殖器溃疡、结节红斑样病变、丘疹脓疱性病变、血栓性浅静脉炎及皮肤针刺试验，并不规律地表现为血管炎。早期皮肤病变的组织病理学评估常有白细胞破碎性血管炎的特征，晚期主要表现为淋巴细胞性血管周围炎。白塞病中嗜中性粒细胞活化，使受累器官表现出明显的中性粒细胞和淋巴细胞浸润。因此，并不是所有白塞病患者都表现为血管炎，许多患者会出现无血管炎的嗜中性粒细胞血管反应。

二、实验室检查

本病无特异性实验室指标。活动期可有血沉增快、C反应蛋白升高。

还可出现贫血，血红蛋白数偏低，白细胞轻度升高，中性粒细胞数亦显著增加。部分患者冷球蛋白阳性，血小板凝集功能增强。HLA-B51 为易感基因，其在白塞病患者中阳性率 57% ～ 88%，与本病眼、消化道病变相关。免疫球蛋白 IgG、IgA、IgM 升高，补体 C9 升高，总补体亦有升高，α - 球蛋白及 γ - 球蛋白升高。抗核抗体可出现阳性。

三、影像学检查

1. X 线检查

肺部 X 线可表现为单侧或双侧大小不一的弥漫性渗出或圆形结节状阴影，若肺血管梗死或出血，常表现在肺野或肺门区有类似肺炎、肺转移瘤的密度增高圆形或椭圆形阴影，心脏影可增大。典型的肺梗死多表现为肺实质内胸膜下的圆形或三角形斑片浸润影，且较多发，在此基础上易继发感染，进而形成空洞；短期内又可变化，表现为较少消失或增大变多，此消彼长。白塞病肺部累及的诊断主要依靠影像学诊断。如患者胸片突发肺门增大或出现结节影，应考虑肺动脉瘤的可能，肺动脉瘤常发生在右肺下叶，直径 1 ～ 7cm；而肺部出现楔形或线形影多考虑肺梗死，渗出影多因动脉瘤破裂到肺组织中导致肺脏积血所致。

2. CT 检查

由于白塞病肺部损害以血管性病变为主，增强 CT 有助于肺部疾病的诊断。CT 可见肺动脉瘤，可单发或多发，单发位于肺门处、体积较大，常伴瘤内附壁血栓；多发者常靠近外周，体积偏小，呈囊状或梭形，增强后瘤体与肺动脉强化一致或略有延迟。血栓性静脉炎 CT 可见腔静脉或心腔内出现低密度充盈缺损、无强化，腔静脉狭窄、闭塞，狭窄段周围可形成丰富的侧支循环。心腔内血栓大多发生在右心房、室内。白塞病常见的肺部并发症包括肺间质病变，肺间质由于炎细胞浸润，造成内皮细胞增生和间质广泛纤维化；肺泡毛细血管周围炎可使内皮细胞增生、纤维化，影响换气功能；胸膜下小静脉和毛细血管也可发生炎症，造成渗出性胸腔积液；再加上肺动、静脉病变，从而导致阻塞性肺疾病等一系列影像学表现。肠白塞病中比较表浅的溃疡在 CT 上仅能观察到黏膜面欠规整，有时可显示回盲部的深大溃疡，浆膜面多较模糊，可合并少许渗出改变。当发生肠穿孔时，可观察到腹腔内肠外的游离小气泡。在 CT 血管造影图像上可观察到肠系膜血管壁增厚、毛糙，血管腔狭窄，当合并血栓性静脉炎时，在肠系膜静脉和门静脉内可出现低密度的血栓影。脑 CT 对脑、脑干、脊髓病变有帮助。

3. 核磁共振（MRI）检查

MRI 检查是目前辅助诊断神经白塞病最为敏感的手段，可用于神经白塞病的诊断及治疗效果随访观察。神经白塞病在 MRI 上表现为病灶多且弥散，并累及中枢神经系统为主的特点。急性期 MRI 可以发现在脑干、脑室旁白质和基底节处增高信号，敏感性高达 96.5%。慢性期 MRI 检查应注意与多发性硬化相鉴别。另外气 - 脑造影可有轻度脑室扩大，脊髓造影可发现蛛网膜粘连。通过病灶的好发部位及不同序列的特征性表现，可与其他中枢神经系统疾病加以鉴别。此外，脑干受累明显、病程快的患者预后差，其他部位受累及病灶少者预后相对较好。

4. 胃肠道钡剂造影

胃肠道钡剂造影可以协助诊断白塞病累及消化道的病变部位及范围。病程在 7 年以内的患者，常合并胃、十二指肠球部及小肠溃疡，个别病例可发生溃疡穿孔，小肠可出现不同程度的功能性改变，可见肠腔增宽，小肠黏膜皱襞增粗，有分节现象，有时可见部分空肠肠壁平直而呈香肠状。病程在 10 年以上的晚期患者，可有胃、小肠及结肠广泛性小息肉样充盈缺损，以小肠及结肠部为明显，在回盲部及升结肠部位可表现有增殖性大小不等的结节状充盈缺损，黏膜皱襞紊乱，病理诊断为溃疡性回结肠炎。

5. 血管造影

血管造影可发现肾动脉、肠系膜动脉、脑动脉等不同部位的血管呈节段性狭窄性改变。一般不选择有创性的肺动脉造影，因有导致肺动脉瘤破裂风险，只有考虑行血管栓塞术治疗时才考虑做该检查。近来多数学者认为血管造影在诊断血管病变的同时对白塞病患者风险较大，因传统血管造影需安置导管和导丝，穿刺部位血管损伤大，易导致穿刺部位形成动脉瘤，静脉穿刺和大量造影剂快速注入可诱发血栓形成，甚至有肺动脉造影术后引起动脉瘤破裂致大咯血的报道。

6. 多普勒超声

超声心动图完善了白塞病心脏损害的形态及功能方面的信息。心脏白塞病可出现主动脉的脱垂、穿孔和撕裂，引起瓣膜关闭不全为其特异的表现，可伴有瓣环穿孔、主动脉扩张和主动脉夹层动脉瘤的形成。另外应常规检测肺动脉压力，经食管超声心动图应作为经胸超声心动图的重要补充。

四、其他检查

1. 针刺反应

皮肤针刺试验（skin pathergy test，SPT）是一种针刺引起的非特异性皮肤高反应性，这是本病目前唯一的特异性较强的试验。它的做法是用无菌皮内针头在前臂屈面的中部刺入皮内，然后退出，48 小时后观察针头刺入处的皮肤反应，局部若有红丘疹或红丘疹伴有白疱疹则视为阳性结果，同时进行多部位的针刺试验时，有的出现阳性结果，但有的却为阴性，针刺反应部位的丘疹与本病自发出现的丘疹脓疱病变相似，且在男性中阳性反应更强。患者在接受静脉穿刺的检查或肌内注射的治疗时，也往往出现针刺阳性反应，静脉穿刺出现阳性率高于皮内穿刺的阳性率。针刺的阳性反应与疾病受累的部位无明显关系，但与本病的活动性呈正相关。SPT 阳性在不同地理位置有不同变化，在土耳其、地中海、中东地区及日本患者中敏感性和特异性很高。针刺试验阳性结果出现在我国 60% 以上的 BD 患者中，而在地中海沿岸国家阳性率达 80%，欧美国家本试验的阳性率较低。本试验假阳性较少，其特异性达 90%。但值得注意的是，在日本和土耳其的一些研究报道发现，SPT 的阳性率在降低。日本研究中，1972 年 SPT 阳性率为 75%，2003 年及 2011 年的两项研究中阳性率相似，为 50%。土耳其相关研究也呈此趋势，1985 年报道的 SPT 阳性率为 74%，而近期一项多中心研究发现 SPT 阳性率为 37.8%。近期伊朗的相关研究也发现 SPT 阳性率有显著降低。计算 SPT 的方法学不同及种族差异可能是 SPT 阳性率下降的主要原因，但更重要的原因是一次性针的使用，取代了钝性、可重复使用的消毒针。Togashi 等学者提出一种新的诊断性针刺试验来克服上述问题，他们在前臂皮肤上用干净的过滤消毒的唾液进行皮肤针刺试验。90% 的白塞病患者在用自身唾液进行皮肤针刺试验的部位出现硬结性红斑，60% 的复发性阿弗他溃疡患者出现相对较弱的反应，而针刺过滤消毒的唾液未产生任何阳性皮肤反应。研究者认为，使用自身唾液的皮肤针刺试验在活体是一种简单而有价值的区分白塞病、复发性阿弗他溃疡与其他相似的皮肤黏膜疾病的方法。皮肤针刺阳性的诱因可能与口腔内生菌群有关，特别是链球菌。

2. 病理学检查

所有受害器官的基本病理改变为血管炎，大多为渗出性，少数为增生性，或两者兼而有之，急性渗出性病变表现为管腔充血，血栓形成，管壁及其周围组织纤维蛋白样变性，并有中性粒细胞浸润和红细胞外溢，中性粒细胞核常破碎成核尘，有明显的水肿，纤维素渗出，脓肿形成，增生性病理所见也无例外。神经系统可见小血管周围灶性软化、炎性浸润、胶质增生、血管内血栓形成和易发于脑干的脱髓鞘，亦有中性粒细胞炎症累及脑及其他器官而并无血管炎证据的报道。

3. 脑脊液检查

神经白塞病常有脑脊液压力增高，白细胞数轻度增高。

4. 消化道内镜

肠白塞病内镜形态绝大多数表现为溃疡，累积的部位以回盲部最多见，约占90%以上，回肠末端及结肠其他部位也可累及，但直肠单独累及较少，累及回盲瓣的溃疡常常很大，形态不规则，半数以上可累计回盲瓣全周，溃疡基底部常常可见到增生病变而呈现高低不平的形态，有时溃疡呈深掘样并侵犯肌层血管，因而引发下消化道出血，部分患者出血量可以很大，甚至以下消化道大出血来就诊。肠白塞病回盲部的溃疡在病程初期可能为多发的小溃疡，但随着病程的进展，溃疡最终融合成一个不规则的大溃疡，可累及回肠末端、回盲瓣及盲肠，甚至累及升结肠。由于溃疡底部有增生而高低不平，溃疡部肠壁增厚及僵硬，溃疡周边呈虫蚀样改变，因而内镜下容易误诊为恶性溃疡，尤其与回盲部的淋巴瘤极难鉴别。但淋巴瘤的溃疡少见周边的炎症反应，包括炎性息肉形成，如果见到明显的炎症反应及炎性息肉形成，基本可排除淋巴瘤的可能。如果溃疡位于结肠其他部位或回肠末端，则溃疡形态多呈规则的圆形，边缘整齐，大小一般不超过 1.5cm，底部平坦覆清洁白苔，溃疡周边炎症反应不明显，溃疡数量一般不多，极少见到密集多发的溃疡，部分溃疡可随病程的转归而愈合或呈现愈合现象。

5. 脑电图

神经系统受累时，多数表现有弥漫性慢波，但也可有多种波形变化而无特征性波形，有脑干症状者可出现弥漫性慢波，无脑干症状者可出现轻度到中度慢波。

6. 心电图

部分患者可出现 ST 段与 T 波改变，多数有窦性心动过速。

第二节　诊断标准

1. 1982 年 Momoi 标准

（1）主要条件　①口腔溃疡；②眼损害；③生殖器溃疡；④皮肤损害：脓疱疹、结节性红斑。

（2）次要条件　①关节炎；②血管病变：血栓性脉管炎等；③中枢神经病变；④肺损害；⑤肾小球肾炎。

完全型：4 项主要条件。

不完全型：3 项主要条件，或 2 项主要条件加 2 项次要条件，或复发性前房积脓、虹膜炎或典型视网膜炎加 1 项主要条件或 2 项次要条件。

2. Mason 和 Barnes 标准

主要指标：口腔溃疡，外阴溃疡，眼部病变，皮肤病变。

次要指标：胃肠道病变，血栓性静脉炎，心血管病变，关节炎，中枢神经病变，白塞病家族史。

凡具备以上主要指标的 3 项，或主要指标的 2 项及次要指标的 2 项可确诊。

3. O'Duffy 标准

凡有复发性口腔或者外阴溃疡，同时伴眼色素膜炎、关节炎、结节红斑样皮肤血管炎和脑膜脑炎等项中的至少 2 项者，可确诊为完全型，只伴1 项则为不完全型。

4. 1987 年日本关于白塞病的修订标准

主要条件：反复口腔阿弗他溃疡，皮肤病变（结节性红斑、皮下血栓性静脉炎、毛囊炎样皮疹和痤疮样皮疹），眼病变（虹膜睫状体炎和视网膜炎），外阴溃疡。

次要条件：非畸形性关节炎，附睾炎，回盲部溃疡为主的消化系统病变，血管病变，中度以上的神经病变。

具备以上 4 个主要条件为完全型白塞病。

具备以上 3 个主要条件，或具备 2 个主要条件和 2 个次要条件，或有典型眼病变并有另一主要条件或 2 个次要条件者为不完全型白塞病。

特殊类型：肠白塞病，血管白塞病，神经白塞病。

5. 1989 年国际诊断（分类）标准

1989年白塞病国际诊断（分类）标准	
临床表现	定义
反复口腔溃疡 加以下任何 2 项	由医生观察到或患者诉说有阿弗他溃疡。1 年内反复发作至少 3 次
反复外阴溃疡	由医生观察到或患者诉说外阴部有阿弗他溃疡或瘢痕
眼病变	前和（或）后色素膜炎、裂隙灯检查时玻璃体内有细胞出现或由眼科医生观察到视网膜血管炎
皮肤病变	由医生观察到或患者诉说的结节性红斑、假性毛囊炎或丘疹性脓疱；或未服用糖皮质激素的非青春期患者出现痤疮样结节
针刺试验阳性	以 20 号或 22 号无菌针头斜行刺入皮内约 5mm，48 小时后由医生判定在针眼处有 > 2mm 的结节性红斑

有反复口腔溃疡并有其他 4 项中 2 项以上者，可诊断为本病。上述表现需除外其他疾病。敏感度 91%，特异度 96%。

其他与本病密切相关并有利于诊断的症状有：关节痛或关节炎、皮下栓塞性静脉炎、深部静脉栓塞、动脉栓塞和（或）动脉瘤、中枢神经病变、消化道溃疡、附睾炎和家族史。

6. 2014 年国际诊断（分类）标准

2014 年国际诊断（分类）标准

2014年白塞病的国际标准评分系统：得分 ≥4 提示诊断白塞病	
症状/体征	分数
眼部损坏	2
生殖器溃疡	2
口腔溃疡	2
皮肤损害	1
神经系统表现	1
血管表现	1
针刺试验阳性	1*

* 针刺试验是非必需的，最初的评分系统未包括其在内。但如果进行了针刺试验，且结果为阳性，则加上额外的 1 分。

值得注意的是，并非所有白塞病患者均能满足国际研究组的标准；对血管及神经系统病变的关注应成为疾病评价的一部分；患者的多种表现可以在几年内陆续出现，医生的记录应作为诊断依据。

第三节　鉴别诊断

一、皮肤、黏膜和眼病

需与急性药物中毒、赖特综合征、多形性渗出性红斑鉴别。

1. 急性药物中毒

起病急骤，症状严重，病情变化迅速，毒物短时间内经皮肤、黏膜、呼吸道、消化道等途径进入人体，使机体受损并发生器官功能障碍，具有特定的服药史，绝大多数急性中毒都会在患者呼吸、呕吐物、体表气味、皮肤黏膜、眼部症状、神经系统、循环系统、呼吸系统、消化系统、泌尿系统、血液系统、代谢系统等方面有着各种各样的表现。

2. 赖特综合征

赖特综合征是以关节炎、尿道炎和结膜炎三联征为临床特征的一种特殊临床类型的反应性关节炎，常表现为突发性急性关节炎并且伴有独特的关节外皮肤黏膜症状。临床外周关节炎症持续 1 个月以上，同时并发尿道炎或宫颈炎者即可诊断。而白塞病基本病变为血管炎，全身大小动静脉均可受累，有反复口腔黏膜、生殖器溃疡并伴眼炎。虽可有关节病、关节炎，但通常较轻，并有较为特异的皮肤损害，如针刺反应、结节红斑等。可有动脉栓塞和静脉血栓形成。

3. 多形性渗出性红斑

多形性渗出性红斑多突然发病，有紫红色皮疹，对称分布，有自发性恢复和反复发作倾向，靶样皮疹为特征性表现。"主要型"可表现为多形性渗出性红斑，有眼部症状、口腔黏膜损害及其他系统症状，"次要型"的全身症状较轻，口、眼受累亦轻。白塞病以口腔黏膜疼痛性溃疡，伴有前房积脓的虹膜炎阴部溃疡、关节炎、结节性红斑、血栓性静脉炎为主要特征，无渗出性多形性红斑、渗出性皮损及水疱，皮损也无对称分布特征。白塞病的眼、口、生殖器病变为持续性或反复发作进行性加剧。

二、与白塞病主要症状相似的疾病

1. 口腔和生殖器溃疡

需与慢性单纯性复发性口疮、天疱疮、药物中毒、药物过敏、鹅口疮、Lipschutz 溃疡等鉴别。单纯性复发性口腔溃疡为一种最常见的具有反复发作特征的口腔黏膜溃疡性损害，多发生于青壮年。唇、颊、舌尖、舌边缘等处黏膜好发。最初，口腔黏膜充血（发红）、水肿（略隆起），出现小米粒大小的红点，很快破溃成圆形或椭圆形溃疡，中央略凹下，表面有灰黄色的苔，周围有狭窄红晕。有自发性剧烈烧灼痛，遇刺激疼痛加剧，影响患者说话与进食。一般无明显全身症状。而白塞病是一种全身性疾病，不仅有口腔溃疡，而且有眼部病变、会阴溃疡和针刺反应等。

天疱疮是一种慢性、复发性、严重的表皮内棘刺松解性大疱性皮肤病，患者体内缺乏针对 Ca^{2+} 依赖的细胞间粘连分子，常见皮肤上有松弛大疱，伴有黏膜损害，水疱基底涂片可见天疱疮细胞，组织病理改变有特征性，表皮内有棘刺松解。寻常型天疱疮多数患者先是口腔黏膜发生水疱和糜烂，而后出现皮肤损害，经久不愈，可有甲营养不良和急性甲沟炎、甲下出血，尼氏征阳性。疱疹性口炎以口腔溃疡反复发作作为基本特征，病损形态相似，病损局限于口腔内。而白塞病累及多系统多脏器，有先后出现的口腔外病损症状。

药物过敏引起的口炎有明确的用药史或曾有药物过敏史，突然发生急性炎症，口腔黏膜起疱，疱破溃形成糜烂面，边缘多比较整齐，皮肤有红斑、疱疹及丘疹等病变。停用药物后病损很快会愈合。

Lipchutz 溃疡是一种好发于青少年、妇女及幼女的非性病、非接触传染的阴部良性溃疡，多数患者全身营养情况差或合并有糖尿病、免疫功能低下，好发于大、小阴唇内侧和前庭黏膜，临床酷似软下疳，病程有自限性，是一种自限性疾病。

2.眼部损害

需与结节病、中心性视网膜炎、交感性眼炎、弓形虫病、强直性脊柱炎、青年复发性视网膜玻璃体出血、视网膜静脉血栓症、败血症性视网膜炎、钩端螺旋体病鉴别。

结节病是一种非干酪样坏死性上皮细胞肉芽肿炎症性疾病，以侵犯肺实质为主，眼部多表现为葡萄膜炎，累及结膜、视网膜、泪腺者可引起视力障碍。通过临床表现、活检、排除其他肉芽肿病变可诊断。白塞病眼部损害，以虹膜睫状体炎、视网膜炎、葡萄膜炎较多见，还可有前房积脓及玻璃体病变，极少伴有全身症状，常无明显诱因反复发作，导致视力下降或失明。

中心性视网膜炎是发生在黄斑部的渗出性脉络膜视网膜病变，伴有视网膜下新生血管和出血，眼底荧光造影检查可诊断。

交感性眼炎有眼球穿通伤史及双眼炎症反应，交感眼出现 KP 前房和前部玻璃体有浮游物和闪辉，把已经失明的刺激眼摘除后做病理学检查可确诊。

眼弓形虫病眼底病变符合典型眼弓形虫病特征，局限性渗出性视网膜脉络膜炎，血清学抗弓形虫抗体阳性。

钩端螺旋体眼病出现眼结膜充血，无分泌物、疼痛或畏光感，充血持续，在退热后持续存在。

3. 皮肤损害

需与多形性渗出性红斑、结节性红斑、药疹、赖特综合征、化脓性毛囊炎、寻常型痤疮、游走性出血性静脉炎、特发性血栓性静脉炎、Sweet病鉴别。多形性渗出性红斑是一种原因不明的急性病，以发热开始，肢体出现对称性紫红色无症状丘疹，皮疹由褐色逐渐变成黄色，并可产生一个特征性向心性中心发亮区，称为靶样皮疹，可以自发性自行恢复。

结节性红斑一般认为与结核杆菌、链球菌感染、药物、雌激素等有关。多见于中青年女性，一般认为该病与多种因素有关，是主要累及皮下脂肪组织的急性炎症性疾病。结节性红斑常见于小腿身侧，临床表现为红色或紫红色疼痛炎性结节，病程有局限性，易于复发。

药疹的诊断主要根据病史和临床表现，除固定性药疹具有特征性表现外，多数药疹不易与其他原因引起的同样症状相区别，停药消失及再用时复发的药物史很有诊断意义。

化脓性毛囊炎主要由于葡萄球菌感染引起，临床表现为丘疹、脓疱疮、丘疹样脓疱、疖、痈等症状。

寻常型痤疮多发于青年男女，基本损害为粉刺、丘疹或脓疱，好发于颜面、上胸、背部等皮脂腺较多的部位，对称分布。

浅表性血栓性静脉炎沿浅静脉走行，突然发生红肿、灼热、疼痛、压痛，出现条索状物或硬结。急性期后条索状物变硬，局部皮肤色素沉着。

Sweet病早期皮损多为渗出性红斑或丘疹，典型皮损是扁平隆起呈多环形、圆形或卵圆形的红斑，边缘常见假性水疱状颗粒或乳头状突起，个别出现暗红色大疱。本病发病前 1～2 周常有流感样上呼吸道感染、支气管炎、扁桃体炎等先驱症状。

三、与白塞病次要症状相似的疾病

1. 关节炎

需与类风湿关节炎、肠病性关节炎、赖特综合征、系统性红斑狼疮、痛风鉴别。类风湿关节炎常见对称性小关节肿胀疼痛，晨僵，血 RF、抗 CCP 阳性，严重者可出现关节天鹅颈、纽扣花样病，可累及肺、肾等内脏，一般无口腔、外阴溃疡，累及眼睛常见结膜炎病变；强直性脊柱炎常见腰骶部疼痛僵直，基本病变是附着点炎，可伴有眼虹膜炎，常 HLA-B27 阳性，严重或晚期者出现脊柱强直，脊椎关节呈竹节样改变；结核性关节炎有时伴有结节性红斑，但无眼部损害及阴部溃疡，一般也无心血管及神经系统损害，抗结核治疗有效，虽然结核菌感染可引起白塞病，对抗痨治疗有效，但结核杆菌引起的白塞病不仅有结节性红斑和关节炎，而且还有血管系统、神经系统及黏膜改变。

赖特综合征典型患者具有关节炎、非淋球菌性尿道炎、结膜炎三联征，大多急性发病，关节炎呈多发性，轻重不等，以下肢居多，最常见的是膝、踝、跖趾关节，指、趾小关节也可累及，呈红肿热痛。受累关节附近的肌肉出现萎缩，关节炎持续 1～3 个月自行消退，多有复发，反复发作和严重的关节炎可出现关节变形。

系统性红斑狼疮是一种以多系统损害为临床表现的自身免疫性疾病。伴有晨僵的轻度关节痛是系统性红斑狼疮最常见的初发表现，大多发展为症状明显的关节炎，部分出现关节积液。最常受累的关节是近端指间关节、腕关节、膝关节，对称性、隐匿性逐渐加重，半数伴有晨僵，可呈游走性和功能障碍等。

痛风性关节炎急性发作一次以上，局限于个别关节，非对称性，整个关节呈暗红色，第一跖趾关节受累常见，发作可自行停止，有高尿酸血症，部分患者有痛风石形成。

2. 中枢性神经损害

需与多发性硬化症、各种脑膜炎、脑炎、脑脊髓炎、脑肿瘤、梅毒、系统性红斑狼疮、结节病、精神病鉴别。多发性硬化症是中枢神经系统和免疫有关的发炎及去髓鞘疾病。常出现单侧疼痛性视神经炎，不完全脊髓炎，单发性脑干及小脑病变，多发性中枢神经系统白质症候，遇热及疲倦时出现神经症候，阵发性神经症候。神经白塞病是以亚急性或慢性小血管炎为基础的脑脊髓炎，伴弥漫性脱髓鞘及坏死,40% ～ 50% 的病例有脱髓鞘病变，但较少出现局灶区域脱髓鞘。症状和体征缺乏典型表现，多为发作和缓解相交替，可同时有多部位受累。可通过脑部 MRI 及脑脊液等相鉴别。

3. 消化道损害

需与溃疡性结肠炎、克罗恩病、急慢性胆囊炎、急性阑尾炎、急慢性肠炎鉴别。克隆病（克罗恩病）可有口腔溃疡，主要表现为消化道节段性的溃疡或增生，肠道内可呈铺路卵石样改变；溃疡性结肠炎表现为下消化道的溃疡，主要为乙状结肠的病变，可以由下向上发展至回肠，有人称之为"倒灌性回肠炎"。炎症性肠病的患者多有较严重的腹泻，大便为脓血样，而且 X 线或纤维结肠镜检查可以辅助诊断。

急性胆囊炎右上腹突发性疼痛，并向右肩背部放射，伴有发热、恶心、呕吐，体检右上腹压痛，Murphy 征阳性，B 超示胆囊壁水肿。慢性胆囊炎可借助患者病史、临床表现、B 超检查判断。

急性阑尾炎可见转移性右下腹痛、阑尾点压痛、反跳痛，为其常见临床表现。

急性肠炎是由细菌及病毒等微生物感染所引起的急性炎症，表现为腹痛、腹泻、恶心、呕吐、发热，严重者可出现脱水、休克等。慢性肠炎是肠道的慢性炎症，表现为长期慢性上腹部不适和隐痛或反复发作的腹痛、腹泻及消化不良。

4. 血管损害

需与大动脉炎、Budd-Chiari 综合征、抗磷脂综合征、动脉硬化、动脉瘤、深静脉血栓症、多动脉炎鉴别。当白塞病以血管病变为主要临床表现时，应与多发性大动脉炎相区别，后者主要表现为上肢或下肢无脉症，无口腔、阴部溃疡，组织病理改变为巨细胞动脉炎，无静脉改变，针刺反应阴性，很少有皮损。

Budd-Chiari 综合征是肝静脉和（或）其开口以上的下腔静脉阻塞，是白塞病罕见的严重并发症，有门静脉高压表现并伴有胸、腹壁，特别是背部及腰部及双侧下肢静脉曲张，经下腔静脉造影可诊断。主要表现为腹水、肝大、腹痛、黄疸，严重者可为肝衰，诊断主要依靠彩超、CT、MRI。白塞病血管受累主要表现在动、静脉阻塞及动脉瘤形成，以静脉受累如静脉血栓形成较多见。

抗磷脂综合征（APS）以血栓形成、习惯性流产、血小板减少和神经精神症状为主要临床表现，和白塞病一样，均可反复发生深部的静脉血栓或动脉栓塞，也可出现头痛、瘫痪及精神异常等症状，但此病多继发于其他自身免疫性疾病如系统性红斑狼疮，实验室检查血小板明显减少，抗磷脂抗体（APL）高效价阳性，可与白塞病鉴别。

动脉硬化是动脉的一种非炎症病变，动脉管壁增厚、变硬，失去弹性，管腔狭窄。可出现心悸、胸闷、头痛、头晕、四肢凉麻等临床症状，患者多有脂代谢的异常，血黏度增高，多普勒超声等可以辅助诊断。

动脉瘤由于动脉壁的病变或损伤，形成动脉壁局限或弥漫扩张或膨出的表现，可以发生在动脉系统的任何部位。白塞病累及血管可出现动脉瘤，动脉粥样硬化、细菌性心内膜炎、先天性动脉壁结构异常、非感染性免疫病大动脉炎等也会出现动脉瘤，应重视原发病的鉴别。

深静脉血栓多由于血流缓慢、静脉壁损伤、高凝状态等引起，挤压小腿肚子深部出现疼痛往往提示小腿静脉血栓形成（Homan 征）。下肢静脉血栓呈迁徙性，易复发，多为静脉穿刺诱发，常在白塞病早期出现，程度重，双侧受累，治疗反应差，常表现为结节红斑、静脉曲张、水肿、皮肤色素沉着、溃疡形成，血 D2 聚体、B 超探测仪可以明确诊断。

5. 附睾炎

需与结核鉴别。附睾结核多见于青壮年，多为慢性病程，主要表现为典型的附睾硬结、皮肤粘连、窦道及串珠样输精管病变，前列腺液 PCR 检查结核杆菌 DNA 阳性。白塞病生殖器病变男性主要位于阴囊和阴茎，溃疡在 1 ～ 3 周缓慢消退，可残留瘢痕。

四、多系统损害的鉴别诊断

1. 赖特综合征

赖特综合征以关节炎、尿道炎、结膜炎三联征为典型特征，无菌性单关节或少关节炎持续发作，伴有非淋球菌性尿道炎或宫颈炎。泌尿生殖道出现典型的旋涡状龟头炎或尿道炎、宫颈炎、阴道炎等，结膜炎、无痛性口腔溃疡、脓溢性皮肤角化病常见，虽可有口腔溃疡、龟头炎及结膜炎，无针刺反应和静脉炎。易与白塞病相混淆。

2. 炎症性肠病

炎症性肠病包括克罗恩病和溃疡性结肠炎。克罗恩病可有口腔溃疡，主要表现为消化道节段性的溃疡或增生，肠道内可呈铺路卵石样改变；溃疡性结肠炎表现为下消化道的溃疡，主要为乙状结肠的病变，可以由下向上发展至回肠，有人称之为"倒灌性回肠炎"。炎症性肠病的病人多有较严重的腹泻，大便为脓血样。而且 X 线或纤维结肠镜检查可以辅助诊断。

3. 斯约综合征

斯约综合征是一种皮肤—黏膜病的急性渗出性炎症，除全身症状较重外，同时有多器官损害。斯约综合征无眼球后节炎症；皮肤、黏膜主要为大疱性病变；且多数病例有高热、剧烈干咳等呼吸道症状。白塞病累及眼睛可出现反复发生的前房积脓性虹膜睫状体炎及（或）脉络膜视网膜炎；皮肤出现结节样红斑；且可出现关节、血管的病变。

4. 系统性红斑狼疮

系统性红斑狼疮可有眼部病变，口腔溃疡及神经，心血管系统病变，但其病情进行性加重，并不呈周期发作性，而且 LE 细胞，抗核抗体阳性，这些异常发现决不会见于白塞病。

5. 坏死性肉芽肿性血管炎

坏死性肉芽肿性血管炎（即原来的韦格纳肉芽肿病，WG）虽有眼部病变及多系统损伤，但其病情进行性恶化，肺部 X 线检查可见有变化多端的浸润影，有时可有空洞形成，组织病理特征为肉芽肿性血管炎，而且肾功能损害严重，无阴部溃疡，针刺试验阴性，很易与白塞病相鉴别。

参考文献

[1] Davatchi F，Shahram F，Chams-Davatchi C，et al. How to deal with Behcet's disease in daily practice[J]. Int J Rheum Dis, 2010, 13（2）：105-116.

[2] Chams-Davatchi C，Shizarpour M，Davatchi F, et al. Comparison of oral aphthae in Behcet's disease and idiopathic recurrent aphthous stomatitis[J]. Adv Exp Med Biol, 2003, 528：317-320.

[3] Davatchi F，Shahram F，Chams-Davatchi C，et al. Behcet's disease：from East to West[J]. Clin Rheumatol, 2010, 29（8）：823-833.

[4] Ideguchi H，Suda A，Takeno M，et al. Behcet disease：evolution of clinical manifestations[J]. Medicine（Baltimore）, 2011, 90（2）：125-132.

[5] Cho S B, Cho S, Bang D. New Insights in the Clinical Understanding of Behçet's Disease[J]. Yonsei Medical Journal, 2012, 53（1）：35-42.

[6] Azizlerli G，Kose AA，Sarica R，et al. Prevalence of Behcet's disease in Istanbul, Turkey[J]. Int J Dermatol, 2003, 42（10）：803-806.

[7] Wang LY，Zhao DB，Gu J，et al. Clinical characteristics of Behcet's disease in China[J]. Rheumatol Int, 2010, 30（9）：1191-1196.

[8] 刘湘源. 图标式临床风湿病学 [M]. 北京：中国医药科技出版社, 2013.

[9] Chung MJ，Cheon JH，Kim SU，et al. Response rates to medical treatments and long-term clinical outcomes of nonsurgical patients with intestinal Behcet disease[J]. J Clin Gastroenterol, 2010, 44（6）：e116-122.

[10] Hayasaki N，Ito M，Suzuki T，et al. Neutrophilic phlebitis is

characteristic of intestinal Behcet's disease and simple ulcer syndrome[J]. Histopathology, 2004, 45（4）: 377-383.

[11] Ilknur T, Pabuccuoglu U, Akin C, et al. Histopathologic and direct immunofluorescence findings of the papulopustular lesions in Behcet's disease[J]. Eur J Dermatol, 2006, 16（2）: 146-150.

[12] Mogulkoc N, Burgess MI, Bishop PW. Intracardiac thrombus in Behcet's disease: a systematic review[J]. Chest, 2000, 118（2）: 479-487.

[13] Konsman JP, Tridon V, Dantzer R. Diffusion and action of intracerebroventricularly injected interleukin-1 in the CNS[J]. Neuroscience, 2000, 101（4）: 957-967.

[14] Gao Y, Ng YK, Lin JY, et al. Expression of immunoregulatory cytokines in neurons of the lateral hypothalamic area and amygdaloid nuclear complex of rats immunized against human IgG[J]. Brain Res, 2000, 859（2）: 364-368.

[15] 李晓光, 王立, 严洪珍. 白塞病的胸部影像学表现 [J]. 中国医学影像学杂志, 2011, 9（6）: 401-403.

[16] 刘芳, 陈爽, 李宏, 等. 白塞病肺部损害的 CT 诊断 [J]. 医学影像学杂志, 2015, 25（12）: 2287-2289.

[17] 宋迪, 毛庆聪, 邵伟新. 肠型白塞病的CT表现[J]. 医学影像学杂志, 2016, 26（1）: 151-153.

[18] Ebert EC. Gastrointestinal manifestations of Behcet's disease [J]. Journal of Gastroenterology & Hepatology, 2009, 54（2）: 201-207.

[19] 曹京波, 张在强. 神经白塞病的影像学特点和动态变化 [J]. 中国神经免疫学和神经病学杂志, 2012, 19（1）: 40-44.

[20] Barlas S.Behcet's disease: An insight from a vascular surgeon's point of view [J].Acta Chir Belg , 1999, 99（6）: 274.

[21] Celenk C, Celenk P, Akan H, et al. Pulmonary artery aneurysms due to Behçet's disease: MR imaging and digital subtraction angiography

findings[J]. Ajr Am J Roentgenol, 1999, 172（3）：844-845.

[22] 杨静，李宁，白桦，等.白塞病心脏受累的超声表现 [J].中国循环杂志，2009，24（2）：123-125.

[23] Sakane T，Takeno M，Suzuki N，et al. Behcet's disease[J]. N Engl J Med, 1999, 341（17）：1284-1291.

[24] Yazici H，Tuzun Y，Tanman AB，et al. Male patients with Behcet's syndrome have stronger pathergy reactions[J]. Clin Exp Rheumatol, 1985, 3（2）：137-141.

[25] Alpsoy E，Donmez L，Onder M，et al. Clinical features and natural course of Behcet's disease in 661 cases：a multicentre study[J]. Br J Dermatol, 2007, 157（5）：901-906.

[26] Togashi A，Saito S，Kaneko F，et al. Skin prick test with self-saliva in patients with oral aphthoses：a diagnostic pathergy for Behcet's disease and recurrent aphthosis[J]. Inflamm Allergy Drug Targets, 2011, 10（3）：164-170.

[27] 王维治，侯世芳.白塞病的神经系统表现 [J].中国实用内科杂志，1998，18（11）：642-644.

[28] 刘思德，姜泊，周殿元.肠白塞病的内镜表现 [J].现代消化及介入诊疗，2004，9（3）：70-71.

[29] Listed N. Criteria for diagnosis of Behçet's disease. International Study Group for Behçet's Disease[J]. Lancet, 1990, 335（8697）：1078-1080.

第四章

白塞病的中医治疗

中医学对白塞病的认识历史悠久，早在东汉时期就有较系统的论述，至今临床已初步形成一套辨证分型论治体系。本章主要对白塞病的中医辨证、治疗做重点介绍。正如《素问·标本病传论》所说："知标本者，万举万当，不知标本者，是谓妄行。"只有准确的辨证，才能导出正确的论治。白塞病是一种多因素疾病，发病机制复杂，治疗需根据患者的具体情况，从发病的多个环节入手，谨守病机，辨证论治，补虚泻实，补泻兼施，或可配合外用药熏洗，加之生活调摄，才能标本兼顾，获得良效。

第一节　辨证要点

一、掌握特征，细察病位

本病的多疑善惑、默默欲眠、目不得闭、卧起不安、不欲饮食等表现，可见于多种疾病，但只有口腔、外阴、眼等部位的破溃蚀烂病变，才是白塞病的特征性表现，所以必须注意掌握。口腔溃疡一般易于察见，外阴溃疡则多不易发现，必须留意询问和检查。此外，本病的发生，究其病位，当责之于心、脾、肝、肾四脏。病变以眼目红赤为主，当责之于肝；病变以口唇破溃、皮肤红疹为主，当责之于心脾；病变以前后二阴溃疡为主，当责之于肾。然而临床上病变部位多有兼夹，辨证时又当细细区分，不可拘泥。

二、分清虚实，注意变化

本病口腔、外阴均有顽固性溃疡。"诸痛痒疮，皆属于火"，但有虚火、实火之分。早期多属实火，由于湿热蕴久而致，其特点是发病迅速，溃疡数目较多，颜色鲜红或深红，并感灼热、疼痛，更甚者患处糜烂，腐臭，脉象洪数或弦数；中晚期多属虚火，其特点是发病徐缓，病程往往达数月或数年，溃疡数目不甚多，疡面久不愈合，或屡愈屡发，患处呈淡红或暗红色，多见平塌凹陷，脉象沉细或缓涩。又因本病病程长，且常呈发作性，临床上多见虚实夹杂之证，故应注意观察证候的虚实寒热变化，避免迷乱多歧，不得要领。

三、化脓与否，详加辨识

本病因湿热内蕴，不得宣泄，故口眼、外阴等处常因溃烂而化脓。辨别化脓与否，对于治疗和判断预后有一定意义。《金匮要略》所谓"三四日，目赤如鸠眼"，即说明湿热久郁，瘀血内积，已经化脓。但现临床上本病眼的赤痛化脓，多见于疾病后期。张仲景又以不欲饮食为未成脓，能食为成脓，可能限于当时的条件，不便检查所致。临床上应留意观察患处，如焮红肿痛，脉象洪大滑数，则是瘀热内郁欲发之象，不必拘泥于能食不能食之说。

第二节　诊疗思路

一、虚实辨证

白塞病病因为湿热火毒之邪内蕴，在《诸病源候论》中也可见狐惑病的病因论述"皆湿毒之气所为也"。其基本病机为机体湿热郁蒸，化腐为虫，虫毒腐蚀咽喉、二阴所致。"狐惑病，谓虫蚀上下也。世谓风中有虫，凡虫自风生固矣，然风阳也，独阴不生，必有所凭而后化。盖因湿热久停，蒸腐气血而成瘀浊，于是风化所腐为虫矣。设风不由湿热，而从寒凉者，肃杀之气纵然腐物，虫亦不化也，由是知此病也。"然白塞病虽以湿热火毒为主，但随着病程发展，又会出现寒热虚实的变化，病情复杂，因此治疗上应当分清寒热虚实。实证主要见于白塞病的初期和急性活动期，以湿毒蕴热为主，治拟清热利湿，凉血解毒。而白塞病的中晚期和缓解期多见虚实夹杂之证，中期以阴虚血瘀为主，治拟养阴清热，凉血解毒；后期以阳虚血瘀为主，治拟益气温阳，清热解毒活血。若病情复杂，寒热错杂，可主次辨证，配合施治。气郁化火者，佐以理气解郁；阴虚火旺者，佐以滋阴降火；阴虚及阳，虚阳上扰者，又当温阳散火；病久不愈者，还应入活血行痰之品。

二、主次兼顾

本病临床表现除主证外，亦可见兼证。若湿毒阻络，痹阻关节，患者会出现单个或多个关节疼痛，或见肿胀，以下肢关节为主，临证可加用金雀根、威灵仙、羌活、青风藤等祛风除湿药。严重者出现关节积液、滑膜炎，临证可加用葶苈子、芥子消肿。《临证指南医案》中曾提及"初病在经，久病入络，以经主气，络主血""初为气结在经，久则血伤入络""病久痛久则入血络"。久病入络，血脉瘀阻，痹阻不通，且"瘀血不去，新血不生"。白塞病病情复杂，临床亦可见消化道溃疡、血栓性静脉炎及深静脉血栓、动脉瘤、四肢麻木疼痛甚至偏瘫等症状，故临证中常配伍川芎、鸡血藤等活血补血药。

三、愈后防复

白塞病为反复发作的风湿免疫性疾病，部分患者通过治疗后，病情趋于稳定，此时患者面临一大问题，即如何防止白塞病的复发。白塞病复发的原因大多为患病日久，湿热毒耗气伤阴，正气亏虚，不能托毒于外，致余毒未尽伏藏于内，如果遇到外邪引动，或者正气骤减，都可致毒邪势盛，攻注流窜于诸窍而复发此病，因此治疗时应注重随症加减。湿热毒邪势减后，应扶助正气，如加用黄芪以益气托毒外出，祛除余毒，防止复发。患者病情控制后还应注意不可骤然停药，应徐徐减药，可汤剂与中成药交替使用，根据患者症状、体征及化验结果决定剂型的更换，或者逐渐延长服药间隔时间，使药效持久，进而延长复发间期，最终防止复发。

四、病证结合

中医对于白塞病的治疗应注重辨病与辨证相结合，以加强对疾病的治疗效果。根据其病因病机及发病特点，辨病用药可选择生甘草、炙甘草、连翘、大青叶、土茯苓、雷公藤等。根据病情的发展，应随症加减。如热毒炽盛，热入气营伴有高热、烦渴、口腔溃疡赤肿者，加生石膏、知母、羚羊角粉等以清解气营分之邪热；伴有关节肿痛者加青风藤、川牛膝，以清热通络，活血止痛；伴有发热、出血者，加紫草、牡丹皮、石膏以清热凉血解毒；伴有目赤肿痛如鸠眼，大便秘结者，加大黄以清热通腑，引火热下行，使邪有出路；气虚阴伤者，加黄芪益气养阴。

中医与西医有各自的优势，有些疾病中医认识非常深刻，根据中医的辨病与辨证结合就可达到良好的疗效；而有些疾病，过去中医对它的认识比较表浅，因此可借助西医对疾病的研究资料，进一步去认识疾病，探讨中药在哪个时期、哪些环节发挥作用，使西医辨病与中医辨证结合，有目的地选择中药，做到有的放矢。中医没有白塞病的病名，其症状类似于《金匮要略》所说的狐惑病，故历代中医家多按此病来治疗，狐惑病主方为甘草泻心汤。中医对于狐惑病的论述较少，但从现有的论述中可以得出此病的病因与湿热毒有关，根据患者临床症状进行辨证分型而施治。但是中医对于白塞病的并发症基本没有论述，此时需借助西医对白塞病的认识发展。中医在对白塞病患者进行诊疗时，全面询问病史，排除肠白塞、脑白塞，一旦有严重并发症的存在，就应以西医为主，结合中医辨证治疗，不至于延误病情。治疗应根据具体病情来选择有效的辨病辨证结合方法，不能根据外界对中医与西医的看法来选择治疗方法，因为一个治疗方法的有效、无效最终是根据疾病病情的变化来证明的。因此，白塞病无论病情多么复杂，症见如何多端，中医临床当做到辨病、辨证相结合，从而找到正确的中医论治思路。

第三节　辨证论治

一、单一证候的治疗

1. 肝脾湿热证

【临床表现】发病急骤，病期较短，口腔黏膜破溃灼热疼痛，外阴溃疡溃烂红肿疼痛，眼见血丝红肿，或下肢皮肤红斑结节潮红灼热而痛，或伴有畏寒发热，部分病例可见高热，心烦，汗出，口鼻气热，关节酸痛，胸闷胁胀，恶心厌食，咽干口苦，或口中黏腻，渴不欲饮，妇女带下色黄，小溲短赤；舌苔黄腻，脉濡数或弦数。

【病机分析】本证是白塞病临床常见证型之一，多见于急性活动期。由湿热偏盛，内蕴肝脾而成。肝脾湿热，壅盛酿毒，不得透泄，充斥上下，循经走窜。肝脾湿热下注于阴，故外阴蚀烂；脾胃湿热上蒸于口，则见口糜；肝经热毒上攻于目，则发为眼疾；热毒入血，走窜肌肤，则皮肤起脓点，生疮如粟；湿热流注于肢节，则腿生红斑结块，关节红肿酸痛；湿热之邪内伏，还可见恶寒发热，心烦恍惚，恶心厌食，口苦胁胀，舌苔黄腻，脉濡数等。

【治法】清热解毒，化湿和中。

【方药】龙胆泻肝汤合甘草泻心汤加减。

龙胆草 6g，生栀子 10g，黄芩 10g，通草 6g，车前子 10g（包煎），柴胡 6g，当归 10g，生地黄 12g，生甘草 10g，黄连 3g，干姜 3g，制半夏 10g，党参 10g，大枣 5 枚。

【方解】方中龙胆草大苦大寒，上泻肝胆实火，下清下焦湿热，为泻火除湿两擅其功；生甘草补中益脾胃，使脾胃之气复职，既生化气血，又可清热解毒，与龙胆草共为君药。黄连、黄芩、生栀子具有苦寒泻火之功，与龙胆草相配伍，为臣药。通草、车前子清热利湿，使湿热从水道排出；半夏、干姜以辛热散结，宣畅气机，使湿热之邪无内居之处；肝经有热，易耗伤阴血，加用苦寒燥湿，再耗其阴，故用生地黄、当归滋阴养血，以使标本兼顾；党参、大枣补中益气，与甘草相用，以扶正祛邪，正气得复，不为邪虐，共为佐药。柴胡，是为引诸经药入肝，为使药。纵观全方，泻中有补，利中有滋，以使火降热清，湿浊分清，循经所发诸证乃可相应而愈。

【加减】胸闷、纳呆、舌苔厚腻，加藿香 10g，佩兰 10g；食少、便溏，加白术 10g，茯苓 12g，赤小豆 10g。

【中成药】龙胆泻肝丸，每次 6g，每日 2 次，口服。四妙丸每次 6g，每日 2 次，口服。锡类散或珠黄散适量，撒于患处，1 日 3 次。

【临床体会】本证临床多为常见，治疗以清利湿热为主。龙胆泻肝汤以清泻肝经湿热为主；甘草泻心汤为《金匮要略》治狐惑的名方，临床用于中焦湿热偏盛，或兼有气虚者。

2. 气郁化火证

【临床表现】反复发生口腔及外阴溃疡，红肿灼痛，皮肤出现结节红斑灼热而痛，眼红目赤，心烦口苦，胸胁胀满，小便黄赤，大便干结；舌质红，苔黄腻，脉弦数。

【病机分析】本证多见于白塞病活动期，由肝气郁结，日久化火而成。肝经火热，不得透泄，循经走窜。上攻于目，则发为眼疾，可见目赤肿痛，红丝缕缕；上蒸于口，则见口糜，溃破疼痛；下注于阴，故外阴蚀烂；走窜肌肤，则生红斑结块；肝郁血虚，而致胸胁胀满疼痛。小便黄赤，大便干结，舌质红，苔黄腻，脉弦数等均为一派火热之象。

【治法】清肝泻火，疏利气机。

【方药】丹栀逍遥散加减。

牡丹皮10g，栀子10g，黄芩10g，川木通6g，车前子10g，柴胡6g，当归10g，生地黄12g，甘草3g。

【方解】肝为藏血之脏，性喜条达而主疏泄，体阴用阳。然七情郁结，郁久化火，肝失条达，阴血暗耗，故当务之急应疏肝解郁，养血柔肝。方中，牡丹皮泻血中伏火，栀子泄三焦之火，导热下行，兼利水道，共为君药。柴胡、黄芩疏肝清热，当归、生地黄养血滋阴，共为臣药。川木通、车前子清热利湿，为佐药。而甘草有调和诸药之效，为使药。全方配伍，既补肝体，又助肝用，立法全面，用药周到。

【加减】胸胁胀闷明显，妇女乳房作胀，月经不调，加香附10g，枳壳10g，以疏肝理气；气滞血瘀，皮疹紫黯，舌暗脉涩，加桃仁10g，红花6g，以活血化瘀；面红目赤，大便干结，苔黄燥，加芦荟10g，大黄6g，以釜底抽薪，泻火解毒。

【中成药】加味逍遥丸，每次6g，每日2次，口服。锡类散、珠黄散或西瓜霜适量，撒于患处，1日3次。

61

3.心脾积热证

【临床表现】口舌、外阴破溃疼痛，大小不等，口腔尤甚，皮肤散在结节红斑，心烦口苦，泛酸嘈杂，牙龈肿痛，夜寐不宁，小便黄赤，大便干；舌质红，苔黄，脉弦数。

【病机分析】心脾两经伏火熏蒸，可见口舌、外阴溃疡疼痛，心开窍于舌，脾开窍于口，故口腔尤甚；脾主四肢，脾为湿热所困，故见四肢结节红斑；湿热日久伤阴，心脾虚火上犯，胃中热盛，故见心烦口苦，泛酸嘈杂，牙龈肿痛，夜寐不宁；心火下移小肠，则见小便黄赤；舌质红，苔黄，脉弦数为心脾积热之佐证。

【治法】清心泻胃，散火解毒。

【方药】清胃散合导赤散加减。

黄连 3g，生地黄 12g，牡丹皮 10g，当归 6g，升麻 6g，通草 5g，竹叶 10g，甘草梢 5g。

【方解】方中黄连苦寒泻火为君，以清心胃积热。生地黄凉血滋阴，牡丹皮凉血清热，共为臣，并佐当归养血和血。升麻散火解毒，与黄连相伍，使上炎之火得散，内郁之热得降，并为阳明引经药；通草上清心经之热，下则利水通淋；竹叶清心除烦，共为佐。生甘草梢清热解毒，调和诸药，为使。全方配伍，共具清胃与凉血之功，使上攻火热从泻火而降，血热从甘凉滋润清除，于是循经外发诸症，各可因毒热内撤而解。

【加减】口臭唇干，烦热易饥，加藿香 10g，防风 6g，石膏 15g，栀子 10g，以清散伏火；烦躁不安，夜寐不宁，加川黄连 3g，酸枣仁 10g，以清心宁神。

【中成药】黄连上清丸，每次 6g，每日 2 次，口服。四妙丸每次 6g，每日 2 次，口服。

4.阴虚火旺证

【临床表现】病程日久，口腔及外阴溃疡反复发作，色多暗红不鲜，眼病红肿不明显，或视物不清。兼见头晕，腰酸，口燥咽干，眼内干涩，可有低热起伏，或手足心热，胁胀胸闷，妇女经水不调，舌质光红，脉多弦细兼数。

【病机分析】湿热久羁，热伤阴液，肝肾阴虚。阴虚津亏不能滋养诸窍，故口、眼、二阴诸症反复发作；阴虚并非实热，故皮损色不红鲜；肝阴虚故眼内干涩；肝气郁结故胁胀胸闷；舌质光红，脉弦细兼数，亦为阴虚之象。

【治法】滋补肝肾，养阴清热。

【方药】知柏地黄丸加减。

知母 10g，黄柏 10g，干地黄 12g，山茱萸 10g，山药 12g，茯苓 10g，泽泻 10g，牡丹皮 10g。

【方解】方中知母、黄柏泻火滋阴，共为君药。干地黄、山茱萸、山药并补肝、脾、肾三脏之阴，而重在补肾阴；泽泻配干地黄而泄肾降浊；牡丹皮配山茱萸以泻肝火；茯苓配山药而渗脾湿。本方配伍，补泻交用，以补为主，共奏滋补肝肾、养阴清热之功。

【加减】伴有心悸、怔忡、神疲、乏力、心脾两虚症状，加用党参 10g，当归 10g，黄芪 10g；腰膝酸软，形体瘦削，加女贞子 10g，墨旱莲 10g。

【中成药】知柏地黄丸，每次 8 粒，每日 3 次，口服。左归丸，每次 9g，每日 2 次。大补阴丸每次 6g，每日 3 次。

5. 虚阳上扰证

【临床表现】病情缠绵，口腔及外阴溃疡反复不愈，畏寒肢冷，腰膝酸软，面色潮红，或见下肢暗紫斑块，食少，无力，自汗，口舌干燥，心悸不寐，夜尿多，大便不实；舌淡，苔白腻，脉沉细无力。

【病机分析】素体阴虚，罹病日久，阴损及阳，阴阳两虚，阴不敛阳。虚阳浮越于上则溃疡反复不愈，面色潮红；阳虚则外寒，故畏寒肢冷；肾阳虚故腰酸，夜尿多，大便不实；脾阳虚故食少便溏；血遇寒则凝，故见下肢暗紫斑块；自汗，口舌干燥，心悸不寐，舌淡，苔白腻，脉沉细无力均为阴不敛阳，虚阳上浮之佐症。

【治法】温阳散火。

【方药】金匮肾气丸合交泰丸加减。

附子 6g，干地黄 12g，山茱萸 10g，山药 12g，茯苓 12g，泽泻 12g，牡丹皮 10g，黄连 3g，肉桂 3g。

【方解】方中干地黄滋补肾阴；山茱萸、山药滋补肝脾，辅助滋补肾中之阴；并以少量附子温补肾中之阳，意在微微生长少火以生肾气；泽泻、茯苓利水渗湿，牡丹皮清泻肝火，与温补肾阳药相配，意在补中寓泻，以使补而不腻；黄连清心泻火以制偏亢之心阳，肉桂温补下元以扶不足之肾阳，心火不炽则心阳自能下降，肾阳得扶则肾水上承自有动力，两者相配，水火既济，交泰之象遂成。

【加减】腹胀便溏，脉沉迟，脾胃虚寒者，可用附子理中丸温补脾阳。

【中成药】肾气丸，每次 8 粒，每日 3 次，口服。右归丸，每次 9g，每日 3 次，口服。

二、复合证候的治疗

1. 湿热内蕴，毒瘀互结证

【临床表现】口腔、咽喉、阴部溃疡深且范围广，红晕如斑，赤紫成片，疼痛剧烈，皮肤出现结节红斑灼热而痛，发热身痛，口气秽浊，烦躁不安，可伴有关节疼痛、肿胀，小便黄，脓血便；舌紫暗，苔黄厚腻，脉滑数。

【病机分析】本证多见于白塞病活动期，病机复杂，病情深重。素有积热，伏藏于内，或外感邪毒，热毒上攻肺胃之门户，热壅血瘀，血败肉腐，故口腔、咽喉溃疡、肿胀、糜烂，红晕如斑，赤紫成片，疼痛，皮肤红斑灼热而痛；热毒燔灼三焦，则见发热身痛，口气秽浊，烦躁；热毒痹阻骨节故有关节疼痛、肿胀；热伤阴液，故见小便黄赤；湿热瘀毒，损伤肠络，则见脓血便；舌紫暗，苔黄厚腻，脉滑数为湿热瘀阻之象。

【治法】清热解毒，凉血散瘀。

【方药】犀角地黄汤加减。

水牛角（先煎）30g，生地黄 15g，牡丹皮 10g，赤芍 10g，金银花 15g，玄参 15g，紫草 10g，土茯苓 30g，生薏苡仁 30g，生甘草 5g。

【方解】方中水牛角清心、凉血、解毒；生地黄养阴清热，共为君药。

牡丹皮、赤芍、金银花、玄参、紫草养阴清热，凉血散瘀，为臣药。土茯苓、生薏苡仁解毒利湿，通利关节，为佐药。生甘草清热解毒，调和诸药，为使药。

【加减】如口糜较甚，加金莲花 10g，锦灯笼 10g，马蔺子 10g，清热泻火；阴部蚀烂伴黄白带下，加苦参 10g，椿根皮 10g，清利下焦湿热；关节红肿酸痛，加鸡血藤 10g，秦艽 10g，桑枝 10g，清热通络；下肢红肿结块，加川牛膝 10g，桃仁 10g，活血散瘀；目赤如鸠眼，加菊花 6g，密蒙花 6g，青葙子 10g，清肝泻火；眦黑脓成，加黄芩 10g，象贝母 10g，清热散结；皮肤脓点生疮如粟，加蒲公英 15g，连翘 10g，紫花地丁 10g，清热解毒。

2.肝肾阴虚，血燥气郁证

【临床表现】口腔及外阴溃疡隐隐灼痛，色暗红，眼内干涩，红肿不明显，或视物不清。兼见头晕，腰酸，口燥咽干，可有低热起伏，或手足心热，胁胀胸闷，舌红少苔，脉虚弦或细软。

【病机分析】七情郁结日久，化火上炎口目，则见眼内干涩，口腔溃疡隐隐灼痛；火盛伤阴，肝肾不足，则见头晕，腰酸，口燥咽干，低热起伏，或手足心热；肝经气郁不舒，则胁胀胸闷；舌红少苔，脉虚弦或细软均为气郁阴虚之佐证。

【治法】滋阴养血，清热疏肝。

【方药】滋水清肝饮加减。

熟地黄 20g，当归身 10g，白芍 10g，山茱萸 10g，枣仁 10g，茯苓 10g，山药 10g，柴胡 6g，栀子 10g，牡丹皮 10g，泽泻 10g。

【方解】本方以三补三泻的六味地黄丸合白芍、当归、枣仁、栀子、柴胡等配伍而成。方中熟地黄、当归身、白芍、山茱萸、枣仁滋阴养血；茯苓、山药补气健脾；柴胡疏肝理气；山栀、牡丹皮、泽泻清热利湿。全方共奏滋养阴血、清热疏肝之功。

【加减】阴虚明显，加制首乌 10g，枸杞子 10g，补益肝肾；郁火偏旺，加黄连 3g，黄柏 10g，清泻相火；口腔溃破较甚，加人中白 10g，清热降火；外阴破溃破较甚加柴胡 6g，郁金 10g，当归 10g，黄芪 15g，薏米

15g，行气活血，托毒疗疮。

3.肝肾阴虚，湿热内结证

【临床表现】口腔、外阴部溃疡，局部灼热、疼痛，目赤肿痛，畏光怕明，视物不清，午后低热，头晕耳鸣，腰膝酸软，五心烦热，口干尿赤，便干或秘结；舌质红绛或光红无苔，脉象细数。

【病机分析】脏腑蕴毒，伏藏于内，外感邪气，引发于外，热毒上攻肺胃之门户。热壅血瘀，血败肉腐故口腔溃疡，局部灼热、疼痛；肝胆经湿热在上焦为目赤肿痛，畏光怕明，在下焦可出现外阴部溃疡；湿热蕴久，势必化热伤阴耗液，故午后低热，五心烦热，口干尿赤，便干或秘结；舌质红绛或光红无苔，脉象细数为湿热伤阴之征象。

【治法】补益肝肾，养阴清热。

【方药】杞菊地黄丸加减。

枸杞子 12g，杭菊花 12g，生地黄 15g，山茱萸 12g，怀山药 12g，云茯苓 12g，牡丹皮 12g，泽泻 12g。

【方解】方中生地黄、山茱萸养阴清热、补益肝肾；怀山药滋肾健脾；泽泻利湿泄浊；牡丹皮清泄相火；云茯苓健脾利湿；枸杞子、杭菊花清肝明目。全方补泻结合，清养相宜，利湿不伤阴，清热而不恋邪。

【加减】溃疡面积大、疼痛严重者，加三七粉 3g，活血散瘀；偏于上部溃疡加竹叶 10g，蝉蜕 10g，清热散火；偏于以外阴溃疡为主者，加龙胆草 6g，清利湿热；以红斑结节为主者，加用银花 10g，生甘草 6g，玄参 10g，当归 10g，清热解毒，活血散瘀；下肢关节肿痛者，加土茯苓 30g，川牛膝 10g，通利关节。

4.脾肾阳虚，寒湿凝滞证

【临床表现】口腔及外阴溃疡迁延不愈，病程长久，遇冷加剧，或于冬季发病。兼见畏寒肢冷，腰膝酸软，下肢浮肿，食少，无力，自汗，口舌干燥，心悸不寐，夜尿多，或五更泄泻，舌淡，苔白腻，脉沉细无力。部分病例下肢结块暗紫，舌紫或有瘀斑。

【病机分析】阴虚日久，阴损及阳，阳虚寒凝。阳虚则外寒，故畏寒肢冷；肾阳虚故腰酸，夜尿多，五更泄泻；脾阳虚故食少便溏；肢肿，苔腻为有寒湿之象；血遇寒则凝，舌紫及下肢结块暗紫者，为有寒凝血瘀之象。

【治法】温补阳气，散寒除湿。

【方药】桂枝加附子汤加减。

桂枝 10g，制附子 8g，白芍 15g，黄芪 10g，炙甘草 6g。

【方解】方中桂枝、附子补火助阳，温通经脉；配白芍养血和血，调和营卫，滋阴和阳；黄芪补气升阳，托毒疗疮；炙甘草调和诸药。

【加减】腰膝酸软乏力，加枸杞子 10g，菟丝子 10g，川断 10g，杜仲 10g，补肾壮腰；体虚畏寒，夜间多尿，加巴戟天 10g，党参 10g，黄芪 10g，补骨脂 10g，补肾固涩；月经不调或经前病情加重，加益母草 15g，茺蔚子 10g，月季花 6g，仙茅 10g，仙灵脾 10g，乌药 10g，香附 10g，温阳调经。

5. 气血两虚，瘀阻络脉证

【临床表现】口舌咽部溃烂，色淡红，此起彼伏，时发时止，头晕心悸，失眠，神疲乏力，易汗出，食少便溏；舌淡，苔白，脉细。

【病机分析】白塞日久，病势缠绵，耗气伤血，可见口舌咽部溃烂，色淡红，此起彼伏，时发时止；气血不足，机体失养，则见头晕心悸，失眠，神疲乏力，易汗出，食少便溏；舌淡，苔白，脉细均为气血不足之象。

【治法】健脾益气，补血活血。

【方药】归脾汤加减。

黄芪 15g，当归 12g，龙眼肉 9g，党参 12g，白术 12g，木香 4g，酸枣仁 15g，茯神 12g，丹参 15g，川芎 9g，大枣 9g，炙甘草 6g。

【方解】方中黄芪与党参、白术配伍，补脾益气；当归、龙眼肉补脾气，养心血；酸枣仁、茯神宁心安神；丹参、川芎活血行气；木香理气醒脾；炙甘草补气健脾，调和诸药；大枣调和脾胃。

【加减】口溃严重者，加三七粉 3g，活血散瘀；失眠多梦者，加合欢花 6g，夜交藤 10g，养心安神；汗出多者，加浮小麦 30g，煅牡蛎 30g，收敛止汗。

第四节 症状治疗

白塞病是一种多系统受累的病变，除临床常见的口腔、眼、外阴等部位的溃疡外，还可见皮肤病变、神经系统病变、关节炎症、血管受累、消化道损害等表现。然而患者病情各不相同，有时病变并不典型，可能仅出现较少的症状，因此针对性的治疗也是非常必要的。下面主要介绍白塞病单一症状为主的治疗，以便在实际的临床中有所侧重。

一、白塞病眼病的治疗

白塞病的眼部表现主要为反复发作的前房积脓型葡萄膜炎、视网膜血管炎、视网膜脉络膜炎及全葡萄膜炎。葡萄膜炎在反复发作后可引起虹膜粘连，青光眼，后段炎症，视网膜浸润、水肿、渗出，血管鞘形成，动、静脉闭塞，视盘充血水肿，黄斑水肿，晚期新生血管形成，视神经萎缩。中医学认为，白塞病眼病的发生，其病机为肝胆湿热或热毒炽盛，上熏目窍，下伤阴部；或湿热久滞，伤阴耗液，形成阴虚兼湿热；或久病伤阴，虚火上炎，导致正邪相争而反复发病，缠绵难愈。加之长期使用糖皮质激素，机体内免疫功能紊乱，更加重其复发，给患者的工作、生活、心理都造成很大伤害。本病发病初期，病势急，双目红痛剧烈，以实证为主；久瘀入络，气血津液循行不畅，生痰、生瘀；久病致虚，视物昏朦，反复发作，正虚邪恋，虚中夹实。在临床治疗中应根据病程的不同阶段，病证结合，配合西药，分期辨证论治，从而更有效地减轻眼部损害程度，减少复发，达到改善视力和预后的目的。

1.肝经湿热证

【临床表现】本证型主要见于白塞眼病急性发作期，症见视力骤降、口舌生疮、皮肤疮疡、大便秘结。眼部检查表现为急性渗出性虹膜睫状体炎，有较多细小角膜后沉着物（KP），较多炎性细胞，甚至前房积脓，虹膜可有后粘连，眼底表现为视网膜血管炎，可有出血、视盘水肿及后极部视网膜弥漫性水肿。

【治法】清热利湿法。

【方药】龙胆泻肝汤加减。

龙胆草 6g，黄芩 10g，栀子 10g，泽泻 12g，车前子 15g，当归 6g，生地黄 20g，柴胡 10g，生甘草 6g。

【加减】因火邪内盛血行瘀滞，灼伤风轮而见抱轮红赤，瞳神紧小，头痛眼痛，畏光羞明等症状者，可加祛风散邪药物，如羌活、防风、藁本、白芷、细辛、升麻、柴胡等。眼底出血者加旱莲草、白茅根、仙鹤草以凉血止血；玻璃体混浊者加昆布、海藻、浙贝母以化痰散结；眼底见增殖条索者加三棱、莪术以破瘀散结。若脾胃热毒炽盛，黄膜上冲（前房积脓），口腔溃疡者，合清胃散加减，清泻脾胃热毒，兼顾凉血滋阴，常用药物有石膏、生地黄、当归、黄连、牡丹皮、升麻等。

2. 阴虚血热 / 湿热证

【临床表现】本证型主要见于白塞眼病慢性期，患者急性症状有所缓解，如抱轮红赤、眼痛及畏光不适等症状已明显减轻，视力逐渐改善，或既往病情稳定处于用糖皮质激素和免疫抑制剂逐渐减量过程。眼部检查可见炎症逐渐减轻，前房炎性细胞明显减少，视盘或黄斑水肿逐渐减轻。

【治法】清肝凉血；清热解毒兼活血利湿。

【方药】四妙勇安汤、解毒活血汤、甘露饮。

金银花 30g，玄参 10g，当归 10g，连翘 15g，葛根 10g，柴胡 6g，桃仁 10g，红花 6g，枳壳 10g，麦冬 10g，石斛 10g，黄芩 10g。

【加减】若有五心烦热，加生地黄、知母；大便干结，加大黄；反复发作，加苍术、升麻；口舌生疮，加石膏、牡丹皮；皮肤红斑，方中用赤芍，加大青叶。

3. 血瘀络热证

【临床表现】本证型主要见于白塞眼病缓解期，患者病情趋于稳定，前节无活动性炎症，眼底检查多有小动脉闭塞性视网膜炎引起的缺血性改变及视神经萎缩。

【治法】通络活血清热，扶正祛邪，防止余邪复发。

【方药】温清饮、升降散。

当归 15g，白芍 10g，熟地黄 15g，黄连 3g，黄芩 10g，黄柏 10g，栀子 10g，白僵蚕（酒炒）6g，全蝉蜕 6g，姜黄 9g，川大黄（生）12g。

【加减】针对血管闭塞性视网膜炎，加用活血通络药物，以改善视网膜血液循环，提高视功能，如加活血通络之红花、生地黄、川芎等，切对病机清热泻火、散结通络。对气血不足，尤其对表现为卫气不足，容易感冒，在季节变化时易复发者，适当加用扶正药物，如黄芪、党参、苍术、升麻等。

此外，白塞眼病在辨证应用以上方药的同时，还可以选用中药制剂。①雷公藤多苷片：对口腔溃疡、皮下结节、关节病、葡萄膜炎有肯定疗效。主要不良反应为胃肠反应，一般可耐受，偶可见血小板减少，停药后可恢复。此药可致女性月经紊乱及男性精子活力降低，生育期患者需特殊注意。②白芍总苷胶囊：具有明显的抗炎和免疫调节作用。对内因性葡萄膜炎患者的免疫功能有双向免疫调节作用，可使降低或升高的外周血 T 细胞亚群、低下的细胞免疫功能和紊乱的体液免疫功能基本恢复正常。③清开灵口服液：主要有清热解毒、化痰通络、醒神开窍作用。在白塞病炎症期使用，可以减轻炎症反应、免疫反应、血管炎反应并且促进炎性代谢产物的排除。不良反应以各种类型过敏反应为主。④昆明山海棠片：有祛风除湿、舒筋活络、清热解毒等功效，具有明显抑制病理性免疫反应和抗炎镇痛作用，可用于白塞病葡萄膜炎炎症期。

二、白塞病口腔溃疡的治疗

口腔溃疡是白塞病最常见的表现，几乎所有的白塞病患者均有口腔溃疡表现，溃疡可以发生在口腔的任何部位，多位于舌缘、颊、唇、软腭、咽、扁桃体等处，可为单发，也可成批出现，米粒或黄豆大小，圆形或椭圆形，边缘清楚，深浅不一，底部有黄色覆盖物，周围有一边缘清晰的红晕伴有疼痛，1～2 周可自行消退，不留疤痕。重症者溃疡深大、愈合慢，偶可遗有疤痕。中医学认为，本病的发生与脏腑功能紊乱有着密切的关系：脾开窍于口，过食辛辣刺激、肥甘厚腻之品损伤脾胃，使湿热内蕴，熏蒸于口，发为口溃；心开窍于舌，情志过极、五志化火及心经有热，心火循经上炎于口舌而见口舌生疮；肾脉连咽系舌本，两颊与齿龈属胃与大肠，脾胃湿热蕴久则伤阴，阴虚火旺熏蒸于口；或劳倦过度，病久迁延，耗气伤阴，虚火上浮，灼烧口舌、血脉等，均可导致本病的发生。

在临床中，根据发生口溃的病因病机特点，可将本病分为心火上炎证、心脾积热证、肝郁化火证、肝郁脾虚证、肺胃蕴热证、脾胃湿热证、脾胃气虚证、阴虚火旺证和脾肾阳虚证，辨证施治，以取得良好的疗效。

1.心火上炎证

【临床表现】口舌生疮、赤烂疼痛，以舌尖溃烂、灼痛为主，周围黏膜红赤灼热，常伴以发热口渴，心烦，面红，小便短赤，舌尖红赤，脉数等。

【治法】清心泻火。

【方药】泻心导赤散加减。

黄连 10g，生地黄 10g，竹叶 15g，灯心草 10g，生甘草 10g，栀子 10g。

【加减】口渴甚，加芦根、天花粉、玄参清热生津；心烦尿赤，加赤茯苓、滑石、泽泻清心泄热，引热下行。

2.心脾积热证

【临床表现】齿龈、颊内、上腭等多处溃疡，或满口糜烂，黏膜红赤灼热，疼痛剧烈，面赤唇红，烦躁流涎，常伴以身热，口臭，小便短赤，大便干结，舌质红，苔黄厚，脉滑数。

【治法】清心火，泄脾热，通腑解毒。

【方药】凉膈散加减。

黄芩 10g，连翘 15g，栀子 6g，生大黄（后下）3g，生石膏（先煎）30g，竹叶 10g，薄荷（后下）6g，生甘草 6g。

【加减】溃疡疼痛剧烈，重用金银花 20g，加紫花地丁 10g，牡丹皮 10g，蒲公英 10g，清热解毒；周围黏膜红赤，加生地黄 15g，牡丹皮 10g，玄参 10g，清热解毒凉血；小便短赤，加生地黄 15g，灯心草 10g，泽泻 10g，清心泻火，引热下行；舌苔厚腻，湿热重，加茵陈 10g，藿香 10g，滑石 10g，清热利湿。

3. 肝郁化火证

【临床表现】口腔溃疡，有黄色液体渗出或附于溃疡表面，局部疼痛剧烈，女子常于月经前后发生或加重，常伴有情绪躁动，烦躁易怒，失眠多梦，头昏头痛，面红，口苦，咽干；舌红苔黄，脉弦滑数。

【治法】清肝泻火。

【方药】龙胆泻肝汤加减。

龙胆草 6g，黄芩 10g，栀子 10g，泽泻 12g，车前子 15g，当归 6g，生地黄 20g，柴胡 10g，生甘草 6g。

【加减】月经前后发生或加重，加女贞子 15g，旱莲草 15g，白芍 10g；疼痛剧烈，重用金银花 20g，加紫花地丁 10g，牡丹皮 10g，蒲公英 10g，清热解毒。

4. 肝郁脾虚证

【临床表现】口疮疼痛轻微，周围黏膜淡红色，常伴有胁肋胀痛，时轻时重，恼怒、抑郁尤甚，脘腹胀闷不舒，食少纳呆，或腹胀肠鸣，大便溏薄或时干时稀；舌淡胖大，脉弦细。

【治法】疏肝健脾。

【方药】丹栀逍遥散加减。

生白术 20g，柴胡 10g，当归 6g，茯苓 20g，生甘草 6g，牡丹皮 15g，栀子 10g，赤芍、白芍各 15g，生薏苡仁 30g。

【加减】食少纳呆，加焦三仙各 10g，枳壳 10g。

5. 肺胃蕴热证

【临床表现】口疮多发生于两颊、牙龈周围，周围黏膜红赤疼痛，口气臭秽，常伴有面赤油多，渴喜凉饮，便秘溲赤；舌红赤苔黄，脉滑数。

【治法】清肺泻胃，通腑导滞。

【方药】枇杷清肺饮加减。

生地黄 30g，牡丹皮 9g，赤芍 9g，枇杷叶 9g，桑白皮 9g，知母 9g，黄芩 9g，生石膏（先煎）30g，生甘草 6g，生大黄（后下）6g。

【加减】湿热伤阴，加麦冬 10g，石斛 10g。

6. 脾胃湿热证

【临床表现】口腔溃疡局部红肿热痛，渗出糜烂，缠绵难愈，常伴有脘腹痞胀隐痛，纳呆，呕恶，口苦口腻；舌色偏红，苔腻或黄腻，甚则黄厚腻，脉濡细或弦滑。

【治法】清热除湿，健脾和胃。

【方药】茵陈蒿汤合三仁汤加减。

茵陈 15g，栀子 10g，大黄 3g，杏仁 10g，滑石 10g，通草 10g，白豆蔻 10g，厚朴 10g，生薏苡仁 30g。

【加减】兼有气滞腹痛表现，加陈皮 10g，苍术 10g，川楝子 10g。

7. 脾胃气虚证

【临床表现】口腔溃疡数量较少，周围黏膜灰白色，溃疡呈圆形或形状不规则，大小不等，疮面色淡，疼痛较轻，反复发作，时轻时重，常伴以胃胀腹满，纳呆食少，口淡乏味，神疲肢软，气短懒言，大便溏泄；舌质淡，边有齿痕，苔白，脉细弱。

【治法】补脾益气。

【方药】补中益气汤加味。

生黄芪 30g，炒白术 15g，党参 15g，茯苓 20g，陈皮 6g，升麻 10g，柴胡 6g，当归 10g，干姜 3g。

【加减】脾虚运化失司，纳呆食少，加砂仁 3g，枳壳 10g，焦三仙 10g，鸡内金 10g；疮面周围暗红、愈合较慢者，重用黄芪 30g，加桃仁 10g，红花 10g。

8. 阴虚火旺证

【临床表现】口疮反复发作，多于劳累或夜寐不佳后发生或加重，疮面黄白色，周围黏膜淡红，疼痛昼轻夜重，常伴以形体消瘦，颧红盗汗，腰酸膝软，失眠梦多，手足心热，口干咽燥；舌质红少苔，脉细数。

【治法】滋阴降火。

【方药】知柏地黄丸加减。

知母 10g，黄柏 10g，生地黄、熟地黄各 15g，山茱萸 20g，北沙参 10g，茯苓 10g，泽泻 10g，牡丹皮 10g，赤芍 15g，山药 20g。

【加减】口渴者，加玉竹 10g，石斛 10g；手足心热者，加青蒿 10g，地骨皮 10g，白薇 15g。

9. 脾肾阳虚证

【临床表现】口疮反复发作，疮面灰白色，周围黏膜淡红，疼痛轻微，难以愈合，常伴有形寒肢冷，面色苍白，少腹冷痛，腰膝酸软，小便不利，面目肢体浮肿，下利清谷或久泻滑脱或五更泄泻；舌淡胖，苔白滑，脉沉细。

【治法】温补脾肾。

【方药】附子理中丸加减。

炙附子 10g，干姜 10g，党参 20g，炒白术 20g，炙甘草 6g，桂枝 10g，炙黄芪 15g，牛膝 10g，肉苁蓉 15g。

【加减】阴阳两虚者，加用熟地黄 15g，黄精 10g。

此外，对于白塞病口溃的患者，注重预防调护。做到生活规律，饮食有节，情志舒畅，加强身体锻炼，增强体质，经常漱口，餐后必须漱口，戒除不良嗜好，避免烟酒辛辣之品。

三、白塞病外阴溃疡的治疗

约 75% 白塞病患者可出现生殖器溃疡，病变与口腔溃疡基本相似，但出现次数少。受累部位为外阴、阴道、肛周、宫颈、阴囊、阴茎等处。溃疡深大，疼痛剧，愈合慢。阴道溃疡可无疼痛，仅有分泌物增多。有患者可因溃疡深而致大出血或阴囊静脉壁坏死破裂出血。中医学认为，本病发病主要与湿、热、毒、瘀等因素有关，肝肾下焦湿热蕴结，或脾失健运水湿停留，蕴久化热，湿热下注，蕴结阴器，则溃疡丛生。外阴溃疡反复发作，经久不愈，损伤气血，亦致肝肾亏虚。临床针对其病因病机，常分为肝经湿热证、脾胃积热证和肝肾阴虚证三种证型，对于不同类型的外阴溃疡患者，分别使用不同的方剂进行治疗。

1. 肝经湿热证

【临床表现】热重于湿者，起病较急，外阴部的溃疡较多，溃疡面大小不等，可有灼热或疼痛感，并可分泌大量黏稠的黄色脓液，可伴怕冷发热，口苦咽干，胸胁胀痛，白带量多色黄、有腥臭味，小便浑黄，大便干结，舌质红、苔黄而腻，脉弦数或滑数。湿重于热者，起病相对缓慢，阴部肿胀，溃疡面浅，痒痛兼作，脓液较稀，或带多色白，口干不欲饮，四肢倦怠乏力，胸脘胀闷，舌红苔白腻。

【治法】清利肝胆湿热。

【方药】龙胆泻肝汤加减。

龙胆草 15g，生地黄 15g，车前子（包煎）15g，木通 10g，黄柏 15g，荆芥穗 10g，当归 10g，泽泻 10g，没药 8g，乳香 8g。

【加减】局部灼热疼痛较重者，加蒲公英 20g，地丁 20g，没药 20g；发热者，加生石膏 30g，知母 9g。

2. 脾胃积热证

【临床表现】此型外阴溃疡患者的起病较急，其外阴部的溃疡面较多，可有烧灼或疼痛感，并可分泌大量的茶黄色脓液。同时，此类患者还可伴有口舌生疮，口臭舌燥，心烦意乱，小便量少而色黄，大便干结，舌质浅红、舌苔黄，脉洪数或滑数。

【治法】清热解毒，活血化瘀。

【方药】仙方活命饮加减。

金银花 30g，天花粉 20g，防风 10g，白芷 10g，当归 10g，乳香 10g，没药 10g，贝母 10g，炮山甲 6g，生甘草 6g。

【加减】红肿痛甚者，加蒲公英 10g，紫花地丁 10g，野菊花 10g 等；便秘者，加大黄 10g，玄明粉 10g；兼有湿者，加薏苡仁 30g，茯苓 10g。

3. 肝肾阴虚证

【临床表现】此型外阴溃疡患者的起病较缓，但病情迁延难愈，其溃疡时轻时重，溃疡面呈糜烂性改变，可伴有明显的疼痛（可在夜间加重），并可分泌蛋清样或灰黑色的脓液。同时，此类患者还可伴有白带淋沥不净、头晕目眩、眼睛干涩、腰膝酸软、心烦意乱、失眠，舌质红、苔少，脉沉细数。

【治法】补肾益肝，清热滋阴。

【方药】知柏地黄丸加减。

知母10g，黄柏10g，干地黄15g，山药15g，山茱萸15g，薏苡仁15g，茯苓15g，牡丹皮15g，泽泻10g，栀子10g，金樱子8g，煅龙骨（先煎）5g，煅牡蛎（先煎）5g。

【加减】低热尿痛者，加蒲公英10g，栀子10g，生甘草3g等；腰酸腿软者，加桑寄生10g，川续断10g等；溃疡日久者，加黄芪10g，当归10g，白薇10g等。

在各种证候类型的治疗中，除内服药物外，还可以配合中药熏洗和散剂外敷，以加强溃疡面的愈合。外洗法可用蛇床子、苦参、明矾、百部、紫草各9～15g，煎汤熏洗坐浴。外敷药如青黛散或锡类散等，涂敷患处。外阴溃疡患者在发病期间要注意休息，并应适当地补充维生素B和维生素C，同时要保持外阴的干燥和清洁，合并有全身感染的外阴溃疡患者可在医生的指导下使用抗生素进行治疗。

四、肠型白塞病的治疗

白塞病累及消化道者称为肠型白塞病，病变可连累食管、胃、十二指肠、空肠、回肠、结肠和直肠。其临床表现复杂多样，缺乏特异性，容易漏诊、误诊，严重合并溃疡者可致肠出血、肠麻痹、肠穿孔、腹膜炎、瘘管形成、食管狭窄等并发症，更甚者可致死亡。本病在中医学中尚无某一病名与其完全相应，古代医籍中的"狐惑病""腹痛""泄泻""积聚""便血""肠痈"等与其症状类似。中医学认为本病发病与感受外邪、饮食劳倦、情志内伤、脾胃虚弱等因素密切相关，病机虽然复杂，但不外湿、热、毒、瘀、虚五方面。湿热瘀毒相互交结，阻滞经络，弥漫充斥上下，多脏器受累，病程反复迁延，邪毒久羁，耗伤正气，虚实夹杂。因此本病多呈反复发作与缓解的交替过程，治疗上既要按一般白塞病辨证，又要注意其独特之处，标本兼顾。治疗早期以清热利湿、活血解毒为主，后期病情虽趋于稳定，但仍有正气亏虚，余毒未尽之势，故疾病缓解期以扶正为主，清热解毒为辅，仍需继续服中药以巩固疗效，待症状、体征化验指标皆正常后，改丸散剂。

临床针对其病因病机，常分为湿热下注证、脾虚温蕴证、寒热错杂证、肝郁脾虚证、脾肾阳虚证、阴血亏虚证，辨证施治，以取得良好的疗效。

1. 湿热下注证

【临床表现】腹痛，里急后重，便下黏液脓血，肛门灼热，小便短赤，可伴有身热、口干口苦、口臭等；舌质红、苔黄腻，脉滑数。

【治法】清热化湿，调气行血。

【方药】芍药汤加减。

黄连 3g，黄芩 10g，白头翁 10g，木香 6g，炒当归 10g，炒白芍 15g，生地榆 10g，白蔹 10g，肉桂（后下）3g，生甘草 6g。

【加减】若便血量多者，加槐花 10g，金银花炭 10g，牡丹皮 10g，三七粉 3g，以凉血止血；热毒重者，加金银花 10g，大黄 6g，败酱草 10g，以清热解毒；湿热蕴结肠道致便血者，日久不愈，湿热未尽而营阴已亏，加乌梅 10g，麦冬 10g，石斛 10g，以养阴护液。

2. 脾虚湿蕴证

【临床表现】腹痛隐隐，脘腹胀满，食少纳差，肢体倦怠，神疲懒言，大便溏薄，黏液白多赤少，或为白冻；舌质淡红，边有齿痕，苔白腻，脉细弱或细滑。

【治法】健脾益气，化湿助运。

【方药】参苓白术散。

党参 10g，茯苓 10g，炒白术 10g，山药 15g，炒薏苡仁 15g，砂仁（后下）6g，陈皮 6g，桔梗 6g，木香 6g，黄连 3g，地榆 10g，炙甘草 6g。

【加减】大便白冻黏液较多者，加苍术 10g，薏苡仁 30g，健脾除湿；久泻气陷者，加炙升麻 10g，柴胡 6g，荷叶 10g，升举清阳。

3. 寒热错杂证

【临床表现】泻下稀薄，夹有赤白黏冻，反复发作，腹痛绵绵，四肢不温，腹部有灼热感，烦渴；舌质红，或舌淡红，苔黄腻，脉弦或细弦。

【治法】温中补虚，清热化湿。

【方药】乌梅丸。

乌梅10g，黄连3g，黄柏10g，肉桂（后下）3g，细辛3g，干姜6g，党参10g，炒当归10g，制附片8g。

【加减】腹痛重者，加白芍20g，延胡索10g，以缓急止痛；大便见脓血者，加生地榆10g，秦皮10g，侧柏叶10g，以清热止血。

4. 肝郁脾虚证

【临床表现】腹痛即泻，大便稀溏，或黏液便，泻后痛减，常因情志或饮食因素诱发大便次数增多，可伴有嗳气不爽，食少腹胀；舌质淡红，苔薄白，脉弦或弦细。

【治法】疏肝理气，健脾和中。

【方药】痛泻要方合四逆散加减。

陈皮6g，炒白术10g，炒白芍15g，防风10g，炒柴胡6g，炒枳实6g，党参10g，茯苓10g，炙甘草6g。

【加减】排便不畅、便夹脓血者，加制大黄6g泻下通便；里急后重，加槟榔10g，炒枳壳6g，调理气机。

5. 脾肾阳虚证

【临床表现】久泻不止，夹有白冻，甚则完谷不化，滑脱不禁，形寒肢冷，腹痛喜温喜按，腹胀，食少纳差，腰酸膝软；舌质淡胖，或有齿痕，苔薄白润，脉沉细。

【治法】健脾补肾，温阳化湿。

【方药】理中汤合四神丸加减。

党参10g，炮姜6g，炒白术10g，炙甘草6g，补骨脂10g，肉豆蔻10g，吴茱萸6g，五味子6g，生姜3片，大枣6枚。

【加减】阳虚寒甚者，加附子10g，以温阳散寒；大便滑脱不禁者，加赤石脂 10g，石榴皮 6g，诃子 10g，固涩止泻。

6. 阴血亏虚证

【临床表现】排便困难，粪夹少量黏液脓血，腹中隐隐灼痛，午后低热，盗汗，口燥咽干，头晕目眩，心烦不安；舌红少津，少苔或无苔，脉细数。

【治法】滋阴清肠，养血宁络。

【方药】驻车丸加减。

黄连 3g，阿胶（烊化）10g，当归 10g，太子参 10g，生地黄 15g，麦冬 10g，白芍 15g，乌梅 10g，石斛 10g，山药 10g，炙甘草 6g。

【加减】伴发热者，加金银花 10g，葛根 15g，养阴透热。

五、白塞病关节炎的治疗

白塞病发生关节炎的概率为 31%～61.1%，多呈亚急性或慢性发作，大小关节均可受累，膝关节最常见，其次是踝、腕、肘关节，脊柱、骶髂及远端指（趾）关节受累者比较少见，受累关节可以单侧、双侧或多发。与其他关节病变不同的是，本病关节炎主要表现为疼痛和酸痛，阴冷天加重，有晨僵，常反复发作，但关节红肿少见，极少变形。根据其病情常反复发作、缠绵难愈、阴冷天加重、可伴有晨僵的发病特点，中医学认为湿邪为患是本病主要病因。湿邪阻滞，郁而化热，湿热流注关节，经脉不通，故见关节疼痛。结合西医学研究，白塞病有明显微循环障碍，属中医血瘀之象，故治疗以除湿通络、活血化瘀为大法。

临床针对其病因病机，常分为风寒湿痹证、瘀血内阻证、肝肾不足证、阴虚络热证、阳虚寒凝证，辨证施治，以取得良好疗效。

1. 风寒湿痹证

【临床表现】肢体关节酸楚疼痛，或有明显的重着感，或患处表现为肿胀感，关节活动不灵活，畏风怕冷，得热则舒，舌质淡，苔白腻，脉弦紧或濡数。

【治法】散寒除湿，温经通脉。

【方药】蠲痹汤加减。

羌活 10g，独活 10g，桂枝 6g，秦艽 10g，当归 10g，川芎 10g，木香 6g，乳香 6g，甘草 6g。

【加减】寒邪偏盛者，加麻黄 10g，川乌 10g，草乌 10g，细辛 3g，散寒祛邪；湿邪偏盛者，加防己 10g，萆薢 10g，苍术 10g，生薏苡仁 12g，泽泻 10g，蚕沙 10g，祛风利湿；痛在下肢者，加川牛膝 15g，木瓜 15g，川断 15g，通络止痛。

2. 瘀血内阻证

【临床表现】肢体关节刺痛，痛处固定，局部有僵硬感，也可出现固定的腰背疼痛，或双膝关节疼痛，行路困难，双下肢或见麻木不仁，遇寒冷时上证加重；舌质暗紫，苔白或干，脉细涩。

【治法】活血化瘀，通络止痛。

【方药】身痛逐瘀汤加减。

桃仁 10g，红花 10g，当归 10g，五灵脂 10g，地龙 10g，川芎 10g，没药 10g，香附 10g，羌活 10g，秦艽 10g，牛膝 15g，甘草 6g。

【加减】若疼痛较剧，加全蝎 3g，蜈蚣 3 条，蜂房 10g，僵蚕 10g，通络止痛；腰膝酸软无力，加杜仲 15g，川断 15g，补肝肾，强筋骨。

3. 肝肾不足证

【临床表现】腰膝酸软，骨节疼痛，屈伸不利，肌肉萎缩，肢体麻木，遇劳加重，且反复发作，可伴面白无华，形寒肢冷，或头晕耳鸣，筋脉拘急；舌质淡苔白，或舌质红苔薄，脉沉细或细数。

【治法】滋补肝肾，舒筋活络。

【方药】六味地黄汤加减。

熟地黄 15g，茯苓 15g，山药 20g，山茱萸 15g，牡丹皮 10g，泽泻 10g，当归 10g，白芍 10g，桑寄生 15g，杜仲 10g，补骨脂 10g，鸡血藤 15g。

【加减】肾阳偏虚者，加淫羊藿 10g，狗脊 15g，巴戟天 10g，桂心 3g，滋补肾阳。

4. 阴虚络热证

【临床表现】关节疼痛、僵硬重着，时觉肿胀灼热，活动不利，腰膝酸软，口干、口苦，烦热，小便黄赤；舌质红，苔黄腻，脉细滑数。

【治法】滋肾通络，清热祛湿。

【方药】虎潜丸合四妙丸加减。

黄柏 10g，知母 10g，生地黄 10g，青风藤 10g，木瓜 6g，川牛膝 15g，秦艽 10g，牡丹皮 10g，苍术 10g，生薏苡仁 30g。

【加减】热象明显，伴有发热者，加金银花 10g，土茯苓 10g，生石膏 20g，清热解毒；关节肿胀，疼痛灼热者，加豨莶草 10g，络石藤 15g，路路通 10g，天仙藤 10g，通络消肿；腰痛明显者，加桑寄生 10g，川断 6g，补肾强腰。

5. 阳虚寒凝证

【临床表现】腰膝酸软，肢体关节冷痛，喜温喜按，畏寒肢冷，小便清长，或有身体浮肿；舌淡嫩苔白滑，脉沉迟无力。

【治法】温阳散寒通络。

【方药】阳和汤加减。

熟地黄 15g，鹿角胶（烊化）10g，麻黄 6g，桂枝 6g，白芥子 9g，干姜 10g，细辛 3g，牛膝 10g，炙甘草 6g。

【加减】身体浮肿者，加车前子（包煎）10g，防己 10g，利水消肿。

六、白塞病血管炎的治疗

白塞病其本身属血管炎的一种，白塞病血管受累主要表现为血栓性静脉炎及深静脉血栓。其病理机制主要是由于淋巴细胞和浆细胞浸润，内皮水肿，弹力纤维变性和纤维素样坏死，内皮功能障碍是白塞病患者血栓形成的一个重要因素。本病虽然在中医古籍中没有相关记载，但根据其临床症状，多将其归属于"脉痹"范畴。中医学认为，本病主要是素体亏虚，六淫杂至，侵袭血脉，导致血液凝滞，脉道阻塞而形成的一种病证。其病机比较复杂，但不外乎湿、痰、毒、瘀四个重要的病理因素。

（一）辨证要点

首辨病期：本病早期病位表浅，病变部位局限，肢体疼痛多以胀痛、隐痛为主，多在活动后明显，休息后可逐渐减轻或缓解；中期病位加深，病变部位逐渐扩大，肢体疼痛可为钝痛、刺痛等表现，休息后缓解不显，皮色改变较前明显，患肢肌肤可见肿胀、瘀斑等症；晚期疼痛较前加剧且持续，夜间较白天加重，皮色改变加重，可继发破溃、溃烂等症，且后期一般以虚证为主。

次辨寒热：寒证主因素体阳虚，复感寒湿之邪，最终导致脉络痹阻，症见患处皮色苍白或青紫，肢体发凉，肤温不高，恶寒或寒战，多在受凉后疼痛加重，得热多能缓解，舌淡苔薄白，脉弦细或细；热证主因素体阴虚，再感热邪，导致热壅血瘀，症见患处皮色焮红灼热，局部肿痛，得温加剧，得凉痛减，舌红少苔或黄燥，脉弦滑或弦数。

再辨虚实：本病多因血脉凝滞，脉络痹阻所致，本虚标实，多属虚实夹杂。实证多起病较急，病程较短，多因感受寒、湿、热邪，或嗜食厚腻之品引起，症见患肢肿胀，疼痛较剧，遇寒加剧，皮色改变不显，可见瘀点或斑，舌暗或伴瘀斑，苔厚腻者；虚证多起病缓，病程较长，病势迁延不愈，素体亏虚，阴损及阳，阳损及阴，症见患肢皮色改变明显，皮色暗淡或伴瘀斑，疼痛多为隐痛，舌暗苔薄。

白塞病血管炎的基本病变主要是血脉痹阻，故在本病的过程中，应始终贯彻活血化瘀通络的基本治疗原则。在具体辨证治疗过程中，应根据具体分期、寒热虚实等偏颇，联合他法配合治疗。

（二）辨证论治

1. 热毒壅盛证

【临床表现】症见皮肤斑疹，色红，或高于皮肤表面，患肢发生溃疡或坏疽，进而继发感染，局部红肿热痛，或伴脓液多，甚有恶臭气味，伴高热，口腔、外阴部溃疡，溃疡面红肿疼痛，关节肿痛，头痛目赤，颜面潮红，烦躁不宁，溲赤便干；舌红，苔黄燥、黑苔或少苔，脉洪大或弦细数。

【病机概要】热毒壅盛，络脉瘀阻，甚至血溢脉外。

【治法】清热解毒，凉血止血。

【方药】五味消毒饮加减。

金银花 10g，菊花 10g，蒲公英 10g，紫花地丁 10g，天葵子 10g，水牛角 10g，生地黄 10g 等。

【加减】若热象明显，汗出、口渴、脉洪大，可配石膏 30g，知母 10g，黄连 10g，山栀 10g，清火泄热；若血瘀征象，且疼痛明显者，可加入赤芍 15g，牡丹皮 10g，乳香 10g，没药 10g，郁金 6g 等通瘀、和络、止痛。

2. 湿热下注证

【临床表现】症见下肢结节性红斑、血栓性浅静脉炎及深静脉血栓，患肢多红肿胀痛，甚者出现肢端局部溃疡、坏疽，口腔、外阴部溃疡，溃疡红肿，覆有脓苔，关节肿痛，伴有眼红，目眵增多，心烦，口干，口苦黏腻，纳呆脘闷，胸胁胀满，尿赤，便秘，女子带下黄臭；舌红，苔黄腻，脉弦滑或弦数。

【病机概要】湿热下注，阻滞络脉，脂汁外溢。

【治法】清热利湿、活血通络。

【方药】四妙勇安汤加减。

金银花 50g，玄参 50g，当归 30g，赤芍 10g，牛膝 10g，黄柏 10g，黄芩 10g，栀子 10g，连翘 10g，苍术 10g，防己 10g，生甘草 15g 等。

【加减】湿盛明显者，可加土茯苓 30g，车前子 10g，猪苓 10g，茯苓 10g 等；瘀滞明显者可加丹参 10g，地龙 6g，泽兰 10g，水蛭 3g 等；热象明显者，可配用蒲公英 10g，菊花 10g 等。

3. 寒凝血瘀证

【临床表现】症见患肢明显肿胀、发凉、麻木，恶寒明显，疼痛较重，呈持续性固定性疼痛，日轻夜重，得热则缓，遇寒更甚，皮色呈紫红、暗红或青紫色，肢端皮肤有瘀点、瘀斑，肌肉萎缩，顽麻不仁，口腔、阴部溃疡，关节肿痛，僵硬畸形，怕风怕冷，无汗或少汗；舌质红绛，有瘀斑，苔白腻，脉沉细涩。

【病机概要】寒邪凝滞，瘀血内停，脉络不通。

【治法】温经散寒、活血化瘀。

【方药】乌头汤合桃仁红花汤加减。

川乌 6g，麻黄 10g，白芍 10g，黄芪 10g，桃仁 10g，红花 10g，赤芍 10g，川芎 10g，柴胡 6g，穿山甲 10g，枳壳 10g，生地黄 10g，川牛膝 10g，当归 10g，甘草 3g 等。

【加减】若经脉拘急、疼痛较甚，可加入全蝎 6g，僵蚕 6g，水蛭 6g，延胡索 10g，乳香 10g 等；若气虚征象明显，可配入太子参 10g，白术 10g，山药 10g 等。

4. 阴虚血瘀证

【临床表现】症见肢体出现红斑、结节，肢体沉重酸软无力，关节疼痛，午后低热，口腔、外阴部溃疡红润、灼痛，伴有五心烦热，口干，或见精神恍惚，失眠多梦，腰膝酸软，头目眩晕，便干溲赤，女子月经不调，男子遗精；舌质红，苔干黄或光红无苔，脉弦细数。

【病机概要】肝肾阴亏，精血耗伤，血瘀阻络。

【治法】滋补肝肾，养阴活血。

【方药】大补元煎合身痛逐瘀汤加减。

熟地黄 10g，杜仲 10g，山茱萸 10g，枸杞 10g，秦艽 10g，川芎 10g，桃仁 10g，红花 10g，甘草 3g，羌活 10g，没药 10g，当归 10g，牛膝 10g，地龙 6g 等。

【加减】若阴亏过盛，舌红而少津，可酌加麦冬 10g，石斛 10g，玄参 10g 等；若肝肾阴虚明显，可加入生地黄 10g，女贞子 10g，墨旱莲 10g 等；若阴虚火旺，可配地骨皮 10g，白薇 10g 等。

5. 痰浊阻络证

【临床表现】症见患肢肿胀，沉重胀痛，晨轻晚重，倦怠无力，低热，口腔、外阴部溃疡久不敛口，色淡而疮形平塌或凹陷状，伴有纳少不渴，面色苍白，便溏，头昏头重，腹胀，腹痛绵绵，腰酸畏寒；舌质淡，胖嫩或有齿痕，苔薄白，脉沉细。

【病机概要】脾失健运，湿浊阻络，久蕴成痰，痰浊痹阻。

【治法】健脾化浊，豁痰散结。

【方药】涤痰汤加减。

党参 10g，茯苓 10g，陈皮 6g，胆南星 10g，半夏 10g，竹茹 10g，枳实 10g，菖蒲 10g，甘草 3g 等。

【加减】若痰郁气滞，兼见胸闷者，可加香附 10g，佛手 10g，苍术 10g 等加强理气化痰之功；若脾气虚甚者，纳呆便溏，可加山药 10g，白术 10g，黄芪 10g 等健脾益气；痹久痰湿化热者，可加黄芩 10g，栀子 10g，瓜蒌 10g，竹茹 10g，清热降火。

6. 脾肾阳虚证

【临床表现】症可见结节性红斑，色淡，累及大动脉者肢体逆冷麻木，间歇性跛行，患肢肿胀、沉重、疼痛，口、咽、外阴溃疡，色淡久不收口，均可伴有面色苍白，腰酸畏寒，手足逆冷，倦怠无力，纳少不渴，五更泻；舌紫暗，苔白腻，脉沉细无力。

【病机概要】脾肾阳虚，复感于邪，气血凝滞。

【治法】温补脾肾，通经活络。

【方药】阳和汤加减。

熟地黄 10g，炙黄芪 10g，鸡血藤 10g，党参 10g，当归 10g，干姜 10g，赤芍 10g，怀牛膝 10g，肉桂 10g，白芥子 3g，熟附子 10g，炙甘草 3g，鹿角霜 10g，地龙 6g，麻黄 10g 等。

【加减】皮肤有红斑者，可加牡丹皮 10g，生地黄 10g，紫草 10g 以清热凉血，活血化瘀；阳虚肢冷甚者，可酌加仙灵脾 10g，巴戟天 10g 等温阳散寒。

7. 气血两虚证

【临床表现】症见患肢皮肤干燥、脱屑，指甲干燥增厚、生长缓慢，肌肉萎缩，口腔、外阴部溃疡，创口久不愈合，肉芽灰淡、暗红，脓液稀清，形体消瘦，倦怠无力，面色萎黄，头晕眼花，心悸少寐；舌质淡，苔薄白，脉沉细无力。

【病机概要】气血双亏，肢体失养，久而成痹。

【治法】补气养血，活血通痹。

【方药】顾步汤加减。

黄芪 30g，党参 10g，鸡血藤 10g，石斛 30g，当归 30g，丹参 10g，赤

芍 10g，牛膝 10g，白术 10g，甘草 3g 等。

加减：纳差较重者，可加神曲 15g，麦芽 15g，焦山楂 10g 等和胃消食；肢体发凉者，可酌加附子 10g，桂枝 10g，麻黄 10g，仙灵脾 10g 等温阳散寒；心悸少寐甚者，可加入龙眼肉 10g，酸枣仁 10g，养心安神。

第五节　其他治疗

一、单药治疗

1. 苦参

用法：苦参 30g，煎水洗外阴，每日 2 次。用于外阴溃疡。

注：苦参味苦、性寒，归心、肝、胃、大肠、膀胱经。功效清热燥湿、杀虫、利尿。《神农本草经》载："苦参，味苦，寒。逐水，除痈肿。"《名医别录》载："苦参疗恶疾，下部蚀。"白塞病中医多认为主要为湿热毒蕴所致，而苦参清热燥湿、杀虫解毒，药证合拍。苦参味极苦而性寒，清热燥湿之力较黄芩、黄连为优，但味过苦易伤脾胃，临床内服用之不多，而外用有良好燥湿敛疮之功，用于局部的蚀烂或溃疡。西医药理学表明苦参煎剂对结核杆菌、痢疾杆菌、金黄色葡萄球菌、大肠杆菌均有抑制作用，对多种皮肤真菌也有抑制作用。

2. 金银花

用法：金银花 50g，加水 500mL，浸泡 30 分钟后煎煮。先武火煎煮 5 分钟，后文火煎煮 10 分钟，冷却后过滤装瓶备用，制成每袋 100mL，每次含漱一袋。每次含漱时间不少于 30 秒，在三餐后、午睡、晚睡前含漱，每日共 5 次。治疗白塞病伴口腔溃疡。

注：口腔疾患的发病中医有"火气内发，上为口糜"之说，认为口腔疾患是脾胃积热或心火上炎或虚火上浮而发。金银花别称双花，为常用传统中药，其味甘性寒，归肺、胃和大肠经，具有清热解毒、凉散风热的功效；它的主要成分为黄酮类、三萜类、有机酸等，且富含挥发油。现代药

理学研究表明，金银花具有抑菌、抗病毒、解热、抗炎保肝、止血、抗氧化及免疫调节作用。金银花具有抑菌谱广、疗效显著、毒副作用小的特点，被广泛应用于临床，主要用于多种感染、痈肿疔疮、风热感冒等疾病的治疗。金银花水煎剂在体外对革兰阳性菌和革兰阴性菌等多种致病菌具有一定的抑制作用。有报道证实，金银花对肿瘤化疗、器官移植后长期使用免疫抑制剂及 ICU 危重症患者出现的口腔炎症与溃疡及口腔异味等多种口腔疾患的治疗有明显疗效，可预防口腔溃疡的发生，促进口腔溃疡的愈合及减少口腔异味。对复发性口疮、牙龈炎也有较好的治疗效果。金银花特殊的清香还可使口气清新。

3. 板蓝根

用法：板蓝根提取成药液，取 10% 浓度的板蓝根提取液 4mL 肌注，每日 2 次；或口服板蓝根冲剂 10 ～ 20g，每日 2 次。适用于肠型白塞病急性发作期。

注：板蓝根味苦性寒，归心、胃经，功效清热解毒，对热毒内蕴所致复发性口疮、多种眼部疾患、外阴糜烂溃疡有较好的疗效。外用时将其加重用量，用于治疗白塞病，临床证明在急性发作期有助于迅速缓解临床症状、缩短病程、延长缓解静止期、减少复发，在急性期后经常服用板蓝根并配服补中益气丸或金匮肾气丸，有防止复发的作用。西医学认为，白塞病病因可能与病毒、免疫机制紊乱有关，板蓝根具有抗菌、抗病毒作用，能清除已潜伏于机体内的细菌、病毒的滋生、繁殖，故能预防创面感染，促进溃疡面的愈合。

4. 败酱草

用法：采鲜败酱草，洗净后每次取 200g 左右水煎，早晚 2 次分服；同时榨取鲜败酱草汁加 1 ～ 2 倍凉开水，另放入冰糖少许，多次漱口，若服药后无明显不适，亦可漱口后服下。阴中溃疡甚者，可取鲜败酱草 1500g 左右，水煎 30 分钟后，滤出药液放浴盆，调水温适宜后坐浴，每日早晚各 1 次，每次 30 ～ 50 分钟。

注：败酱草性微寒，味辛、苦，具清热解毒、消痈肿、败毒邪之功。

《本草纲目》中记载"败酱，南人采嫩者，暴蒸作菜食，味微苦而有陈酱气"；《药性论》提出败酱草"可治毒风顽痹，主破多年瘀血，能化脓为水"。中医学认为白塞病的病机为热毒内蕴，治疗的重点在于清热解毒。败酱草味苦能泄，辛能散能行，既有清热解毒之效，又可活血破瘀，瘀去新生，则溃疡自愈。败酱草治白塞病以鲜者效佳，剂量应根据患者体质适当调整，部分患者服后上腹轻度疼痛，甚者呕吐、泄泻，多数不用处理，甚者可减少药量。若用干品多无此副反应，但干品宜减量应用。嘱患者服药期间忌食辛辣肥腻食物。

5. 乌蛇粉

用法：先用消毒棉签将溃疡处脓垢拭净，然后用乌蛇粉外擦口腔、外阴溃疡部位，每日 3～6 次。治疗白塞病口腔及外阴病变。

注：乌梢蛇性味甘平，有祛风湿、通经络、止痉挛等功效，主治风湿痹痛、四肢麻木、惊风、痫、破伤风、皮肤瘙痒、疥、癣、麻风等病。临床用于外治，因其具祛风湿、通经络之效，使湿毒之邪由表而出，则病可自愈。另外本病有学者认为与结核杆菌感染有关，而文献资料表明乌梢蛇有抗结核作用，所以，用乌蛇粉治疗本病溃疡亦可能与此有关，有待临床进一步验证。

6. 雄黄

用法：雄黄适量为末，筒瓦 2 枚和之，烧向肛熏之。治疗肛门蚀烂。

注：雄黄熏剂主治狐惑病之后阴之疡，即肛门蚀烂，可用雄黄熏患处，雄黄有较强的杀虫解毒燥湿作用，故用以就近治之。现多用雄黄粉熏肛，患处后亦可用苦参汤洗之。治法中，苦参、雄黄以杀虫毒为要，又以苦参最为常用，在临床上内服外用是治疗狐惑病的最佳方法。

二、常用成药

1. 珠黄散（国药准字 Z33020103）

成分：人工牛黄、珍珠粉各适量。

用法：取少许，喷于口腔患处，治疗口腔溃疡。

功效：清热解毒，去腐生肌。

适应证：热毒内蕴所致咽痛、咽部红肿、糜烂、口腔溃疡久不收敛。

2. 湿润烧伤膏（国药准字 Z20000004）

成分：黄连、黄柏、黄芩、地龙、罂粟壳各适量。

用法：外敷于创面（厚度薄于 1mm），每 4～6 小时更新换药，换药前，需将残留在创面上的药物及液化物拭去，暴露创面用药。

功效：清热解毒，止痛，生肌。

适应证：各种烧、烫、灼伤。

注：芝麻过敏者慎用；运动员慎用。

3. 口腔溃疡散（国药准字 Z11020184）

成分：青黛、白矾、冰片各适量。

用法：外敷溃疡面，每日 3 次，治疗口腔溃疡。

功效：清热敛疮。

适应证：口腔溃疡。

注：本品不可内服，过敏体质者慎用。

4. 冰硼散（国药准字 Z33021003）

成分：冰片、硼砂、朱砂、玄明粉各适量。

用法：外敷于溃疡处，治疗口腔溃疡。

功效：清热解毒，消肿止痛。

适应证：热毒蕴结所致咽喉疼痛、牙龈肿痛、口舌生疮。

5. 锡类散（国药准字 Z33020132）

成分：象牙屑、青黛、壁钱炭、滑石粉、珍珠、冰片、人工牛黄各适量。

用法：频次喷口，每日 1～2 次。

功效：解毒化腐。

适应证：咽喉糜烂肿痛。

6. 康复新液（国药准字 Z43020995）

成分：美洲大蠊干燥虫体提取物。

用法：口服，一次 10mL，一日 3 次，或遵医嘱；外用，用医用纱布浸透药液后敷患处，感染创面先清创后再用本品冲洗，并用浸透本品的纱布填塞或敷用。

功效：通利血脉，养阴生肌。

适应证：①内服：用于瘀血阻滞，胃痛出血，胃、十二指肠溃疡，以及阴虚肺痨，肺结核的辅助治疗；②外用：用于金疮、外伤、溃疡、瘘管、烧伤、烫伤、褥疮之创面。

康复新液可促进黏膜毛细血管增生，改善局部血液循环，促进表皮细胞生长和肉芽组织增生及创面坏死组织脱落，加速创面修复，对消化性溃疡有显著治疗作用。

三、专方验方

1. 口腔溃疡

（1）外感风热证

方一：薄荷 12g，淡竹叶 10g，桑叶 12g。水煎后频漱口，用于治疗白塞病导致的口腔病变。

方二：（银花甘草汤）金银花 9g，生甘草 9g。水煎服，代茶频饮或外洗溃疡处，治疗口腔溃疡。

（2）湿热内蕴证　黄连 10g，黄柏 10g，地肤子 10g，白鲜皮 10g，桔梗 10g，生甘草 10g。水煎后漱口，用于治疗白塞病口腔溃疡。

（3）热毒火炽证

方一：野蔷薇花、金银花、甘草各适量煎汤漱口，治疗口腔溃疡。

方二：金银花、白花蛇舌草、黄连、黄柏、苦参、蒲公英各适量。水煎取液，部分漱口，部分坐浴，每日 3～4 次。适用于口腔及外阴溃疡。

方三：（口疳散）黄连、人中白、山豆根、黄柏、煅石膏、硼砂、孩儿茶等研粉过筛，加入研成极细末的冰片及青黛拌匀，喷撒溃疡处，每日 4～6 次。治疗口腔溃疡。

（4）瘀热互结证

方一：儿茶 5g，僵蚕 50g，冰片 2g，枳壳 50g，黄柏 50g。共研成粉，每日酌情数次喷敷于口腔患处。适用于治疗白塞病引发的口腔溃疡。

方二：山豆根、两面针、血竭、青黛粉、枯矾、蜂蜜、珍珠粉等各适量。研磨成末，敷于溃疡面，每日4～6次，治疗口腔溃疡。

（5）气血亏虚、久溃不敛证

（消溃散）五倍子150g，枯矾150g，冰片90g，水蛭粉60g，青黛50g，生乳没各90g，儿茶100g，硼砂100g，人中白100g，熟石膏90g。研磨成粉，过120目筛，外敷于溃疡处20分钟，每天3次，适用于口腔溃疡。

2. 眼炎

（1）肝火上炎证　菊花20g，木贼15g，密蒙花15g。煎汤熏洗眼部，治疗白塞病眼部损害。

（2）肝经湿热证　野菊花15g，密蒙花10g，龙胆10g，当归15g，赤小豆15g，连翘10g，白蔹10g，积雪草10g，生甘草10g。水煎熏洗眼部，治疗白塞病眼部病变。

（3）徐金合剂　每毫升含生药金雀根1g，徐长卿1g，每日3次，每次口服10mL，用于治疗白塞病眼部病变。

3. 外阴溃疡

（1）肝胆湿热下注证

方一：苦参30g，土茯苓40g，龙胆草30g，蒲公英30g，黄柏20g，白及30g，明矾1汤匙（后冲入）。日一剂，煎水洗阴部，每日2次，适用于治疗外阴溃疡。

方二：大黄、黄柏、黄芩、苦参各等份。共研细末，上药10g，加入蒸馏水100mL，医用石炭酸1mL，用时摇匀，以棉花蘸药汁搽患处，每日4～5次，用于治疗白塞病口腔及外阴溃疡。

方三：茵陈60g，陈皮30g。水煎后熏洗坐浴，用于治疗白塞病皮肤病变。

方四：（青黛散）青黛60g，石膏、滑石各120g，黄柏60g。水煎后外洗外阴，治疗外阴溃疡。

（2）热毒浸淫证

方一：金银花20g，苦参15g，蒲公英10g。水煎至1000mL，每晚睡前淋洗或浸洗阴部患处。适用于白塞病外阴溃疡的治疗。

方二：土茯苓、苦参各 50g。浓煎频漱口，同时煎汤清洗外阴，每日 2 次，用以治疗口腔及外阴溃疡。

方三：野菊花、地肤子、苦参各适量煎汤外洗外阴，治疗外阴溃疡。

（3）湿热瘀结证

方一：苦参 12g，黄柏 12g，地肤子 12g，当归 10g，牡丹皮 10g。煎汤后熏洗二阴，用于治疗白塞病导致的二阴溃疡。

方二：蛇床子、当归尾、威灵仙、苦参、老葱头、缩砂壳、土大黄。煎汤外洗，治外阴溃疡。

（4）滋生湿虫证

方一：（二阴溃疡熏洗方）雄黄 6g，苦参 15g，明矾 4g，蛇床子 15g，苍术 10g，黄柏 10g，白及 10g，艾叶 15g，红花 6g，花椒 10g。加水适量，煮沸后加热 10 分钟，取汁 500mL 待温后每晚坐浴 15 分钟。适用于白塞病缓解期。

方二：苦参 20g，土茯苓 15g，白鲜皮 15g，蛇床子 10g，白蔹 10g，积雪草 10g，生甘草 10g。水煎后熏洗前阴，用于治疗白塞病前阴病变。

方三：苦参 40g，百部 20g，苍术 20g，黄柏 20g，蛇床子 30g，艾叶 15g，大红藤 30g，明雄黄 4g，五倍子 15g。水煎后熏洗前阴，每晚一次，热熏后坐浴。

方四：苦参 15g，蛇床子 10g，枯矾 10g，黄柏 10g，川椒 5g，苍术 10g，白鲜皮 15g，土槿皮 12g，土茯苓 12g。将药浸泡半小时煎两次，坐浴 5～10 分钟，每日 2 次。如见阴部皮肤有破溃者可去川椒加地肤子，适用于治疗白塞病外阴病变。

（5）久溃不敛证

方一：乌梅 5 个，石榴皮 12g，当归 12g，没药 12g。煎液湿热敷外阴，用于治疗外阴溃疡。

方二：（祛腐生肌散）血竭 15g，乳香 15g，没药 15g，儿茶 15g，炉甘石 15g，冰片 2g。共研成末，外敷于患处，适用于外阴溃疡。

方三：陈艾叶 30g，黄药子 20g，白矾 3g。煎水洗外阴，1 日 2 次。用于外阴溃疡。

方四：（白敬宇眼膏）炉甘石 10.60%，冰片 3.04%，硼砂 0.50%，无水硫酸铜 0.27%，重硫酸黄连素 0.20%，白芷浸膏 0.10%，基质 85.29%。每日 3～4 次，外涂于病变处，可用于治疗白塞病导致的皮肤病变。

4. 皮肤病变

（1）（四黄汤加减）大黄 20g，黄连 20g，黄柏 20g，黄芩 20g，苍术 20g，虎杖 20g，薏米 20g。加水 1500mL，煎至 800mL，自然放凉，先洗后用纱垫湿敷患处，适用于治疗白塞病皮肤病变。

（2）（外用锡类散）西瓜霜料 6g，生硼砂 6g，生寒水石 9g，青黛 18g，冰片 1.5g，珍珠（豆腐制）9g，硇砂（炙）6g，牛黄 2g。共研细末吹撒患处，用于治疗白塞病皮肤病变。

（3）马鞭草 30g，苦参 15g，地肤子 18g，蝉衣 15g，白矾 10g，当归 15g，土茯苓 30g，生薏苡仁 30g，炒蒺藜 12g，槐花 12g，败酱草 15g，甘草 10g。水煎外洗，每日 1 次，用于治疗白塞病导致的皮肤病变。

（4）当归、黄芩、黄芪、黄柏、黄连、蒲草、牡丹皮、关活、羌活、金银花、连翘、僵蚕、甘草、炙大黄各 10g，生地黄、熟地黄、板蓝根各 15g，丹参 12g，花粉 6g。水煎后汽熏，药渣泡浴，用于治疗白塞病。

（5）（自拟青黛散）青黛、黄连、黄柏、元明粉、冰片适量。研磨成末，和匀，用芝麻油调敷患处，早晚各一次，适用于白塞病以皮肤病变为主者。

（6）（消溃散）由向日葵茎髓炭、香油调和而成，每日外敷溃疡面 2 次。适用于白塞病皮肤病变。

（7）（三黄汤）黄连 8g，黄柏 15g，大黄 6g。水煎熏洗外阴或湿敷关节，每日 2 次，每次 30 分钟。适用于白塞病皮肤、关节病变。

（8）三七、白及各等份研末，每取 1.5～2g，温水含漱数分钟后，徐徐咽下，每天 2 次，或香油调匀，涂于外阴。治疗口腔及外阴溃疡。

（9）（外用溃疡膏）青黛 15g，儿茶 15g，滑石 10g，白及 5g，冰片 5g，血竭 2.5g。上药共研细末，以凡士林调成油膏，外敷于患处，每日 2 次，治疗白塞病皮肤病变。

（10）（青白软膏）青黛粉 10g，白及粉 10g，凡士林 30g。调膏，外敷于患处，治疗白塞病皮肤病变。

（11）（加味苦参洗剂）苦参 30g，秦艽 20g，蛇床子 30g，防风 10g，黄柏 10g。水煎后外洗，每日 2 次，治疗白塞病皮肤病变。

（12）苦参 30g，白鲜皮 15g，一枝黄花 15g，白蔹 15g，黄柏 15g，地肤子 15g。煎汤熏洗患处，治疗白塞病皮肤病变。

（13）（外用熏洗方）蛇床子 25g，苦参 30g，黄柏 20g，蒲公英 30g，生百部 15g，白鲜皮 15g。水煎后先熏后洗，每日 2 次。治疗白塞病皮肤损害。

（14）百部、白鲜皮、射干、苦参、蛇床子各 10g，用 75% 医用乙醇浸泡一周，以 1：4 稀释后滴眼、含漱、外洗分别治疗眼部病变、口腔溃疡和外阴溃疡。

（15）（溃疡散）黄柏 10g，黄连 10g，珍珠 5g，冰片 3g，硼砂 3g。研磨成粉，外用于患处，治疗肌肤糜烂溃疡。

（16）苦参、黄柏、百部、川椒、蛇床子各适量，水煎后漱口或坐浴，清洗外阴溃疡，洗后用青黛和海螵蛸各半研粉外涂于患处，每日 3～4 次，治疗口腔及外阴溃疡。

（17）马齿苋、金银花、板蓝根各 30g，煎水漱口，或湿敷患处。用于治疗白塞病的皮肤病变。

5. 肠道病变

方一：荔枝叶、紫草、茜草、五倍子、野菊花煎汤保留灌肠，适用于肠型白塞病以肠出血为主的患者。

方二：（冰黛散）雄黄、青黛、冰片各适量，外敷治疗小儿肠型白塞病泄泻较甚者。

四、针灸疗法

1. 毫针法

（1）脾虚湿困证

临床表现：口腔及阴部黏膜溃疡，颜色淡红，面色㿠白，食少无力，手足发凉；舌苔薄白，舌质带紫暗，脉沉细无力。

穴位：足三里、三阴交、脾俞，配肾俞、气海俞。

刺法：用普通毫针刺入诸穴，中等刺激，平补平泻，获得针感后留针15分钟。

（2）肝胆湿热证

临床表现：口腔及前阴黏膜溃疡，瘙痒作痛，头晕耳鸣，烦躁不安，易怒失眠，腹胀纳呆，口干不欲饮；舌质红，苔黄腻，脉弦滑。

穴位：太冲、足三里、阳陵泉，配关元、三阴交。

刺法：足三里、关元、三阴交用补法亦留针10分钟；余穴用泻法并留针10分钟。

2.针拨挑刺法

针拨挑刺大椎穴，每周一次。先用2%普鲁卡因注射液在大椎穴进行皮下局麻，然后用三棱针在大椎穴进行挑拨，将大椎穴皮下肌纤维挑断8～10丝。再用火罐将大椎穴皮下瘀血拔出，后用消毒纱布敷盖。

3.耳穴贴压法

取穴：主穴取相应部位，心、口、神门、脾、耳尖、肾上腺、过敏区、内分泌。配穴，失眠取神经衰弱区、神经衰弱点；慢性胃炎取胃。

方法：将王不留行籽粘贴在医用胶布上，用酒精棉球消毒耳郭，用镊子将胶布贴在相应的耳穴上，并适量按压，以患者感到胀痛为宜。每日按压4～5次，隔3天换药1次。

4.耳穴点刺放血法

取穴：穴取口、肝、肾，每次取一侧耳，下次取对侧耳，用三棱针点刺放血1～2滴，间隔2日放血1次。配合体穴太溪、肝俞、肾俞，毫针针刺。接电针仪（3V，80Hz），每日1次，每次30分钟。

5.电针疗法

体穴取脾俞、胃俞、肝俞、肾俞、通里、内关、足三里、合谷、三阴交；耳穴：肝、脾、肾、生殖、子宫点。接耳穴探查治疗仪，每日1次，每次25分钟。

6. 赤衣针法

主穴针全长 2 寸 5 分，针长 2 寸，直径 1.2 毫米；赤针 I、II 穴用针全长 2 寸，针长 1.5 寸，直径 1.0 毫米；配穴 I 用针，全长 4.5 寸，针长 4寸，直径 0.6 毫米；配穴 II 用针，全长 2.5 寸，针长 2 寸，直径 0.4 毫米。赤医穴（主穴）取法是自两肩胛冈内缘的高点作一连线（相当于第三胸椎棘突），再向下另数 3 个棘突（此点多数患者相当于第六胸椎棘突），此穴即在该棘突上缘。取穴后，局部皮肤消毒，呈 30° 角刺入皮下，然后将针尖紧贴皮肤，沿脊柱棘突中线缓缓向下刺 1.5 ～ 2 寸即可；赤医 I 穴位置在主穴上一个棘突上缘，进针方法同主穴；赤医 II 穴位置在主穴下数 7 个棘突上缘，进针方法也同主穴。以上背部 3 穴，留针 40 分钟至 2 小时，每日 1 次。

7. 穴位埋线疗法

取穴肾俞、足三里、曲池、关元、气海、膏肓俞、命门，同时结合临床辨证加减穴位。每 15 天进行 1 次穴位埋线治疗。

8. 穴位注射疗法

选用 5 号粗细，5 寸长针头，15° 角刺入皮肤，沿皮下浅肌层经脉平直前行，于两侧膀胱经分别取心俞—大杼段、脾俞—肝俞段、膀胱俞—肾俞段，每段得气后边推针边注射玻璃酸钠注射液约 0.4mL，每 4 周注射 1 次。

9. 穴位拔罐疗法

取心俞、脾俞、胃俞、足三里，再根据不同的个体差异选加不同的穴位，每晚睡前拔罐 10 ～ 20 分钟。

10. 穴位贴敷疗法

黄柏、苦参、黄芩、地榆、金银花、蒲公英、板蓝根、大青叶、黄连、甘草等共研成末，取鸡蛋清调成糊状，每晚睡前敷于双足涌泉穴，每日换药 1 次，连敷 6 天休息 1 天。

11. 刺络拔罐疗法

取翳明、太阳、睛明、瞳子、阳白、风池、翳风、心俞、肝俞、大椎、神道、筋缩、膻中、合谷等穴，每周 3 次，每次选数穴，先进行针刺，然后起针，在该穴上用七星针叩刺数分钟，直到皮肤出血，再加拔火罐吸出瘀血。眼部炎症急性发作时，则在十井、耳尖、攒竹等处加用点刺放血法。

五、其他疗法

1. 推拿疗法

用 40 ～ 50℃热水或中药水剂浸泡双足 15 ～ 20 分钟，后按压足部心、肝、胆、脾、胃、肺、肾、大小肠、眼、大脑、膀胱、舌、口腔、阴道、直肠、肛门等各反射区，采用轻重结合、力度适宜、节奏均匀、循序渐进的手法，每日 1 次，每次 40 ～ 50 分钟，并配合半小时内饮用白开水 300 ～ 500mL。

2. 新砭石疗法

按照疏通头面部经络、颈项部经络、背部经络、腰部经络，在四肢末端的井穴采用点法五个步骤循序渐进，以疏通经络为主要目的，通过刮法、点法、揉法、拨法、温法、擦法等，疏通阻塞的经络，每周 3 次。

3. 茶饮疗法

（1）西洋参 6g（先下），麦冬 10g，桔梗 10g，青果 10g，川贝 10g，凤凰衣 10g，甘草 6g。水煎服代茶频饮。

（2）竹节参 12g，北沙参 10g，玄参 8g，甘草 3g。水煎服代茶饮，适用于儿童白塞病眼部病变较甚者。

（3）土茯苓 100g，黄芪 50g，甘草 60g。煎汤代茶饮，用于白塞病恢复期的治疗。

4. 水疗疗法

矿泉浴采用全身浸浴，水温 42 ～ 46℃，每天 1 次，每次 20mL，每周休息 1 次，同时配合雷公藤片口服，有助于白塞病的治疗及恢复。

5. 高压氧治疗

将患者置于密闭的高压舱内，充气加压至 2.5 绝对大气压，戴上氧气面罩吸纯氧 60 分钟，每日 1 次，10 次为 1 疗程。同时配合免疫抑制剂口服治疗，对于白塞病的治疗有较好的疗效。

第六节　临证勾要

一、关于"甘草泻心汤"的使用

《金匮要略》云："蚀于上部则声嗄，甘草泻心汤主之。"后世多把甘草泻心汤作为治疗本病的主方。然而，把甘草泻心汤作为狐惑病的专方看待，似乎也不全面。狐惑病是以人口腔及生殖黏膜损害为主症，因此，可以把本方作为治疗黏膜疾病的方法来使用，就范围而论可以是针对全身黏膜而言，不仅包括口腔、咽喉、胃肠、肛门、前阴，还包括泌尿系黏膜乃至呼吸道黏膜、眼结膜等。就病变类型而言，既可以是黏膜的一般破损，又可以是充血、糜烂，也可以是溃疡。临床表现或痒，或痛，或渗出物与分泌物异常等，因其病变部位不同而表现各异。临床上甘草泻心汤既可以用于治疗复发型口腔溃疡、白塞病，也能用于治疗慢性胃炎、胃溃疡及结肠炎、直肠溃疡、肛裂、痔疮等，结膜溃疡、阴道溃疡也能使用。不管是何处黏膜病变，均可导致患者心烦不眠，这可能与黏膜对刺激敏感有关。甘草是本方主药，有修复黏膜作用，临床运用要善于举一反三，不能被"蚀于喉""蚀于阴"的条文印定眼目。

二、中西医优势互补的切入点

1. 协同作用

急性发作期，应用糖皮质激素和／或免疫抑制剂快速控制炎症，减少炎症损伤，保护重要器官和组织，但是用量过大、时间过长极易引起全身毒副作用。因此，在使用这些西药的同时根据患者证候表现，采用中医辨证论治，有助于减轻症状（包括疾病本身和药物毒副作用），控制炎症，逐渐减少西药用量直到停用。慢性期，在撤减糖皮质激素和／或免疫抑制剂过程中，配合中医治疗，有助于稳定病情，维持免疫状态稳定，减少复发。

2. 减轻糖皮质激素的副作用和协助安全撤减糖皮质激素

糖皮质激素引起的不良反应的中心环节是外源性激素引起血中皮质醇水平过高和撤减后的相对不足。大量全身应用激素后血中皮质醇浓度升高，一方面引起心烦失眠，潮热面赤，眼干涩，脉数，舌红苔薄等症状；另一方面又对垂体－肾上腺皮质产生反馈抑制作用，使内源性激素分泌减少，形成对外源性激素的依赖，在撤减激素时产生气短乏力，肢体倦怠，动辄汗出，脉细，苔薄白，舌体胖，舌质暗等症，并引起炎症复发。前者属相火妄动，阴虚火旺证，宜加生地黄、知母、玄参、甘草滋阴降火，中成药有知柏地黄丸、左归丸等；后者属脾肾阳虚证，宜温补脾肾，宜加补骨脂、巴戟天、淫羊藿、山茱萸等，中成药有金匮肾气丸、右归丸等，以上在中药处方中随症加减。

3. 防治免疫抑制的毒副作用

（1）消化道反应　恶心呕吐，呃逆嗳气，纳呆腹胀，大便不正常，或溏或秘，舌苔白腻，脉细。系脾失健运、胃气上逆，宜健脾和胃，方用香砂六君子汤。呃逆重者加赭石、生姜。

（2）骨髓抑制　外周血象下降，头晕耳鸣，心悸气短，面色㿠白，舌质淡，脉细弱。系脾肾两亏、气血不足，宜温补脾肾、益气养血，方用当归补血汤加菟丝子、鹿角霜、熟地黄、山茱萸、补骨脂、续断、茜草等。

（3）肝功能损伤　肝区胀痛或肝肿大，肝功能下降。系邪毒郁积、疏泄不利，宜行气疏肝、清热利湿，方用逍遥散加黄芩、姜半夏等，中药提取物枸杞多糖、汉防己甲素、联苯双脂等。

（4）肾功能损伤　出现腰痛乏力，血尿，蛋白尿。系肾功能下降、肾气不足、固摄乏力，宜益肾培气，方用六味地黄丸加牛膝、车前子、桂枝等。

（5）膀胱炎　尿频、尿急、尿痛甚或血尿。系邪热伤络，宜清热利湿、解毒通淋，方用八正散。体虚加黄芪、白茅根、茯苓、白术，去木通、大黄。

三、浅谈儿童白塞病的诊治

白塞综合征是一种全身性、慢性、血管炎症性疾病，可累及多器官、多系统，临床表现多种多样，好发年龄为 16 ～ 40 岁。儿童白塞综合征发病率相对偏低，目前西医治疗儿童白塞病尚无有效的根治方法，主要是根据临床症状对症治疗。治疗目的在于缓解症状，减少脏器受损，常用糖皮质激素，但长时间使用副反应较多；且对处于生长发育阶段的儿童影响较大。中西医结合治疗该病取得令人满意的效果。

中医学认为，本病主要致病因素可归纳为湿、热、毒、瘀，湿毒贯穿于本病的始末。小儿具有脏腑娇嫩、形气未充、脾常不足的生理特点，更易为饮食所伤，化生湿浊，且"阴常不足，阳常有余""心常有余，肝常有余"，使内外之邪皆易化热，火性炎上，循经络上攻于咽喉、口舌；湿性趋下，则下注于外阴，或流注于关节，或浸淫于肌肉皮肤，湿热内生，久蕴成毒；湿热毒邪内蕴脾胃，导致脾胃失于运化，气血化生不足，湿邪易阻滞气机，均可造成血瘀，引发疾病。

本病治疗要注重健运脾胃；其次本病虽为湿热为主，但不可大剂量应用寒凉药物，因儿童稚阳未充，稚阴未长，过用寒凉可造成阴阳失调，且寒凉之品不利于祛湿，还可降低活血药物的疗效；此外还可运用直肠给药治疗本病，不仅能够使药物直接作用于患处，而且利于药物的吸收，减少患儿大剂量服药的痛苦。治疗原则以清热利湿、解毒活血，兼以健脾为主，常用藿朴夏苓汤和四君子汤加减，外用黄连解毒汤加生肌药物洗漱患处。患儿疾病初期湿毒症状明显，故用药上首先利湿，湿不去，毒难以解，选用藿香、木瓜、厚朴、木香、白扁豆、滑石化湿和胃；白花蛇舌草、金银花、黄连、地锦草清热解毒；湿性黏滞，阻滞气机，气血运行不畅，留而为瘀，稍用红花活血化瘀，但患儿消化道溃疡面积较大，不可大剂量活血，以防止出血；脾胃居中焦，是升降的枢纽，为后天之本，脾胃运化正常，机体的各项功能才能正常运转，湿困脾胃，所以用四君子汤健运脾胃；珍珠粉、白及、青黛、儿茶敛疮生肌。外用清热解毒、敛疮生肌之黄芩、黄连、青黛、珍珠粉、五倍子等药物清洗疮面，结合直肠给药，促进肠道溃疡愈合，内外合用，以建其效。

参考文献

[1] 闫汝茂. 除湿活血法治疗白塞病性关节炎 23 例 [J]. 实用中医药杂志，1999，15（1）：19.

[2] 陈成妹，翁志强，黄成辉，等. 金银花煎剂在风湿性疾病并发口腔溃疡患者中循证护理的应用 [J]. 中医临床研究，2014，6（18）：61-63.

[3] 马志琴，宋晓红. 甘草、金银花煎饮预防大剂量化疗口腔溃疡的临床观察 [J]. 现代中西医结合杂志，2005，14（18）：2408-2409.

[4] 石钺，石任兵，陆温如. 我国药用金银花资源、化学成分及药理研究进展 [J]. 中国药学杂志，1999，34（11）：724-727.

[5] 朱晓黎，黄河. 金银花漱口液治疗慢性移植物抗宿主病口腔溃疡 [J]. 浙江中西医结合杂志，2005，15（10）：641-642.

[6] 曹燕飞. 金银花冲泡液联合生理盐水防治化疗后口腔溃疡 200 例临床观察及护理 [J]. 齐鲁护理杂志，2010，16（1）：90-91.

[7] 姚念宏. 甘草泻心汤合重剂板蓝根治疗狐惑病远期疗效观察 [J]. 山东中医杂志，1989，8（6）：17.

[8] 杨丁友. 败酱草善治白塞病 [J]. 中医杂志，2003，44（1）：12-13.

[9] 詹正明，詹媛. 独味乌蛇外治拾零 [J]. 中医外治杂志，2008，17（5）：61-62.

[10] 王广彦，李海. 老药新用途 [M]. 郑州：中原农民出版社，1993.

[11] 董超锋. 狐惑病从肝论治的理论与临床研究 [D]. 沈阳：辽宁中医药大学，2014.

[12] 张明德，皮业军，熊菊芳. 自拟狐惑汤治疗白塞综合征 36 例 [J]. 中国民间疗法，2004，12（11）：48-49.

[13] 刘阿敏. 甘草泻心汤加减配合湿润烧伤膏外用治疗白塞氏病 31 例 [J]. 中医外治杂志，2013，22（5）：33.

[14] 谷占卿，王勇，郝静敏，等. 高社光教授治疗白塞病临床经验 [J]. 河北中医，2015，37（5）：655-656.

[15] 张志礼，陈美，孙在原，等. 狐惑病（Behcet 综合征）辨证论

治（附 142 例中西医结合治疗临床分析）[J]. 中国皮肤性病学杂志，1987，01：26-29.

[16] 刘辉，刘秀鹏. 肠白塞病一例诊治并文献复习 [J]. 中国全科医学，2012，15（8B）：2681-2684.

[17] 陈璇，安凤敏. 中医药综合治疗白塞病 19 例临床疗效观察 [J]. 中国临床研究，2010，23（10）：921-922.

[18] 高任. 46 例白塞病的临床资料分析 [D]. 北京：北京中医药大学，2011.

[19] 杨怡，范春，钱先. 白塞氏病临床治疗体会 [J]. 湖北中医杂志，2000，22（9）：29.

[20] 孔红岩，丁智岚，白燕. 中医药治疗白塞氏病 22 例临床观察 [J]. 中国中医药信息杂志，2007，14（1）：77.

[21] 张守杰，陆社平. 清热凉血法治愈白塞氏综合征 15 例 [J]. 浙江中医杂志，1995，12：549.

[22] 宫继宏，宫建雅."熊胆蒙花散"治疗白塞氏综合征 35 例 [J]. 北京中医，1995，5：41.

[23] 弓艳君. 山豆根两面针为主治疗 100 例口腔溃疡的临床观察 [J]. 内蒙古中医药，2007，26（7）：9.

[24] 叶朝兴，范东，李忠民，等. 消溃散制备及临床应用 [J]. 时珍国医国药，1999，10（10）：747-748.

[25] 刘佳义. 狐惑病从疡论治的理论与临床研究 [D]. 沈阳：辽宁中医药大学，2014.

[26] 吴堃达，许富琴，何叔平. 徐金合剂治疗白塞氏病眼部病变 106 例临床分析 [J]. 中医杂志，1994，35（11）：677-678.

[27] 胡启梅. 内服外洗治疗白塞氏病 20 例 [J]. 中国民间疗法，2002，10（11）：30-31.

[28] 黄颐玉，赵丽娟. 和解少阳法治疗高烧型白塞氏综合征 [J]. 中医杂志，1990，01：55.

[29] 王袭祚. 内服、外用中药治疗白塞氏综合征10例 [J]. 辽宁中医杂志, 1990, 01: 17-18.

[30] 姜萍. 土茯苓内服外洗治疗白塞病 [J]. 中医杂志, 2002, 43 (1): 12.

[31] 段红妍, 钟嘉熙. 钟嘉熙教授运用伏气温病理论治疗白塞氏综合征经验介绍 [J]. 新中医, 2012, 44 (3): 161-162.

[32] 孙刘红, 张苍, 蔡念宁. 浅谈赵炳南治疗狐惑病的经验 [A]. 中华中医药学会. 中华中医药学会皮肤科分会第六次学术年会、赵炳南学术思想研讨会、全国皮肤科中医外治高级研修班论文集 [C]. 中华中医药学会, 2009: 3.

[33] 高凤云. 从络论治白塞病经验 [J]. 河北中医, 2009, 31 (4): 550-551.

[34] 张国胜. 狐惑病治验 [J]. 实用中医内科杂志, 1993, 7 (3): 38.

[35] 陈立新. 甘草泻心汤加苦参汤治疗阴痒症的临床体会 [J]. 中国保健营养, 2013 (7): 3875.

[36] 栗维凤, 宋藏申. 中药为主治疗妊娠合并白塞氏征二例 [J]. 新乡医学院学报, 1990, 03: 255.

[37] 吕玉玲, 陈晓会, 曹淑荣. 益气养血补肾法加局部外敷治疗外阴溃疡60例疗效观察 [J]. 山东中医杂志, 2012, 31 (5): 326-327.

[38] 柴淑娟, 聂菊娥. 白敬宇眼膏治疗白塞氏综合征10例 [J]. 甘肃中医, 2008, 21 (11): 42.

[39] 孟辉, 张华. 内外合治法治疗白塞氏病11例 [J]. 湖南中医杂志, 2001, 17 (4): 40.

[40] 王山峰, 王高峰. 金莲愈溃饮治疗白塞病7例 [J]. 中国社区医师 (综合版), 2005, 7 (3): 45.

[41] 冉青珍, 路洁, 路喜善, 等. 国医大师路志正治疗狐惑病经验总结 [J]. 国医论坛, 2013, 28 (1): 11-12.

[42] 罗纯清, 杨德才, 任国锋. 药浴疗法的临床应用 [J]. 中国康复, 2007, 22 (4): 280.

[43] 崔瑞阳, 曹永文. 自拟白塞解毒汤治疗白塞氏综合征38例 [J]. 吉林中医药, 1998, 01: 42.

[44] 李贵安，陈鸿筠.中西药并用治疗白塞病 67 例 [A].中国中西医结合学会风湿病专业委员会.全国第十一届中西医结合风湿病学术会议论文汇编 [C].中国中西医结合学会风湿病专业委员会，2013：3.

[45] 徐玲，成洁，董军胜.脾胃学说在治疗白塞病中的应用 [A].中国中西医结合学会风湿病专业委员会.全国第十一届中西医结合风湿病学术会议论文汇编 [C].中国中西医结合学会风湿病专业委员会，2013：3.

[46] 王桂玲，邱若旗.内服和外用中药治疗白塞氏病 100 例临床观察 [J].中国社区医师（综合版），2005，7（23）：69.

[47] 王法昌，刘盛花.狐惑病四则 [J].山东中医杂志，1988，7（4）：25.

[48] 方明智，李学军.中医药治疗 Behcet 氏综合征 20 例 [J].辽宁中医杂志，1995，22（11）：504.

[49] 武希兰.浅谈中医治疗白塞氏综合征的体会 [J].天津中医，1998，15（1）：29-30.

[50] 张丰川，崔晓光.从肝脾论治白塞氏综合征 23 例 [J].中国民间疗法，2002，10（6）：57-58.

[51] 黄瑀."狐惑"病治验 2 例 [J].实用医学杂志，1992，8（6）：30-31.

[52] 周秉其.白塞氏病针灸治验 1 例[J].上海针灸杂志，1992，02：46.

[53] 曹仁龙，任丽玲.针灸并中药辨证治疗狐惑病 [J].针灸临床杂志，1997，13（6）：22.

[54] 陈建兰.中西医结合治疗 16 例白塞氏征临床观察 [J].北京中医，1987，03：27-28.

[55] 吕波，吕毅.耳穴贴压法加生活调摄治疗复发性口腔溃疡 90 例 [J].中国民间疗法，2015，23（12）：18-19.

[56] 于澎，白桦，陈力，等.针刺疗法对白塞病的疗效及机理探讨 [J].中国针灸，2002，22（4）：219-221.

[57] 胡永权，白云涛，韩华明.电针中药联合治疗白塞氏综合征临床体会 [J].现代中西医结合杂志，1998，7（7）：1070.

[58] 钱冰茹.赤医针治疗白塞氏病 19 例 [J].针灸学报，1989，03：12-13.

[59] 宋艳. 穴位埋线治疗复发性葡萄膜炎对患者免疫功能的影响分析 [J]. 中国医药指南，2015，13（11）：2-3.

[60] 张永强. 膀胱经背部注射玻璃酸钠配合解毒活血汤治疗白塞病的临床研究 [D]. 济南：山东中医药大学，2007.

[61] 陶冬梅. 连术汤、锡类散联合穴位拔罐治疗复发性口腔溃疡 52 例 [J]. 中医杂志，2011，S1：108-109.

[62] 董从军，张秋华，暴连英. 足反射法与足心敷贴中药治疗白塞氏病 12 例 [J]. 双足与保健，2000，01：17-18.

[63] 陆以莹，刘立公. 刺络拔罐疗法验案 5 则 [J]. 上海针灸杂志，1997，16（2）：3-5.

[64] 胡珊珊，耿引循. 新砭石疗法治疗白塞氏病 1 例报告 [A]. 中国针灸学会（China association of acupunture-moxibustion）. 中国针灸学会 2009 学术年会论文集（上集）[C]. 中国针灸学会（China association of acupunture-moxibustion），2009：2.

[65] 毛宇湘. 路志正教授治疗白塞病临床经验管窥 [J]. 世界中西医结合杂志，2012，7（4）：285-286.

[66] 邓声熔. 中医中药治疗儿童严重眼病 4 例 [A]. 中华中医药学会. 全国第九次中医、中西医结合眼科学术年会论文汇编 [C]. 中华中医药学会，2010：3.

[67] 张起明，朱桂珍，许向东. 狐惑病治验 1 例 [J]. 湖南中医药导报，1996，2（5）：52.

[68] 阎淑俊. 温泉浴配合雷公藤治疗白塞氏病 10 例 [J]. 临沂医专学报，1991，13（1）：84.

[69] 陈宁，房广才. 高压氧合并药物治疗白塞氏病 7 例 [J]. 临床内科杂志，1996，13（1）：31.

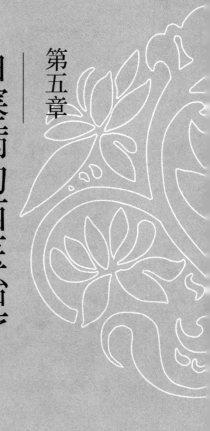

第五章

白塞病的西医治疗

本病目前尚无公认的有效根治办法，且停药后易复发。治疗的目的在于控制现有症状，防治重要脏器损害，延缓疾病进展。治疗依临床表现不同而采取不同的方案。

一、一般处理

1. 休息，生活规律。

2. 尽可能避免针刺，以防引起炎症性皮肤损害。

3. 不带隐形眼镜，防止角膜溃疡。

二、局部治疗

1. 口腔溃疡

紫外线局部理疗，1∶5000 呋喃西林漱口液漱口，口腔溃疡膜或溃疡散局部涂抹。对巨大且愈合慢的口腔溃疡可外用三氯乙酸。

2. 眼炎（尤其急性眼色素膜炎）

理疗，局部注射糖皮质激素或散瞳剂滴眼。

3. 外阴溃疡

保持清洁，温水或高锰酸钾粉坐浴，如溃疡大且疼痛明显，可用去炎松乙酸酯，皮损下注射。

三、全身治疗

1. 寻找病因

治疗原发病，如有结核病需积极抗结核治疗。

2. 非甾类抗炎药

非甾类抗炎药具有消炎镇痛作用，对缓解发热、皮肤结节红斑、生殖器溃疡疼痛及关节炎症状有一定疗效。常用药物有布洛芬 0.4～0.6g/次，每日 3 次；萘普生，0.2～0.4g/次，每日 2 次；双氯酚酸钠，25mg/次，每日 3 次。

3. 糖皮质激素

糖皮质激素对控制急性症状有效，常用量为泼尼松 40～60mg/d。重症患者如严重眼炎、中枢神经系统病变、严重血管炎患者可考虑静脉应用大剂量甲泼尼龙冲击，1000mg/d，3～5天为1个疗程，与免疫抑制剂联合效果更好。

4. 免疫抑制剂

出现重要脏器损害时应选用此类药，常与肾上腺皮质激素联用。此类药物毒副作用较大，用药时应注意严密监测。

（1）硫唑嘌呤（azathioprine，AZA） 是治疗白塞病多系统病变的主要用药。用量为2～2.5mg/（kg·d）口服。可抑制口腔溃疡、眼部病变、关节炎和深静脉血栓的形成，改善疾病的预后，但停药后容易复发。可与其他免疫抑制剂联用，但不宜与干扰素-α联用，以免骨髓抑制。应用期间应定期复查血常规和肝功能等。

（2）甲氨蝶呤 用量为每周7.5～15mg，口服或静脉推注用药。用于治疗神经系统、皮肤黏膜等病变，可长期小剂量服用。不良反应有骨髓抑制、肝损害及消化道症状等。应定期检查血常规和肝功能等。

（3）环磷酰胺 在急性中枢神经系统损害或肺血管炎、眼炎时，与泼尼松联合使用，可口服或大剂量静脉冲击治疗（每次用量0.5～1.0g/次，每3～4周1次）。使用时嘱患者大量饮水，以避免出现出血性膀胱炎，此外可有消化道反应、性腺抑制及白细胞减少等毒副作用。

（4）环孢菌素和他克莫司 环孢素用于治疗重症白塞病，尤其是对秋水仙碱或其他免疫抑制剂疗效不佳的白塞眼病效果较好。用量为3～5mg/（kg·d），因其神经毒性可导致中枢神经系统的病变，一般不用于白塞病合并中枢神经系统损害的患者。他克莫司的作用与环孢素相似，二者应用时均应注意监测血压和肝肾功能。

（5）柳氮磺吡啶 3～4g/d，可用于肠道白塞病或关节炎者，应注意药物的不良反应。

（6）苯丁酸氮芥 由于不良反应较大，目前应用较少。可用于治疗视网膜、中枢神经系统及血管病变。用法为2mg/次，每日3次。持续使用数月直至病情稳定后减量维持。眼损害应考虑用药2～3年以上，以免复发。不良反应有继发感染，长期应用有可能停经或精子减少、无精。

5. 白细胞功能抑制剂

秋水仙碱可抑制中性粒细胞趋化，对关节病变、结节红斑、口腔和生殖器溃疡、眼色素膜炎均有一定的治疗作用，常用剂量为 0.5mg/ 次，每日 2～3 次。应注意肝、肾损害，粒细胞减少等不良反应。

6. 沙利度胺

沙利度胺可用于治疗有严重皮肤黏膜损害的白塞病。对常规治疗反应不佳的患者可使用沙利度胺，该药物主要通过调节循环免疫复合物发挥作用。最近的研究表明，沙利度胺对白塞病治疗是相对安全和有效的，但由于沙利度胺的致畸性，故只能用于男性及非孕期的妇女。所有使用沙利度胺的患者需通过神经传导检测，观察有无外周神经毒性。

7. 雷公藤制剂

雷公藤制剂可用于口腔溃疡、皮下结节、关节病、眼炎的治疗。对肠道症状疗效较差。

8. 生物制剂

（1）干扰素－α－2α　对关节损伤及皮肤黏膜病变有效率较高，有报道称其治疗难治性葡萄膜炎、视网膜血管炎疗效较好。起始治疗为干扰素－α-2α 每日 600 万 U 皮下注射，治疗有效后逐渐减量，维持量为每日 300 万 U，每周 3 次，后期部分患者可停药。不良反应有抑郁和血细胞减少，避免与硫唑嘌呤联用。

（2）肿瘤坏死因子（TNF）－α 拮抗剂　英夫利西单抗（infliximab）、依那西普（etanercept）和阿达木单抗（adalimumab）均有治疗白塞病有效的报道。可用于 DMARDs 抵抗的白塞病患者的皮肤黏膜病变、葡萄膜炎和视网膜炎、关节炎、胃肠道损伤及中枢神经系统受累等的治疗。TNF-α 拮抗剂起效迅速，但停药易复发，复发患者重新应用仍有效。要注意预防感染，尤其是结核感染。

9. 其他

（1）大剂量丙种免疫球蛋白冲击治疗也可减轻症状。

（2）抗血小板药物（阿司匹林、潘生丁）及抗纤维蛋白疗法（尿激酶、链激酶）目前尚无直接证据可用于治疗白塞病的血栓疾病，使用时应谨慎，以免引起血管瘤破裂出血。对于明确诊断的新近形成的血栓可溶栓抗凝治疗。溶栓治疗可静脉应用链激酶、尿激酶；抗凝可选用低分子肝素皮下注射或华法令 2～8mg/d 口服，需监测凝血酶原时间，维持国际标准化比值（INR）在 2.0～2.5。有出血倾向、脑卒中、手术、未控制的高血压、肝功能及肾功能障碍、视网膜出血性病变等患者禁用溶栓抗凝治疗。

（3）如患者有结核病或结核病史，结核菌素试验（PPD）皮试强阳性时，可试行抗结核治疗（三联）至少 3 个月以上，并观察疗效。

（4）来氟米特及白芍总苷胶囊，原先用于类风湿关节炎，现可用于常规治疗无效的难治性白塞病，但其疗效需进一步评价。

（5）手术治疗：重症肠白塞病并发肠穿孔时可行手术治疗，但肠白塞病术后复发率可高达 50%，复发与手术方式及原发部位无关，故选择手术时应慎重。血管病变手术后也可于术后吻合处再次形成动脉瘤，故一般不主张手术治疗，采用介入治疗可减少手术并发症。失明伴持续疼痛者可手术摘除眼球。手术后应继续应用免疫抑制剂治疗，可减少复发。

四、主要器官受累的参考治疗方案

1. 眼病

任何白塞病炎症性眼病的治疗均需全身应用糖皮质激素和早期应用硫唑嘌呤。严重眼病视力下降 ≥ 2 级和（或）有视网膜病变建议糖皮质激素、硫唑嘌呤联合环孢素 A 或生物制剂治疗。需警惕糖皮质激素导致继发的白内障、青光眼等。

2. 大血管病变

目前尚无充分对照研究的证据来指导白塞病大血管病变的治疗。急性深静脉血栓推荐使用糖皮质激素联合免疫抑制剂，如硫唑嘌呤、环磷酰胺、环孢素 A。周围动脉瘤有破裂风险，可采用手术联合免疫抑制剂治疗。肺动脉瘤手术病死率较高，主要用免疫抑制剂治疗，紧急情况可试行动脉瘤栓塞术。

3. 胃肠道病变

除急症需手术外，应首先使用糖皮质激素、柳氮磺吡啶、硫唑嘌呤。难治性病例可选用 TNF-α 拮抗剂或沙利度胺。必要时行回肠结肠部分切除术，但术后复发率和二次手术率高。硫唑嘌呤可用于术后的维持治疗，以减少二次手术率。

4. 神经系统病变

脑实质损害可使用糖皮质激素、甲氨蝶呤、硫唑嘌呤、环磷酰胺、干扰素 -α 和 TNF-α 拮抗剂。急性期需大剂量糖皮质激素冲击（常用甲泼尼龙 1000mg/d 静脉冲击 3～7 次）后口服糖皮质激素维持治疗 2～3 个月。联合应用免疫抑制剂可防止复发和减缓疾病进展。

5. 黏膜皮肤病变

可进行专科局部治疗。难治性皮肤黏膜病变可使用硫唑嘌呤、沙利度胺、生物制剂。

第六章

白塞病的常用中药与方剂

第一节 常用中药

一、养血活血药

白塞病周围血管病变，静脉血栓肢体肿胀，动脉闭塞肢体缺血，皆可见疼痛。皮肤不仁，四肢疼痛，今曰中风，古曰痹证。唐容川《血证论》曰："瘀血窜走四肢，亦发疼痛，证似血痹，惟瘀血之痛多如锥刺，脉不浮，不拘急，此略不同。""瘀血流注，亦发肿胀者，乃血变成水之证，此如疮科血积之变脓也，血既变水，即从水治之。"活血化瘀药物的使用，在血管白塞病中显得尤为突出。张锡纯云："肝中为回血管会合之处，或肝体发大，或肝内有热，各管即多凝滞壅胀。"肝藏血，主疏泄，治血脉之病，宜调肝血。通过活血化瘀可以流畅血脉，祛除瘀滞，使已经受损的脏腑功能得到恢复，从而利于正气恢复和病邪的消除。实验结果表明，当归、川芎等活血祛瘀药不但能抑制血小板聚集，还能降低血管通透性，防止微小血栓形成，减少口腔溃疡的发生。

1. 当归

【性味归经】性温，味甘、辛。归肝、心、脾经。

【功效】补血活血，调经，止痛，润肠通便。

【应用】瘀血既是湿、热、毒邪内侵后的产物，也是进一步的致病因素，瘀血产生以后必然会导致脏腑功能的失调，进而影响疾病的发展。瘀血的存在可能是白塞病日久难愈、反复发作的重要原因。当归补血活血，可用于白塞病血瘀络阻。当归入肝、心、脾经，肝开窍于目，白塞病出现眼部症状时也可用当归。

【用法用量】一般生用，5～15g，煎服。为加强活血作用，常酒炒用。

【使用注意】湿盛中满，大便溏泄者忌服。

【古籍摘要】

①《神农本草经》："主咳逆上气，温疟，寒热，洗在皮肤中。妇人漏

下绝子，诸恶疮疡。"

②《本草纲目》："治头痛，心腹诸痛，润肠胃、筋骨、皮肤，治痈疽，排脓止痛，和血补血。"

③《医学启源》："当归，气温味甘，能和血补血，尾破血，身和血。"

【现代研究】现代研究表明，具有高度活性的氧自由基是导致疾病病理过程中组织细胞损伤的重要因素。已证明自身氧化是一种重要炎症因素，葡萄膜炎组织损伤与此有关，超氧化物歧化酶（SOD）是体内强大的自由基清除剂，从而保护机体免受其损害。白塞病患者中性白细胞功能异常，活性氧亢进，氧化产物生成增加，SOD活性低下。肾虚时SOD下降，对超氧化物自由基清除功能下降。金银花、当归、熟地黄、丹参等有抗氧化作用，可抑制过氧化脂质的生成，提高SOD活性，加速对氧自由基的清除，从而减轻或消除炎症反应。

2. 川芎

【性味归经】性温，味辛、微苦。归肝、胆、心包经。

【功效】活血行气，祛风止痛。

【应用】

①血瘀气滞痛证。本品辛散温通，既能活血化瘀，又能行气止痛，为"血中气药"，具有通达气血功效，故治白塞病气血瘀滞之证。

②风湿痹痛。本品辛散温通，能祛风通络止痛，又可治风湿痹痛；常配独活、秦艽、防风、桂枝等药同用，如独活寄生汤（《备急千金要方》）。白塞病出现皮肤瘀斑，关节麻木刺痛，舌紫暗，脉细涩等症状可用川芎。

【用法用量】煎服，5～15g。

【使用注意】阴虚火旺，多汗，热盛及无瘀之出血证和孕妇均当慎用。

【古籍摘要】

①《神农本草经》："主中风入脑头痛、寒痹，筋脉缓急，金疮，妇人血闭无子。"

②《本草汇言》："上行头目，下调经水，中开郁结，血中气药……尝为当归所使，非第治血有功，而治气亦神验也……味辛性阳，气善走窜而

无阴凝黏滞之态，虽入血分，又能去一切风，调一切气。"

【现代研究】现代研究表明白塞病的主要病理改变是闭塞性血管炎，此种改变与白塞病患者的纤维蛋白溶解系统功能低下、血液呈高凝状态有关。而活血化瘀药具有增强纤维蛋白溶解活性、抑制血小板功能、减少血小板聚集、降低血液黏稠度、扩张血管、改善微循环等多方面作用，这些作用有助于减轻或消除闭塞性血管炎。

3. 赤芍

【性味归经】性微寒，味苦。归肝经。

【功效】清热凉血，散瘀止痛。

【应用】

①目赤肿痛，痈肿疮疡。本品苦寒入肝经而清肝火，若配荆芥、薄荷、黄芩等药用，可用治肝经风热目赤肿痛、羞明多眵。取本品清热凉血，散瘀消肿之功，治热毒壅盛，痈肿疮疡，可配金银花、天花粉、乳香等药用，如仙方活命饮；或配连翘、栀子、玄参等药用，如连翘败毒散。白塞病眼部病变，眼睛红肿疼痛，口腔、生殖器溃疡可用赤芍清热凉血、散瘀消肿。

②血瘀诸证。本品苦寒入肝经血分，有活血散瘀止痛之功，治肝郁血滞之胁痛，可配柴胡、牡丹皮等药用，如赤芍药散；治血滞经闭痛经、癥瘕腹痛，可配当归、川芎、延胡索等药用，如少腹逐瘀汤。白塞病出现皮肤瘀斑，关节刺痛，舌紫暗，脉细涩等血瘀诸证可用。

【用法用量】煎服，10～20g。

【使用注意】血寒经闭不宜用。反藜芦。

【古籍摘要】

①《神农本草经》："主邪气腹痛，除血痹，破坚积，寒热疝瘕，止痛，利小便。"

②《本草求真》："赤芍与白芍主治略同，但白则有敛阴益营之力，赤则止有散邪行血之意；白则能于土中泻木，赤则能于血中活滞。故凡腹痛坚积，血瘕疝痹，经闭目赤，因于积热而成者，用此则能凉血逐瘀，与白芍主补无泻，大相远耳。"

4. 白芍

【性味归经】味苦、酸，性微寒。归肝、脾经。

【功效】养血敛阴，柔肝止痛，平抑肝阳。

【应用】白芍善于养血调经，平肝止痛。与赤芍二者一补一泻，活血化瘀与养血并行，使祛邪而不伤正。配伍柴胡，入肝经养其络；络脉病久则伤血成瘀，赤芍配伍当归共奏活血化瘀之功。与赤芍、柴胡配伍治疗白塞病血瘀络阻证。

【用法用量】煎服，5～15g；大剂量15～30g。

【使用注意】阳衰虚寒之证不宜用。反藜芦。

【古籍摘要】

①《神农本草经》："主邪气腹痛……止痛，利小便，益气。"

②《本草求真》："赤芍药与白芍药主治略同，但白则有敛阴益营之力，赤则止有散邪行血之意；白则能于土中泻木，赤则能于血中活滞。"

【现代研究】现代药理研究，赤芍与白芍化学成分相似，均具有抗炎、抗凝血、免疫调节等作用。白芍有抗溃疡、抑菌的作用。

5. 丹参

【性味归经】味苦，性微寒。归心、心包、肝经。

【功效】活血调经，祛瘀止痛，凉血消痈，除烦安神。

【应用】用于月经不调、心腹疼痛、癥瘕积聚、肢体疼痛；疮疡肿痛，温病热入营血等证。丹参内外兼顾，流通气血，消散郁结，适合白塞病阴虚、热毒、郁结，内外交病的病机特点。

【用法用量】煎服，10～30g。活血化瘀宜酒炙用。

【使用注意】反藜芦。孕妇慎用。

【古籍摘要】

①《神农本草经》记载："丹参，主心腹邪气，肠鸣幽幽如走水，寒热积聚，破癥除瘕……止烦满，益气。"

②《本经疏证》曰："心者主运量血脉，腹者主容受水谷。血脉者，水谷精微之所由敷布；水谷者，血脉运量之所以资藉。"由此来看，丹参是

关乎气血生化运行的一味大药。血脉结聚，故病"癥瘕、积聚、烦满、肠鸣"，甚则变为痈肿。中医外科学认为"痈疽原是火毒生，经络阻隔气血凝"，丹参性寒凉，正宜于热毒痈疡。

③《名医别录》补充丹参的主治功效"主腰脊强，脚痹，除风邪留热"。

④《广雅疏证》解释说"不正之气结于两处，所资既滞，运量遂不灵，而极滑利道远之所，先受其殃，强者强，痹者痹矣"，意思是内部气血运行失常，外部关节随之受病。

【现代研究】在动物实验的药理研究中，丹参对于改善心肌缺血，改善眼球结膜和肠系膜微循环，消除关节肿等作用均得到了证实。对于白塞病眼病、白塞肠及关节痛均有疗效。

二、清热解毒药

《本经序疏要·口疮》云："口之与舌，具开阖转掉，咸在津唾之常承，则其为病，非患于津唾之不足承，必患于津唾中夹有热。"说明口腔溃疡与津液和热邪关系密切。疮疡多因"热盛则肉腐"所致，故而清热解毒是治疗疮疡之大法。

1. 甘草

【性味归经】性平，味甘。归脾、胃、脾、心经。

【功效】补脾益气，润肺止咳，缓急止痛，清热解毒，缓和药性，调和诸药。

【应用】甘草生用偏凉，能清热解毒，炙用性温益气补中，缓急止痛，二者相配，清补双辅，扶正不恋邪，中气得运，湿毒自化。在白塞病的中医治疗中甘草常常生炙齐用，以共达清热解毒、补益脾胃之功。

【用法用量】煎服，3～15g。生用性微寒，可清热解毒；蜜炙药性微温，并可增强补益心脾之气和润肺止咳作用。

【使用注意】不宜与京大戟、芫花、甘遂、海藻同用。本品有助湿壅气之弊，湿盛满、水肿者不宜用。大剂量久服可导致水钠潴留，引起浮肿。

【古籍摘要】

①《名医别录》："温中下气，烦满短气，伤脏咳嗽。"

②《本草汇言》："和中益气，补虚解毒之药也。"

③《药品化义》曰："甘草，生用凉而泻火，主散表邪，消痈肿，利咽痛，解百药毒，除胃积热，去尿管痛，此甘凉除热之力也；炙用温而补中，主脾虚滑泻，胃虚口渴，寒热咳嗽，气短困倦，劳役虚损，此甘温助脾之功也。"

【现代研究】现代医学认为甘草具有糖皮质激素样作用。甘草甜素与甘草次酸可抑制结合型皮质类固醇的合成；抑制 PLA2 活性降低对前列腺素类生成的抑制；甘草甜素对激活补体的两条途径均有阻抑作用。实验证明，甘草具有抗溃疡、抗炎、免疫抑制、解毒、抑菌等药理作用，且不具有糖皮质激素的毒副作用。在白塞病的发作期应首先以阻断毒邪对机体的损伤为主，故宜用生甘草清热解毒；在治疗过程中，疾病的反复及长期的用药常常会对脾胃功能产生不同程度的影响，故需加炙甘草以顾护脾胃。且现代药理学研究发现炙甘草在改善机体免疫力方面优于生甘草。在临床应用中应以生甘草为主，辅以炙甘草，甘草用量宜大（12～30g），白塞病用甘草要取其益气补中、泻火解毒之功，则非重用不能达，具体运用时随证取舍，可生炙单用亦可同用。

2. 土茯苓

【性味归经】性淡、平，味甘。归肝、胃经。

【功效】清热解毒，除湿，利关节。

【应用】土茯苓尤善于搜剔湿热蕴毒，解肝脾经络之邪，切合"狐惑"病机，使肝、脾经所过之口、眼、生殖器等症状迅速消退，但须大量应用方可建功，因其性平味甘，淡渗利湿浊而无伤阴之弊，又可健脾胃，大量久服亦无碍胃之忧。同时配合清热燥湿之苦参煎汤外洗可快速促进局部溃疡愈合。

【用法用量】煎服，15～60g。外用适量。

【使用注意】肝肾阴虚者慎服。服药时忌茶。

【古籍摘要】

①李时珍引汪机论述土茯苓善祛脾湿流溢肌肉发为痈漏，颇合白塞病

口舌、外阴溃疡之状况，其语云："土属湿，主肌肉，湿热郁蓄于肌腠，故发为痈肿，甚则拘挛，《内经》所谓湿气害人皮肉筋骨是也。土茯苓甘淡而平，能去脾湿，湿去则营卫从而筋脉柔，肌肉实而拘挛痈漏愈矣。初病服之不效者，火盛而湿未郁也，此药长于祛湿，不能去热，病久则热衰气耗而湿郁为多故也。"

②《本草纲目》："健脾胃，强筋骨，去风湿，利关节，止泄泻，治拘挛骨痛，恶疮痈肿。"

【现代研究】现代药理研究证明，土茯苓具有良好的抗炎作用，可选择性抑制 T 细胞介导的细胞免疫反应，而不抑制 B 细胞介导的体液免疫，不同于激素类药物，可能是其发挥作用而无激素样副作用的原因之一。

3. 黄芩

【性味归经】性寒，味苦。归肺、胆、脾、大肠和小肠经。

【功效】清热燥湿，凉血安胎，止血，泻火解毒。

【应用】治疗发热烦渴、肺热咳嗽、泻痢热淋、湿热黄疸、胎动不安和痈肿疮毒等症。借助现代免疫学、病理学来审视白塞病，认为其基本病变为血管炎，根据"因炎致痹""炎生热毒""因炎致瘀"的观点，白塞病属于"热痹"的范畴。"热毒"为白塞病病机之关键，故清热解毒应贯穿始终。黄芩为白塞病常用清热解毒药。

【用法用量】煎服，5～15g。清热多生用，安胎多炒用，清上焦热可酒炙用，止血可炒炭用。

【使用注意】本品苦寒伤胃，脾胃虚寒者不宜使用。

【古籍摘要】

①《神农本草经》："主诸热黄疸，肠澼泄痢，逐水，下血闭，恶疮疽蚀火疡。"

②《本草正》："枯者清上焦之火，消痰利气，定喘咳，止失血，退往来寒热，风热湿热，头痛，解瘟疫，清咽，疗肺痿、乳痈发背，尤祛肌表之热，故治斑疹、鼠瘘、疮疡、赤眼；实者凉下焦之热，能除赤痢，热蓄膀胱，五淋涩痛，大肠闭结，便血，漏血。"

【现代研究】现代研究表明，黄芩中含有黄芩素、黄芩苷、汉黄芩素、汉黄芩苷等黄酮类成分，具有抗炎、抗菌、抗氧化、抗过敏、镇痛、保肝等多种活性。

4. 黄连

【性味归经】味苦，性寒。归肺、胃、胆、大肠经。

【功效】清热燥湿，泻火解毒。

【应用】清热燥湿解毒，《名医别录》对黄连记载："微寒，无毒。主治五藏冷热，久下泄澼、脓血，止消渴、大惊，除水，利骨，调胃，厚肠，益胆，治口疮。"黄连清热燥湿，可用于治疗口腔溃疡，与当归合用能缓解白塞病之眼部病损，《医学启源》云："眼痛不可忍者，以黄连、当归根酒浸煎服。"又云："血壅而不流利则痛，当归辛温以散之，使气血各有所归。"可见黄连可用以治疗白塞病目痛、口疮、肠痈、皮肤湿疮等。

【用法用量】煎服，2～5g。外用适量。

【使用注意】本品大苦大寒，过服久服易伤脾胃，脾胃虚寒者忌用；苦燥易伤阴津，阴虚津伤者慎用。

【古籍摘要】

①《神农本草经》："主热气目痛，眦伤泣出，明目，肠澼腹痛下痢，妇人阴中肿痛。"

②《珍珠囊》："其用有六：泻心脏火，一也；去中焦湿热，二也；诸疮必用，三也；去风湿，四也；治赤眼暴发，五也；止中部见血，六也。"

【现代研究】现代研究证明黄连含小檗碱，小剂量时能兴奋心脏，增强其收缩力，增加冠状动脉血流量，大剂量时抑制心脏，减弱其收缩。小檗碱有利胆、抑制胃液分泌、抗腹泻等作用。小剂量对小鼠大脑皮质的兴奋过程有加强作用，大剂量则对抑制过程有加强作用，有抗炎、抗癌、抑制组织代谢等作用。小檗碱和四氢小檗碱能降低心肌的耗氧量。黄连及其提取成分有抗溃疡作用，对于白塞病的溃疡有治疗作用。

5. 黄柏

【性味归经】味苦，性寒，归肾、膀胱、大肠经。

【功效】清热燥湿，泻火解毒，除骨蒸。

【应用】用于湿热泻痢、黄疸、白带、足膝肿痛及热淋等；泻火解毒，用于疮疡肿毒、湿疹等；退虚热，用于阴虚发热、骨蒸盗汗及遗精等。黄柏苦寒，能解在内之伏热，而肌肉、九窍之病尽除。白塞病以口腔、外阴溃疡及眼炎等孔窍病变，和结节性红斑为主要特征，其病机是阴虚内热，湿热内蕴，其病变部位所在，恰好包含在黄柏主治"口疮、阴伤蚀疮、目赤热痛，皮间肌肤热赤起"之内。

【用法用量】煎服，10～15g。外用适量。

【使用注意】本品苦寒伤胃，脾胃虚寒者忌用。

【古籍摘要】

①《神农本草经》记载"主五脏肠胃中结热，黄疸，肠痔，止泻痢，女子漏下赤白，阴伤蚀疮"。

②《名医别录》补充其功能"疗惊气，在皮间肌肤热赤起，目赤热痛，口疮"。

③《本经疏证》说"《本经》主治所谓五脏肠胃中结热者，当作五脏之热结于肠胃中解，九窍不和，乃肠胃之所生病也"。

【现代研究】现代研究证明黄柏具有与黄连相似的抗病原微生物作用，所含药根碱具有与小檗碱相似的正性肌力和抗心律失常作用。黄柏提取物有降压、抗溃疡、镇静、肌松、降血糖及促进小鼠抗体生成等作用。对白塞病溃疡同样有治疗作用。

6.金银花

【性味归经】味甘，性寒。归肺、心、胃经。

【功效】清热解毒，疏散风热。

【应用】本品甘寒，清热解毒，散痈消肿，为治一切内痈外痈之要药。治疗发热恶热，口腔、外阴溃疡较深，眼痛充血，遇风流泪，面部、胸背痤疮鲜红，可与紫花地丁、蒲公英、野菊花同用，如五味消毒饮；用治肠白塞，可与当归、地榆、黄芩配伍。

【用法用量】煎服，10～30g。

【使用注意】脾胃虚寒及气虚溃疡脓清者忌用。

【古籍摘要】

①《本草纲目》："一切风湿气，及诸肿毒、痈疽疥癣、杨梅诸恶疮。散热解毒。"

②《本草拾遗》："主热毒、血痢、水痢，浓煎服之。"

【现代研究】现代研究证明金银花药理作用广泛，主要有抑菌、杀菌作用，抗病毒作用，抗炎、抗过敏、解热作用，肝脏保护作用。可用于治疗白塞病初期以清热解毒，对口舌溃疡有一定疗效。

7. 蒲公英

【性味归经】味苦、甘。性寒，归肝、胃经。

【功效】清热解毒，消肿散结，利湿通淋。

【应用】用于治疗痈肿疔毒，乳痈内痈。用于治疗白塞病清热解毒，且有调节免疫的功效；临床上还常予二阴溃疡者外用苦参、蒲公英煎水熏洗。

【用法用量】煎服，10～30g。外用鲜品适量，捣敷或煎汤熏洗患处。

【使用注意】用量过大可导致缓泻。

【古籍摘要】

①《新修本草》："主妇人乳痈肿。"

②《本草备要》："专治痈肿、疔毒，亦为通淋妙品。"

【现代研究】现代研究证明蒲公英有广泛的抑菌作用，尚有利胆、保肝、抗内毒素作用。体外试验提示其有激发机体免疫功能的作用。

8. 人中黄

【性味归经】味甘、咸，性寒。归心、胃经。

【功效】清热凉血，泻火解毒。

【应用】用于温病发斑，大热烦渴，痘疮血热，丹毒，疮疡。用之治口腔溃疡、阴部溃疡效果良好，特别是白塞病慢性口腔溃疡和阴部溃疡，往往长期治疗不效，辨证配伍人中黄常常有良好的效果。

【用法用量】煎汤（布包），6～10g。

【使用注意】非实热性热病者禁用。

【古籍摘要】

①治呕血吐痰，心烦骨蒸者：人中黄为末。每服三钱，茜根汁、竹沥、姜汁和匀服之。(《丹溪心法》)

②人中黄、酒大黄各等份，为末。无灰酒服。须臾泻利，毒即随出，虽大渴，不可饮水。(《本经逢原》)

【现代研究】现代研究表明甘草苷具有抗溃疡作用，甘草酸具有抗病毒、抗过敏、抗炎及抗盐皮质激素样作用，甘草次酸具有抗肿瘤、抗炎、调节免疫等作用，二氢黄酮类成分甘草素具有抗癌、抗炎、抗艾滋病毒等作用，查耳酮类成分异甘草素有抗氧化、抑制酪氨酸酶等作用，甘草查耳酮 A 具有抗炎、抗肿瘤和抗寄生虫等作用。由于人中黄中甘草次酸、甘草素、异甘草素和甘草查尔酮 A 等物质的升高，使得抗病毒、解热、抗炎和皮质激素样作用等药效在人中黄中得以明显体现或增强。

9. 灯心草

【性味归经】味甘、淡，性微寒。归心、肺、小肠经。

【功效】利尿通淋，清心降火。

【应用】治疗心烦少眠、尿少涩痛、口舌生疮、高热口渴、小儿疳积等。可用于治疗白塞病心火上炎，利水通淋，导热下行，使其从小便而出。

【用法用量】煎服，1 ～ 3g，外用适量。

【使用注意】下焦虚寒，小便不禁者禁服。

【古籍摘要】

①《开宝本草》："主五淋。"

②《本草衍义补遗》："治急喉痹，小儿夜啼。"

【现代研究】研究发现该属植物在抗癌、抗菌、抗湿疹、抗炎、保肝、镇静、抗焦虑、抗氧化等方面有较明显的作用。可治疗白塞病心火上炎，利水通淋，导热下行，使其从小便而出。

10. 白花蛇舌草

【性味归经】味微苦、甘，性寒。归胃、大肠、小肠经。

【功效】清热解毒，利湿通淋。

【应用】可用于治疗痈肿疮毒，咽喉肿痛，热淋涩痛。针对白塞病血沉、C- 反应蛋白指标较高者，效果明显。因此药不仅有清热解毒之功用，而且有活血散瘀的作用，所以无论病情新久，皆可随证加入，一般在30 ～ 60g，能明显提高疗效。

【用法用量】煎服，15 ～ 60g。外用适量。

【使用注意】阴疽及脾胃虚寒忌用。

【现代研究】现代药理研究证明萜类，尤其是环烯醚萜类成分为白花蛇舌草的主要有效成分，具有抗癌、抗氧化、抗炎等多种作用。针对白塞病血沉、C- 反应蛋白指标较高者，效果明显。

11. 连翘

【性味归经】味苦，性微寒。归肺、心、小肠经。

【功效】清热解毒，消肿散结，疏散风热。

【应用】用于治疗痈肿疮毒，瘰疬痰核。本品苦寒，主入心经，既能清心火，解疮毒，又能消散痈肿结聚，故有"疮家圣药"之称。用治痈肿疮毒，常与金银花、蒲公英、野菊花等解毒消肿之品同用用。白塞病以"疡"为主要表现，其病因病机、治疗法度必可法于疮疡，连翘为"疮家圣药"，尤适用于肠型白塞的治疗。

【用法用量】煎服，6 ～ 15g。

【使用注意】脾胃虚寒及气虚脓清者不宜用。

【古籍摘要】

①《本草备要》言其："轻，宣，散结，泻火，微寒升浮。散诸经血凝、气聚，利水通经，杀虫止痛，消肿排脓，为十二经疮家圣药。"

②《神农本草经》言："主寒热，鼠瘘、瘰疬、痈肿、恶疮、瘿瘤、结热、蛊毒。"

③《日华子本草》谓其："通小肠，排脓。治疮疖，止痛。"

④《珍珠囊》载其："连翘只用有三：泻心经客热，一也；去上焦诸热，二也；为疮家圣药，三也。"

【现代研究】现代药理研究发现连翘具有广谱抗菌作用，还具有抗炎、解热、强心、利尿及降血压的作用。

12. 生石膏

【性味归经】味甘、辛，性大寒。归肺、胃经。

【功效】清热泻火，除烦止渴。

【应用】石膏是中医临床常用的清热泻火药，生石膏辛甘寒，却无黄连的苦寒伤胃、苦寒易化燥助火之弊，同时因其能清透里热，不似芩、连有妨碍解表透解的作用，故仲景表里双解之时多用生石膏清解里热。白塞病口腔溃疡明显，伴口干、烦躁等症状，加生石膏，一是清体内之热毒，二是佐制方中热性药物。

【用法用量】煎服，15～60g，宜先煎。

【使用注意】脾胃虚寒及阴虚内热者忌用。

【古籍摘要】

①《神农本草经》："主中风寒热，心下逆气，惊喘，口干舌焦，不能息……产乳，金疮。"

②《名医别录》："除时气头痛身热，三焦大热，皮肤热，肠胃中膈热，解肌发汗；止渴烦逆，腹胀暴气喘息，咽热。"

【现代研究】现代研究表明生石膏能抑制发热时过度兴奋的体温调节中枢，具有明显的解热作用。生石膏是清热泻火的常用药，在临床中多有使用机会，并不是见到所谓阳明四大证的大汗、大热、大渴、脉大才能用之。

13. 知母

【性味归经】味苦、甘，性寒。归肺、胃、肾经。

【功效】清热泻火，滋阴润燥。

【应用】主治热病，口渴烦躁、肺热咳嗽、结核病发热、糖尿病、大便干燥等。白塞病患者伴有低热症状，可予知母清热泻火。

【用法用量】煎服，6～12g。

【使用注意】本品性寒质润，有润肠作用，故脾虚便溏者不宜用。

【古籍摘要】

①《神农本草经》："主消渴热中，除邪气，肢体浮肿，下水，补不足，

益气。"

②《用药法象》："泻无根之肾火，疗有汗之骨蒸，止虚劳之热，滋化源之阴。"

【现代研究】文献报道其具抗病原微生物、解热、抗炎的药理作用。

14. 水牛角

【性味归经】味苦，性寒。归心、肝经。

【功效】清热凉血，解毒，定惊。

【应用】用于热病壮热、神昏及斑疹、热盛出血等证。水牛角用于治疗急性期白塞病，具有清热凉血、泻火解毒、通络透络的作用。

【用法用量】镑片或粗粉煎服，15～30g，宜先煎3小时以上。水牛角浓缩粉冲服，每次1.5～3g，每日2次。

【使用注意】脾胃虚寒者忌用。

【古籍摘要】

①《名医别录》："疗时气寒热头痛。"

②《陆川本草》："凉血，解毒，止衄。治热病昏迷，麻痘斑疹，吐血衄血，血热溺赤。"

【现代研究】国内外临床已禁用犀角，水牛角作为犀角的替代品，其各种氨基酸的含量与犀角很接近。药理作用：本品提取物及水煎剂有强心作用；其注射液有降血压作用；本品有增加血小板计数、缩短凝血时间、降低毛细血管通透性、抗炎等作用，其煎剂有镇惊解热作用。

三、祛湿药

湿，津液失于气化，即成湿邪。虽云湿为阴邪，致病亦分寒热。阳气蒸动，湿气氤氲，则为湿热；阳气虚弱，气化不及则生寒湿。其不同之处，湿热无形弥漫，如温病家所云"如油入面"，寒湿凝聚如水，水性重着而趋下。津液代谢，诚如《皇帝内经》（以下简称《内经》）所云"饮入于胃，游溢精气，上输于脾，脾气散精，上归于肺，通调水道，下输膀胱，水精四布，五经并行"。津液代谢责之三焦，《内经》"三焦者，元气之别使"，唐容川说

"肾中阳气上通，亦焦为道路"，所以湿邪致病，独重三焦气化。白塞病以胖嫩之舌象为常见体征，说明湿邪不化亦是主要矛盾之一，当以化湿之法，包括健脾燥湿，淡渗利湿，芳香化湿和苦寒燥湿等。湿邪阻气，郁结化热，非得渗湿化气，才能改善湿热脾虚的病体。"渗湿于热下"是非常巧妙的手段，湿去则热孤，湿去则气化复常。

1. 苍术

【性味归经】味甘、苦，性温。归脾、肾、肝经。

【功效】燥湿健脾，祛风散寒，明目。

【应用】主要用于脘腹胀满，泄泻，食欲不振，水肿，脚气痿痹，风寒感冒，雀目夜盲等。白塞病湿热蕴结重在除湿，健脾是其关键，可用苍术健脾除湿。

【用法用量】煎服，5～10g。

【使用注意】阴虚内热，气虚多汗者忌用。

【古籍摘要】

①《神农本草经》："主风寒湿痹，死肌痉疸。作煎饵久服，轻身延年不饥。"

②《名医别录》："主头痛，消痰水，逐皮间风水结肿，除心下急满及霍乱吐下不止，暖胃消谷嗜食。"

【现代研究】苍术中化学成分类型主要为倍半萜类、烯炔类、三萜及甾体类、芳香苷类等；药理活性研究表明这些成分具有保肝、抗菌、抗病毒、抗肿瘤、中枢抑制及促进胃肠道蠕动、抗溃疡、抑制胃酸分泌等作用。苍术具有抗腹泻和抗炎作用，抗炎是苍术抗腹泻的机理。苍术正丁醇提取液有广谱的抗溃疡作用，对白塞病溃疡具有一定的治疗作用。

2. 白术

【性味归经】味甘、苦，性温。归脾、胃经。

【功效】益气健脾，燥湿利水，止汗，安胎。

【应用】治疗脾气虚、气虚自汗等。白塞病发病原因为素体脾虚运化无力，因外感或内生湿邪，积湿生热，蚀于口，下注于阴，湿热交结，可予白术益气健脾。

【用法用量】煎服，10～30g。

【使用注意】本品性偏温燥，热病伤津及阴虚燥渴者不宜。

【古籍摘要】

《本草通玄》："补脾胃之药，更无出其右者。土旺则能健运，故不能食者，食停滞者，有痞积者，皆用之也。土旺则能胜湿，故患痰饮者，肿满者，湿痹者，皆赖之也。土旺则清气善升，而精微上奉，浊气善除，而糟粕下输，故吐泻者，不可阙也。"

【现代研究】现代研究表明白术对肠管活动有双向调节作用，当肠管兴奋时呈抑制作用，而肠管抑制时则呈兴奋作用；有防治实验性胃溃疡的作用；有强壮作用；能促进小鼠体重增加；能明显促进小肠蛋白质的合成；能促进细胞免疫功能；有一定提升白细胞作用；还能保肝、利胆、利尿、降血糖、抗血凝、抗菌、抗肿瘤。

3. 生黄芪

【性味归经】味甘，性微温。归脾、肺经。

【功效】健脾祛湿，利水消肿，益气活血，托毒生肌。

【应用】黄芪与甘草同用，一则协助炙甘草补中益气之功；二则协同生甘草清热解毒，发挥托毒解毒化毒之功，使毒邪外托透达；又可助他药清解之力，以防湿热毒邪炽盛、伤阴耗气之势。

【用法用量】煎服，60g。

【古籍摘要】

①《本草汇言》谓其"补肺健脾，实卫敛汗，祛风运毒之药也"。

②《神农本草经》"其性温补，而能通调血脉，流行经络，可无碍于壅滞也"。

【现代研究】现代药理研究证明，黄芪具有增强细胞、体液、非特异性免疫功能，对机体免疫功能存在着免疫调节作用。

4. 苦参

【性味归经】味苦，性寒。归心、肝、胃、大肠、膀胱经。

【功效】清热燥湿，杀虫，利尿。

【应用】用于治疗湿热泻痢，湿疹湿疮，皮肤瘙痒。苦参乃仲景治狐惑病蚀于下部的熏洗方药，一般畏其味苦难服，嫌其峻烈，而多外用，少入煎剂，但毒疮恶癞非此莫除，其清热燥湿之功与黄芩、黄连相似，但其味苦更甚，性燥愈烈，力达诸窍，较之芩、连更胜一筹。如认证准确，内服亦佳，对于湿热毒邪尤重的患者，在泻心汤基础上加入苦参，收效甚捷，诚为治狐惑之要药也。

【用法用量】煎服，5～10g。外用适量。

【使用注意】脾胃虚寒者忌用，反藜芦。

【古籍摘要】

①《神农本草经》："主心腹气结，癥瘕积聚，黄疸，溺有余沥，逐水，除痈肿。"

②《本草正义》："苦参，大苦大寒，退热泄降，荡涤湿火，其功效与芩、连、龙皆相近，而苦参之苦愈甚，其燥尤烈，故能杀湿热所生之虫，较之芩、连力量益烈。近人乃不敢以入煎剂，盖不特畏其苦味难服，亦嫌其峻厉而避之也。然毒风恶癞，非此不除，今人但以为洗疮之用，恐未免因噎而废食耳。"

【现代研究】现代研究表明苦参煎剂对结核杆菌、痢疾杆菌、金黄色葡萄球菌、大肠杆菌均有抑制作用，对多种皮肤真菌也有抑制作用；还有利尿、抗炎、抗过敏、镇静、平喘、祛痰、升高白细胞、抗肿瘤等作用。

四、养阴药

白塞病在缓解期病情相对稳定的情况下，部分患者仍会表现为低热起伏，午后潮热，口疮散发色红，皮下红斑反复隐现难消，舌质红绛苔少，脉细数。此时并非热毒炽盛，乃病程日久，湿热毒邪耗气伤阴，阴亏液少则虚热内生，因此治宜清滋柔潜而忌单纯苦寒泄降。

1. 生地黄

【性味归经】味甘、苦，性寒。归心、肝、肾经。

【功效】清热凉血，养阴生津。

【应用】用于热病舌绛烦渴、阴虚内热、骨蒸劳热、内热消渴、吐血、衄血、发斑发疹。治疗白塞病湿热毒邪耗气伤阴，虚热内生，可予生地黄增液生津清热。

【用法用量】煎服，10～30g。鲜品用量加倍，或以鲜品捣汁入药。

【使用注意】脾虚湿滞，腹满便溏者不宜使用。

【古籍摘要】

①《神农本草经》："主折跌绝筋，伤中，逐血痹，填骨髓，长肌肉，作汤除寒热积聚，除痹。生者尤良。"

②《本经逢原》："干地黄，内专凉血滋阴，外润皮肤荣泽，病人虚而有热者宜加用之。戴元礼曰，阴微阳盛，相火炽强，来乘阴位，日渐煎熬，阴虚火旺之症，宜生地黄以滋阴退阳。浙产者，专于凉血润燥，病人元气本亏，因热邪闭结，而舌干焦黑，大小便秘，不胜攻下者，用此于清热药中，通其秘结最佳，以其有润燥之功，而无滋腻之患也。"

【现代研究】现代药理研究发现，地黄具有调节免疫功能，影响血液系统、内分泌系统、中枢神经系统等各方面活性，并具有抗衰老及降血糖等多方面功效。

2. 玄参

【性味归经】味苦、甘、咸，性寒。归肺、胃、肾经。

【功效】清热养阴，解毒散结。

【应用】用于治疗热病伤阴，津伤便秘，痈肿疮毒等。"血管炎"是白塞病主要病理变化，白塞病出现阴虚症状时可予玄参清热养阴。

【用法用量】煎服，10～15g。

【使用注意】脾胃虚寒，食少便溏者不宜服用。反藜芦。

【古籍摘要】

①《神农本草经》："主寒热，中风瘰疬、痿、惊痫邪气，除坚癥，瘀血留舍肠胃，安五脏，疗痛疮。"

②《珍珠囊》："治肠胃积血、衄血、吐血、无汗骨蒸。"

【现代研究】现代药理学研究证明其有扩张血管、促进局部血液循环而消除炎症作用，可治疗血管炎，同时还具有抑菌作用。

3. 枸杞子

【性味归经】性平，味甘。归肝、肾经。

【功效】滋肝补肾，益精明目。

【应用】主治虚劳精亏、腰膝酸痛、眩晕耳鸣、内热消渴、血虚萎黄、目昏不明。白塞病见眼部症状者加枸杞子。

【用法用量】煎服，6～12g。

【古籍摘要】

①《本草经集注》："补益精气，强盛阴道。"

②《药性论》："补益精，诸不足，易颜色，变白，明目……令人长寿。"

【现代研究】现代医学证明，枸杞子具有抗氧化、抗衰老、增强免疫功能及抗肿瘤等多种生物活性。

五、温阳药

1. 菟丝子

【性味归经】味甘，性温。归肾、肝、脾经。

【功效】滋补肝肾，固精缩尿，安胎，止泻。

【应用】用于肾虚腰痛、阳痿遗精、尿频、宫冷不孕、目暗、便溏之肾阴阳虚证。口舌生疮但色淡、全身无力、少气懒言、大便溏泄的白塞病患者，以益气健脾补肾、调和阴阳气血为法，可予菟丝子平补肾、肝、脾。

【用法用量】煎服，10～20g。

【使用注意】本品为平补之药，但偏补阳，阴虚火旺、大便燥结、小便短赤者不宜服。

【古籍摘要】

①《本草经疏》："五味之中，惟辛通四气，复兼四味，《经》曰肾苦燥，急食辛以润之。菟丝子之属是也，与辛香燥热之辛，迥乎不同矣，学者不以辞害义可也。"

②《本经逢原》："菟丝子，祛风明目，肝肾气分也。其性味辛温质黏，

与杜仲之壮筋暖腰膝无异。其功专于益精髓，坚筋骨，止遗泄，主茎寒精出，溺有余沥，去膝胫酸软，老人肝肾气虚，腰痛膝冷，合补骨脂、杜仲用之，诸筋膜皆属之肝也。气虚瞳子无神者，以麦冬佐之，蜜丸服，效。凡阳强不痿，大便燥结，小水赤涩者勿用，以其性偏助阳也。"

【现代研究】现代研究表明菟丝子水煎剂能明显增强黑腹果蝇交配次数，菟丝子灌胃对大鼠半乳糖性白内障有治疗作用。

2. 仙灵脾

【性味归经】性温，味辛。入肝、肾经。

【功效】补肾壮阳，祛风除湿。

【应用】用于肾虚阳痿、遗精早泄、腰膝痿软、肢冷畏寒、寒湿痹痛、四肢拘挛麻木。白塞病脾肾阳虚，症见便溏或五更泻，腰酸耳鸣，畏寒肢冷，可予仙灵脾补肾壮阳。

【用法用量】煎服，3～15g。

【使用注意】阴虚火旺者不宜服。

【古籍摘要】

①《神农本草经》："主阴痿绝伤，茎中痛。利小便，益气力，强志。"

②《日华子本草》："治一切冷风劳气，补腰膝，强心力，丈夫绝阳不起，女子绝阴无子，筋骨挛急，四肢不任，老人昏耄，中年健忘。"

【现代研究】药理研究表明仙灵脾能增强下丘脑-垂体-性腺轴及肾上腺皮质轴、胸腺轴等内分泌系统的分泌功能。仙灵脾提取液能影响"阳痿"模型小鼠 DNA 合成，并促进蛋白质的合成，调节细胞代谢，明显增加动物体重及耐冻时间。仙灵脾醇浸出液能显著增加离体兔心冠脉流量。仙灵脾煎剂及水煎乙醇浸出液给兔、猫、大鼠静注，均有降压作用。

第二节　常用方剂

1. 黄连解毒汤

【出处】《外台秘要》引崔氏方。

【组成】黄连 3g，黄芩 10g，黄柏 10g，栀子 9g。

【煎服法】水煎服，每日两次。

【功效主治】泻火解毒。本方适用于治疗白塞病急性期，以湿热蕴毒、瘀血阻络为主要病机，病位侧重脾胃，见口腔及外阴多发溃疡，肿痛难安、皮肤红斑、结节、关节红肿热痛，活动不利，小便色黄，大便干结，或见黑便、血便，舌红苔黄腻，脉数等。

【方解】本方以黄连泻心火为君，兼泻中焦之火；黄芩清肺热，泻上焦之火为臣；黄柏泻下焦之火，栀子通泻三焦之火，导热下行，合为佐使，共收泻火清热解毒之功。凡因于火毒上逆，外越而生诸证，通过泻火泄热之剂，其火毒下降，则诸症自平。

【名家论述】张秉成：黄连解毒汤"治一切火邪，表里俱盛，狂躁烦心，口燥咽干，大热干呕，错语不眠，吐血，衄血，热盛发斑等证。汪切庵曰：毒者，即火邪之盛也。邪入于阳则狂，心为热所扰则烦，躁则烦之盛也；口燥咽干，火盛津枯……此皆六淫火邪，充斥上下表里，有实无虚之证，故治法非缓剂可以了事者。黄芩清上焦之火，黄连清中焦之火，黄柏清下焦之火，栀子泻三焦之火。从心肺之分，屈曲下行，小肠膀胱而出。盖四味皆大苦大寒之药，清其亢盛之火，而救其欲绝之水也，然非实热，不可轻投耳。"（《成方便读》）

【现代研究】黄连解毒汤有良好的抗炎和抗氧化作用。

①抗炎作用：黄连解毒汤能抑制角叉菜胶所致小鼠气囊内白细胞的游出，减少 PGE2 的生成；在体外实验中，黄连解毒汤能显著抑制 ConA 所致的内毒素血症小鼠脾淋巴细胞的增殖，但对正常小鼠淋巴细胞的增殖无影响，且不影响正常及内毒素血症小鼠的脾细胞生成 IL-2；黄连解毒汤还可抑制脂多糖诱导小鼠腹腔巨噬细胞生成 IL-1 和 NO，提示黄连解毒汤的抗炎作用主要与抑制 IL-1、NO、PGE2 等炎症因子生成有关。

②抗氧化作用：黄连解毒汤体外给药能明显抑制红细胞自氧化或 H_2O_2 所致红细胞溶血，并抑制小鼠肝匀浆自发性或 Fe^{2+}–VitC 诱发的脂质过氧化反应；对 H_2O_2 所产生的羟自由基亦有直接的清除作用。黄连解毒汤及交叉

配伍提取液对 H_2O_2 及 O^{2-} 均具有清除作用,且黄连解毒汤全方与单味药及交叉配伍相比较,其清除作用最强。

2.温清饮

【出处】明·龚廷贤《万病回春》。

【组成】当归 10g,白芍 10g,熟地黄 15g,川芎 10g,黄连 6g,黄芩 10g,黄柏 10g,栀子 10g。

【煎服法】水煎,每日两次,空腹时温服。

【功效主治】养血清火,调营解毒。原方用于治疗"妇人经脉不住,或如赤豆汁,五色相杂,面色萎黄,脐腹刺痛,寒热往来,崩漏不止"。现广泛应用于血热蕴结引起的月经不调,脐腹刺痛,崩漏不止,皮肤痒疮,口舌生疮,日久不愈,消渴不止,四肢痿痹等;也用于治疗多种皮肤病,皮肌炎,复发性口疮,白塞病反复口腔、外阴溃疡,糖尿病及妇科疾病等。

【方解】本方实际由四物汤合黄连解毒汤而成,前四味具有养血活血之功,后四味具有清热解毒、凉血止血之效。

【名家论述】清代沈金鳌《妇科玉尺》改方名为解毒四物汤,称"一名清温饮,治崩漏面黄腹痛",组成加生地黄。

【现代研究】温清饮主要有免疫调节、抗溃疡、抗炎、镇静及解热等作用。

①免疫调节:从抗变态反应及免疫调节方面对温清饮进行药理研究,表明该方具有双向调节作用,对免疫性疾病的疗效优于西药免疫制剂,且无明显副作用。温清饮 200mg/kg 对小鼠的局部移植物抗宿主反应(GVH·R)均有抑制作用,提示该方抑制了迟发性变态反应 T 细胞(DTH)和杀伤 T 细胞(Tc),这可能是温清饮抑制Ⅳ型变态反应的根据。本方能增强单核-巨噬细胞的吞噬功能,能增加免疫器官的重量,胸腺较对照组增加 86.9%～93.8%,脾脏增加 120.3%～133.2%。

②抗溃疡:本方煎剂及胶囊剂对实验性溃疡有抑制作用,对小鼠水浸固定应激性胃溃疡的抑制率,煎剂为 51.8%～65.9%,胶囊剂为 46.3%～52.3%。

③抗炎：本方煎剂及胶囊剂对小鼠用二甲苯涂耳法引起的肿胀，抑制率分别为40.4%-41.3%、42.7%-45.7%。实验使用雄性大鼠及小鼠，温清饮及黄连解毒汤提取剂制成水溶液3.75g/kg或7.5g/kg经口投予，经角叉菜胶实验、卵白清蛋白实验、甲醛试验均表明两方有抑制浮肿的作用。镇痛作用测定：温清饮在7.5g/kg呈现与消炎痛相似的减少扭体数作用。血管通透性试验：温清饮和黄连解毒汤在7.5g/kg剂量下均呈现出比10mg/kg消炎痛更强的抑制血管通透性亢进作用。

④解热：本方能使小鼠正常皮肤温度降低，给药30分钟后降低（1.6±0.8）～（2.3±0.7）℃，作用持续2～4小时。

⑤镇静：本方能加强低剂量异戊巴比妥钠的催眠作用，对照组入睡率为20%，给药组为100%，睡眠持续时间2～4小时。

⑥抗凝血：本方能明显抑制血浆凝固，家兔血浆复钙时间为3小时以上。本方胶囊剂能明显升高小鼠血浆cAMP含量。

3. 五味消毒饮

【出处】清·吴谦《医宗金鉴》。

【组成】金银花20g，野菊花15g，蒲公英15g，紫花地丁15g，紫背天葵15g。

【煎服法】水煎，加酒一、二匙和服。

【功效主治】清热解毒，利湿化浊。用于治疗白塞病热毒内盛，湿浊壅结。症见发热恶热，口腔、外阴溃疡较深，眼痛充血，遇风流泪，面部、胸背痤疮鲜红，瘙痒，双小腿结节红斑疼痛剧烈，局部红、肿、热，高出皮肤，不能触按，口干苦，手足心热，头晕昏沉，大便干，夜寐不安，烦躁易怒，舌红苔黄腻，脉滑数等。

【方解】方中金银花、野菊花功擅清热解毒散结，金银花入肺胃，可解中、上焦之热结，野菊花入肝经，专清肝胆之火，二药相配，善清气分热结；蒲公英、紫花地丁均具清热解毒之功，为痈疮疔毒之要药，蒲公英能利水通淋，泻下焦之湿热，与紫花地丁相配，善清血分之热洁；紫背天葵子能入三焦，善除三焦之火。五药合用，气血同清，三焦同治，兼能开三焦热结，利湿消肿。

【现代研究】药理研究其药物的提取物和浸出液都具有抗菌消炎作用，而且五味消毒饮能直接增强机体免疫功能，又能通过调整菌群使之平衡而间接增强机体的免疫力，达到调整阴阳、扶正祛邪的目的。

4.清瘟败毒饮

【出处】清·余师愚《疫疹一得》。

【组成】生石膏30g，生地黄15g，黄连3g，水牛角粉30g，栀子10g，黄芩10g，知母10g，赤芍10g，桔梗10g，玄参10g，牡丹皮10g，连翘10g，竹叶10g，甘草6g。

【煎服法】先煎石膏数十沸，后下诸药。方中犀角现用水牛角代替。

【功效主治】清热解毒，凉血泻火。原方用于瘟疫热毒，充斥内外，气血两燔，症见壮热烦渴，大汗神昏，躁动谵语，阳毒血斑，吐、衄、便血，舌绛少苔，脉沉细而数或洪大。可用于治疗白塞病热毒蕴结、血脉失和而致急性发作期阶段，症见口腔、咽喉溃疡、肿胀、疼痛，两目红赤如鸠眼，畏光羞明，皮下瘀斑，小便黄赤，大便秘结；舌质红，舌苔黄腻少津。

【方解】本方由白虎汤、黄连解毒汤、犀角地黄汤、凉膈散等方加减化裁而成，具有清胃经邪热、泄诸经火毒、凉血以透斑、滋水以折火等作用，集苦寒、辛寒、咸寒诸药于一方，融清热、败毒、滋阴诸法为一炉，故称"大寒解毒""抑阳扶阴"之剂。

【名家论述】余师愚："疫症初起，发热恶寒，头痛如劈，烦躁谵妄，身热肢冷，舌刺唇焦，上呕下泄，六脉沉细而数，即用大剂；沉数而用中剂；虚大而数者即用小剂……此十二经泻火之药也。斑疹虽出于胃，亦诸经之火有以助之。重用石膏，直入胃经，使其敷布于十二经，退其淫热。佐以黄连、犀角、黄芩泻心肺之火于上焦。牡丹皮、栀子、赤芍泻肝经之火。连翘、玄参，解散浮游之火。生地黄、知母抑阳扶阴，泻其抗甚之火，而救欲绝之水。桔梗、竹叶载药上行，使以甘草和胃也。"(《疫疹一得》)

【现代研究】现代研究证明其具有以下作用：①对发热具有明显的抑制作用。②能改善家兔注射内毒素后白细胞呈先降低后升高现象，并能拮抗血小板降低。③能拮抗高黏综合征（血瘀），具有解聚、降黏、稀释血液（凉血化瘀）作用。④该方抑制家兔气血两燔证发热效应的同时，具有调整cAMP、cGMP比值的作用。⑤病理形态学表明，该方具有保护内脏器官、减轻脏器组织病理损害的作用。

5. 凉膈散

【出处】《太平惠民和剂局方》。

【组成】川大黄600g，朴硝600g，甘草600g，山栀子300g，薄荷300g，黄芩300g，连翘1.25kg。

【煎服法】上药共为粗末，每服6～12g，加竹叶3g，蜜少许，水煎服，亦可作汤剂煎服。

【功效主治】泻火通便、清上泻下，主治上中二焦火热证。本方用于治疗白塞病口腔溃疡反复发作，眼红肿，痒痛交作，怕热羞明，头痛口渴，心烦不安，口干口臭，大便燥结，舌红苔黄腻，脉浮数。

【方解】方中重用连翘，清热解毒，以清除上焦无形之邪热，功专量重，是为君药。配黄芩以清胸膈郁热；山栀子通泻三焦，引火下行；大黄、芒硝泻火通便，以荡有形之热于中，共为臣药。薄荷、竹叶轻清疏散，以解上焦之热，体现"火郁发之"之意而为佐。使以甘草、白蜜，甘以缓之，既能缓和硝、黄峻泻之力，又能藉其缓行之功彻底清上中二焦之火。综观全方，既有连翘、黄芩、栀子、薄荷、竹叶，疏解清泄胸膈邪热于上；更用调胃承气汤，通便导滞，荡热于中，使上焦之热得以清解，中焦之实由下而去。是以清上与泄下并行，但泻下是为清泄胸膈郁积而设，所谓"以泻代清"，其意在此。

【名家论述】张秉成："若火之散漫者，或在里，或在表，皆可清之散之而愈。如夹有形之物，结而不散者，非去其结，则病终不痊。故以大黄、芒硝之荡涤下行者，去其结而逐其热。然恐结邪虽去，尚有浮游之火散漫上、中，故以黄芩、薄荷、竹叶清彻上、中之火；连翘解散经络中之余火；栀子自上而下，引火邪屈曲下行，如是则有形无形上下表里诸邪，悉从解散。用甘草、生蜜者，病在膈，甘以缓之也。"（《成方便读》）

6. 甘草泻心汤

【出处】《金匮要略》。

【组成】甘草 10g，黄芩 10g，半夏 10g，大枣 4 枚，黄连 3g，干姜 6g。

【煎服法】水煎取汁，每日分两次服。

【功效主治】本方可用于治疗白塞病脾虚湿蕴证，症见平素畏寒，受凉后易腹泻，因溃疡疼痛不适不思饮食，口腔颊黏膜、舌体、生殖器溃疡，面部丘疹、结节和囊肿。或平素嗜食肥甘油腻辛辣刺激之品，或工作劳碌思虑，湿热内蕴，化热成毒，结于脏腑，阻于经络而发病。舌红体胖有齿印，苔白腻，脉弦滑。

【方解】补虚和中，泄热消痞。方中甘草补中益脾胃，使脾胃之气复职，既生化气血，又主持其功能。重用甘草，一可解毒；二者其本身含类固醇激素，有良好的调节免疫、抑制炎症作用；三者，可改善微循环。黄连、黄芩清热燥湿，使脾胃不为湿热所肆虐。半夏、干姜宣畅中焦气机，使湿热之邪无内居之机。大枣补中益气，与甘草相用，以治病扶正祛邪，正气得复，不为邪虐，然则诸症罢，诸药相合，以达苦寒泻邪而不峻，辛温温通而不散正气，甘药补而有序以和中固本。

【名家论述】

①《古方选注》："甘草泻心，非泻结热，因胃虚不能调剂上下，致水寒上逆，火热不得下降，结为痞。故君以甘草、大枣和胃之阴，干姜、半夏启胃之阳，坐镇下焦客气，使不上逆；仍用芩、连，将已逆为痞之气轻轻泻却，而痞乃成泰矣。"

②《医宗金鉴》："方以甘草命名者，取和缓之意。用甘草、大枣之甘温，补中缓急，治痞之益甚；半夏之辛，破客逆之上从；芩、连泻阳陷之痞热；干姜散阴凝之痞寒。缓急破逆，泻痞寒热，备乎其治矣。"

③《金匮要略释义》："湿热肝火生虫而为狐惑证，故宜清湿热，平肝火；由于虫交乱于胃中，又当保胃气，因人以胃气为本，故选用甘草泻心汤。君甘草以保胃气；连、芩泻心火，去湿热。虫疾之来也非一日，其脏必虚，卧起不安，知心神欠宁，故用人参补脏阴，安心神；大枣以和脾胃；

用姜、夏者，虫得辛则伏也。"

【现代研究】现代药理研究表明甘草泻心汤具有以下作用：调节胃黏液分泌、抗反流性食管炎、抗溃疡性结肠炎、抗口腔溃疡、保护肝脏、增强机体免疫力。能够减低溃疡性结肠炎大鼠体内 NF-κB 的水平，同时升高抑炎因子 IL-10 的水平，对溃疡性结肠炎有很好的治疗作用。甘草泻心汤配方颗粒剂具有治疗大鼠复发性口腔溃疡的作用，这可能与甘草泻心汤能提高复发性口腔溃疡大鼠模型痛阈、降低血清 TNF-α 及 IL-8、升高 CD4+ 并降低 CD8+ 有关。

7. 泻黄散

【出处】宋·钱乙《小儿药证直诀》。

【组成】藿香叶 21g，山栀子仁 6g，石膏 15g，甘草 90g，防风 120g。

【煎服法】水煎服，用量参考原方比例酌情增减。

【功效主治】泻脾胃伏火。临床用以治疗小儿或成人顽固性复发性口疮、舌炎、唇炎等口腔疾病。

【方解】方中石膏、栀子清三焦之火而解毒祛湿，石膏大寒泻热，兼能解肌；栀子清心肺之火，使屈曲下行，从小便出，石膏、山栀子同用，清降与升散并进，使清降不伤脾胃之阳，升散能解伏积之火。藿香芳香，辛则能散，既可祛壅热、化湿浊，又可辟秽调中，芳香醒脾，一以振复脾胃气机，一以助防风升散脾胃伏火。重用防风者，取其升阳，能发脾中伏火，又能于土中泻木也，脾胃伏火与胃中实火不同，仅用清降，难彻此中伏火积热，故方中重用防风，取其升散脾中伏火，且与栀子、生石膏相佐，寓发越于清泄之中，符合《内经》"火郁发之"之义，诸药合用，缓调中土，泻脾而不伤脾，使火热得清，脾胃调和，故口疮自愈。

8. 清胃散

【出处】《脾胃论》。

【组成】生地黄 12g，当归身 6g，牡丹皮 9g，黄连 3g，升麻 6g。

【煎服法】水煎服，用量参考原方比例酌情增减。

【功效主治】清胃凉血。用于治疗胃火牙痛，牙痛牵引头疼，面颊发热，其齿喜冷恶热，或牙宣出血，或牙龈红肿溃烂，或唇舌颊腮肿痛，口气热臭，口干舌燥，舌红苔黄，脉滑数。白塞病伴见口干舌燥，口气热臭，大便燥结，口腔溃疡见于牙龈、口唇者，为胃经实火，可用清胃散泻之。

【方解】方中黄连苦寒泻火为君，以清胃中积热；生地黄、牡丹皮滋阴凉血清热，共为臣；并佐当归养血和血，升麻散火解毒，兼为阳明引经之药。五药配合，共奏清胃凉血之功，以使上攻火热从泻火而降，血热从甘凉滋润清除。

【名家论述】本方配伍，何药为君，前人认识不一。罗东逸《删补名医方论》以生地黄"益阴凉血"为君；唐容川《血证论》以升麻"清火升散"，在本方用量大为君；《医方集解》以黄连"泻心火"为君。综上所述，因清胃散的功用以清胃为主，"黄连泻心火"以清胃热，故以黄连为君较为合理。

9. 导赤散

【出处】《小儿药证直诀》。

【组成】生地黄 10g，木通 10g，生甘草梢 10g，淡竹叶 10g。

【煎服法】木通现多改用通草。水煎服，每日两次。

【功效主治】清心导热。本方用于治疗心经与小肠有热之证，如心胸烦热、口渴面赤、口舌生疮等。白塞病见口舌、外阴破溃，皮肤结节红斑，心烦口苦，夜寐不宁，舌质红，苔黄，脉弦数者，亦可用之。

【方解】方中生地黄凉血滋阴以制心火；木通上清心经之热，下则清利小肠，利水通淋；生甘草清热解毒，调和诸药；竹叶清心除烦。全方配伍大意为清心与养阴两顾，利水并导热下行，所以本方具有导心火下行，泄心脾之热，滋阴降火之功效。

【名家论述】

①《医宗金鉴·删补名医方论》："心与小肠为表里也，然所见口糜舌疮、小便黄赤、茎中作痛、热淋不利等证，皆心移热于小肠之证。故不用黄连直泻其心，而用生地滋肾凉心，木通通利小肠，佐以甘草梢，取易泻最下之热，茎中之痛可除，心经之热可导也。此则水虚火不实者宜之，以利水而不伤阴，泻火而不伐胃也。若心经实热，须加黄连、竹叶，甚者更加大黄，亦釜底抽薪之法也。"

②《医方考》："是方也，生地黄可以凉心，甘草梢可以泻热；佐之以木通，则直走小肠、膀胱矣。名曰导赤者，导其丙丁之赤，由溺而泄也。"

【现代研究】

①临床研究：将 60 例口腔溃疡患者随机分为对照组和实验组各 30 例，治疗组采用中药导赤散加味治疗，对照组采用西药左旋咪唑治疗，并对两组患者治疗后的疗效进行比较。结果：治疗组痊愈率（56.7%）明显高于对照组（30%），治疗组总有效率（93.3%）与对照组（66.7%）相比有统计学意义。结论：导赤散加味治疗复发性口腔溃疡疗效确切。

②实验研究：导赤散可使患者外周血 IFN-γ 水平明显降低，IL-4 水平明显降低，IFN-γ/IL-4 比值显著降低。提示逆转 Th1/Th2 偏移是加味导赤散治疗口腔溃疡的作用靶点之一。

10. 龙胆泻肝汤

【出处】《医方集解》。

【组成】龙胆草 6g，黄芩 9g，栀子 9g，泽泻 12g，木通 9g，车前子（包）9g，当归 3g，生地黄 9g，柴胡 6g，生甘草 6g。

【煎服法】水剂煎服，根据病情轻重决定用药剂量。也可制成丸剂，每服 6～9g，日二次，温开水送下。

【功效主治】泻肝胆实火，清下焦湿热。本方主要用于治疗肝经实火、肝胆湿热的一些病证，应用广泛。可用于治疗白塞病症见口腔、舌边溃疡，多见会阴溃疡，溃疡边缘色红疼痛，急躁易怒，目睛色红，口干口苦，大便偏干，舌质红或偏红，苔黄腻，脉沉弦。

【方解】方用龙胆草大苦大寒，上泻肝胆实火，下清下焦湿热，为本方泻火除湿两擅其功的君药。黄芩、栀子具有苦寒泻火之功，在本方配伍龙胆草，为臣药。泽泻、木通、车前子清热利湿，使湿热从水道排出。肝主藏血，肝经有热，本易耗伤阴血，加用苦寒燥湿，再耗其阴，故用生地黄、当归滋阴养血以使标本兼顾。方用柴胡，是为引诸药入肝胆而设，甘草有调和诸药之效。综观全方，泻中有补，利中有滋，以使火降热清，湿浊分清，循经所发诸证乃可相应而愈。

【名家论述】

①《医方集解》："此足厥阴、少阳药也。龙胆泻厥阴之热，柴胡平少阳之热，黄芩、栀子清肺与三焦之热以佐之，泽泻泻肾经之湿，木通、车前泻小肠、膀胱之湿以佐之，然皆苦寒下泻之药，故用归、地以养血而补肝，用甘草以缓中而不伤肠胃，为臣使也。"

②《重订通俗伤寒论》："肝为风木之脏，内寄胆府相火，凡肝气有余，发生胆火者，症多口苦胁痛，耳聋耳肿，阴湿阴痒，尿血赤淋，甚则筋痿阴痛。故以胆、通、栀、芩纯苦泻肝为君；然火旺者阴必虚，故又臣以鲜地、生甘，甘凉润燥，救肝阴以缓肝急；妙在佐以柴胡轻清疏气，归须辛润舒络；使以泽泻、车前咸润达下，引肝胆实火从小便而去。此为凉肝泻火，导赤救阴之良方。然惟肝胆实火炽盛，阴液未涸，脉弦数，舌紫赤，苔黄腻者，始为恰合。"

③《医宗金鉴》："胁痛口苦，耳聋耳肿，乃胆经之为病也；筋痿阴湿，热痒阴肿，白浊溲血，乃肝经之为病也。故用龙胆草泻肝胆之火，以柴胡为肝使，以甘草缓肝急，佐以芩、栀、通、泽、车前辈大利前阴，使诸湿热有所从出也。然皆泻肝之品，若使病尽去，恐肝亦伤矣，故又加当归、生地补血以养肝。盖肝为藏血之脏，补血即所以补肝也。而妙在泻肝之剂，反作补肝之药，寓有战胜抚绥之义矣。"

④《成方便读》："夫相火寄于肝胆，其性易动，动则猖狂莫制，挟身中素有之湿浊，扰攘下焦，则为种种诸证。或其人肝阴不足，相火素强，正值六淫湿火司令之时，内外相引，其气并居，则肝胆所过之经界，所主之筋脉，亦皆为患矣。故以龙胆草大苦大寒，大泻肝胆之湿火；肝胆属木，木喜条达，邪火抑郁，则木不舒，故以柴胡疏肝胆之气，更以黄芩清上，山栀导下，佐之以木通、车前、泽泻，引邪热从小肠、膀胱而出；古人治病，泻邪必兼顾正，否则邪去正伤，恐犯药过病所之弊，故以归、地养肝血，甘草缓中气，且协和各药，使苦寒之性不伤胃气耳。"

【现代研究】

①临床研究：将44例白塞病患者随机分为两组（实验组和对照组），

每组 22 人，对照组予沙利度胺片 100mg（每晚一次），白芍总苷胶囊 600mg（每日三次）；实验组予沙利度胺片 50mg（每晚一次），白芍总苷胶囊 600mg（每日两次），龙胆泻肝汤煎剂治疗。结果表明二者总疗效相当，实验组在口腔溃疡、生殖器溃疡、血管炎、针刺反应好转及见效时间方面明显优于对照组。

②实验研究：龙胆泻肝汤内成分栀子苷具有抗炎、免疫的作用，栀子苷可下调肿瘤坏死因子 α（TNF-α）、白介素 1（IL-1）和 IL-6 的表达并抑制 Toll 样受体 4（TLR4）的表达和核转录因子 κB（NF-κB）的活化。提示栀子苷可通过 TLR4-NF-κB 信号转导通路抑制 NF-κB 的活化，控制细胞炎症因子释放进而发挥抗炎、免疫作用。

11. 当归拈痛汤

【出处】《医学启源》。

【组成】羌活 15g，防风 9g，升麻 6g，葛根 6g，白术 10g，苍术 6g，当归身 6g，人参 6g，甘草 15g，苦参 9g，黄芩 9g，知母 9g，茵陈 15g，猪苓 10g，泽泻 10g。

【煎服法】水煎服，每日两次。

【功效主治】活血通络，清热除湿。主治风湿热痹及湿热流注浸淫所致的脚气等病，现代广泛运用于各种关节痛、痛风、周围血管疾病、糖尿病周围神经病变及多种皮肤病。对于白塞病湿热内蕴，因脾虚运化不足而生湿，湿邪内蕴生热，湿热蕴结，弥漫于三焦，内扰心神，上攻口眼，下注二阴，外侵肌肤，而变生诸证，其本在脾虚，而湿热为标，当升阳除湿，疏风清热以治之，可用归拈痛汤。

【方解】本方以当归活血通络止痛为君。人参、甘草补气健脾，白术、苍术健脾利湿，羌活、防风祛风湿利关节，共同为臣。升麻、葛根升阳祛风，黄芩、知母苦寒泄热，茵陈、猪苓、泽泻去湿泄热，共为佐药。共奏通络止痛、调和气血、疏风清热利湿之功，是清热利湿的著名方剂。

【名家论述】

《医学启源》："《经》云：湿淫于内，治以苦温。羌活苦辛，透关利节而胜湿；防风甘辛，温散经络中留湿，故以为君。水性润下，升麻、葛根苦辛平，味之薄者，阳中之阳，引而上行，以苦发之也。白术苦甘温，和中除湿；苍术体轻浮，气力雄壮，能去皮肤腠理之湿，故以为巨。血壅而不流则痛，当归身辛温以散之，使气血各有所归。人参、甘草甘温，补脾养正气，使苦药不能伤胃。仲景云：湿热相合，肢节烦痛，苦参、黄芩、知母、茵陈者，乃苦以泄之也。凡酒制药，以为因用。治湿不利小便，非其治也，猪苓甘温平，泽泻咸平，淡以渗之，又能导其留饮，故以为佐。气味相合，上下分消，其湿气得以宣通矣。"

【现代研究】现代药理研究证明其有抗炎镇痛、调节免疫的作用。

12. 附子理中汤

【出处】《三因极一病证方论》。

【组成】炮附子 6g，人参 6g，炮姜 6g，炙甘草 6g，白术 6g。

【煎服法】水煎服，用量参考原方比例酌情增减。

【功效主治】温阳祛寒，益气健脾。主脾胃虚寒，腹痛食少，泄利呕逆，口噤肢厥，以及寒厥痼冷，霍乱脏毒，阴斑瘴毒，喉肿疮疡，口舌生疮，脉沉迟或沉细；并治阴盛格阳，发热烦躁等。对于白塞病口腔、外阴溃疡由红肿渐转为灰白，伴畏寒，脘腹冷痛，腰膝酸困，双下肢浮肿且冷痛者，亦可用本方加减治疗。

【方解】方中附子辛热，温中焦脾胃而祛里寒为君，干姜辅助附子为臣，佐以人参大补元气，炒白术健脾燥湿，甘草调和诸药，制约附子毒性，并与人参、白术合用提高正气。诸药合用，共奏温阳祛寒、益气健脾之效。

【名家论述】

《医方考》："人参、甘草、白术之甘温，所以补虚；干姜、附子之辛热，所以回阳。"

【现代研究】实验研究证明附子理中汤能降低大鼠血清、TNF-α 水平，提高大鼠血清 IL-10 水平，调整促炎因子与抗炎因子平衡，从而发挥其抗炎效果。

13. 胃苓汤

【出处】《丹溪心法》。

【组成】白术 9g，苍术 9g，泽泻 15g，猪苓 9g，茯苓 9g，厚朴 6g，陈皮 6g，桂枝 6g，甘草 6g。

【煎服法】作散剂，每服 3～6g；或作汤剂水煎服。

【功效主治】行气利水，祛湿和胃。主治脾虚湿胜，致成黄疸，或大便泄泻，小便清涩，不烦不渴。也可用于治疗白塞病湿热下注、脾胃虚弱证。

【方解】本方由经方五苓散与时方平胃散相合而成，具有运脾祛湿、通阳化气之功。方中白术、苍术苦温性燥，运脾除湿；泽泻、猪苓、茯苓淡渗利湿；厚朴、陈皮理气消满、疏理气机；桂枝通阳化气；甘草甘缓和中。诸药合用，使湿祛水行，脾健胃和，泄泻自止。

14. 五皮散

【出处】《华氏中藏经》。

【组成】生姜皮 9g，桑白皮 9g，陈皮 9g，大腹皮 9g，茯苓皮 9g。

【煎服法】水煎服。

【功效主治】利湿消肿，理气健脾。可用于治疗白塞病缓解期溃疡较轻，症见神疲乏力，四肢浮肿，腹胀，腰膝酸软，口干咽燥，尿少，舌淡、苔白，脉弦细数者。

【方解】方中以茯苓皮渗湿健脾，于散泻之中，犹寓调补之意；大腹皮下气行水；生姜皮辛散助阳，利水消肿；陈皮行气利水；桑白皮泻肺，利水消肿，皆用皮者，水溢皮肤，以皮行皮也。诸药合用，共奏行气化湿、利水消肿之效。

【名家论述】

①徐大椿《医略六书》："脾肺气滞，湿热泛滥，溢于皮肤，故遍体四肢浮肿焉。桑皮清肺以肃生水之源，腹皮泄满以舒健运之气，苓皮渗皮肤之湿，姜皮散皮肤之肿，陈皮利中气以和胃也。使胃气调和，则脾气亦健，而滞结自消，皮肤溢饮亦化，何患浮肿之不退哉？此疏利湿热之剂，为湿淫气滞水肿之专方。"

②张秉成《成方便读》："治水病肿满，上气喘急，或腰以下肿，此亦肺之治节不行，以致水溢皮肤，而为以上诸证。故以桑皮之泻肺降气，肺

气清肃，则水自下趋；而以茯苓之从上导下，大腹之宣胸行水，姜皮辛凉解散，陈皮理气行痰。皆用皮者，因病在皮，以皮行皮之意。然肺脾为子母之脏，子病未有不累及其母也。故肿满一证，脾实相关，否则脾有健运之能，土旺则自可制水，虽肺之治节不行，决无肿满之患。是以陈皮、茯苓两味，本为脾药，其功用皆能行中带补，匡正除邪。一举而两治之，则上下之邪，悉皆涣散耳。"

15. 补中益气汤

【出处】《脾胃论》。

【组成】黄芪 20g，人参 10g，白术 10g，炙甘草 5g，当归 10g，陈皮 6g，升麻 3g，柴胡 3g。

【煎服法】水煎服。或作丸剂，每服 10～15g，日 2～3 次，温开水或姜汤下。

【功效主治】补中益气，升阳举陷。治疗白塞病症见口唇及口腔黏膜数处溃疡，疼痛剧，两目红赤如鸠眼，痒痛羞明，气短乏力伴发热，舌体胖大质淡，苔白腐，脉浮大无力，阴部溃疡点数处，虽有湿郁化热之兆，但综观全症仍以一派中气虚陷、清阳不升、湿瘀毒结之象为主。

【方解】本方为甘温除热的代表方，以黄芪益气为君。人参、白术、炙甘草健脾益气为臣，共收补中益气之功。配陈皮理气，当归补血，均为佐药。升麻、柴胡升举下陷清阳，为补气方中的使药。综合全方配伍大意，一是补气健脾以治气虚之本；一是升提下陷阳气，以求浊降清升，于是脾胃和调，水谷精气生化有源，脾胃气虚诸证可以自愈。中气不虚，则升举有力，凡下脱、下垂诸症可以自复其位。

【名家论述】

①《内外伤辨》："夫脾胃虚者，因饮食劳倦，心火亢甚，而乘其土位，其次肺气受邪，须用黄芪最多，人参、甘草次之。脾胃一虚，肺气先绝，故用黄芪以益皮毛而闭腠理，不令自汗，损伤元气；上喘气短，人参以补之；心火乘脾，须炙甘草之甘以泻火热，而补脾胃中元气；白术若甘温，除胃中热，利腰脐间血；胃中清气在下，必加升麻、柴胡以引之，引

黄芪、人参、甘草甘温之气味上升，能补卫气之散解，而实其表也，又缓带脉之缩急，二味苦平，味之薄者，阴中之阳，引清气上升；气乱于胸中，为清浊相干，用去白陈皮以理之，又能助阳气上升，以散滞气，助诸辛甘为用。"

②《医方集解》："此足太阴、阳明药也。肺者气之本，黄芪补肺固表为君；脾者肺之本，人参、甘草补脾益气和中，泻火为臣；白术燥湿强脾，当归和血养阴为佐；升麻以升阳明清气，柴胡以升少阳清气，阳升则万物生，清升则浊阴降，加陈皮者，以通利其气；生姜辛温，大枣甘温，用以和营卫，开腠理，致津液，诸虚不足，先建其中。"

③《医门法律》："东垣所论饮食劳倦，内伤元气，则胃脘之阳不能升举，并心肺之气，陷入于中焦，而用补中益气治之。方中佐以柴胡、升麻二味，一从左旋，一从右旋，旋转于胃之左右，升举其上焦所陷之气，非自腹中而升举之也。其清气下入腹中，久为飧泄，并可多用升、柴，从腹中而升举之矣。若阳气未必陷下，反升举其阴气，干犯阳位，为变岂小哉。更有阴气素惯上干清阳，而胸中之肉隆耸为膜，胸间之气漫散为胀者，而误施此法，天翻地覆，九道皆塞，有濒于死而坐困耳。"

参考文献

[1] 钧杨. 现代眼科手册 [M]. 北京：人民卫生出版社，1993.

[2] 申尊茂，李子良，谢立信. 眼科新编 [M]. 北京：人民卫生出版社，1991.

[3] 陈晏珍，江家贵，杨宏德. 肾虚与超氧化物歧化酶关系初探 [J]. 中医杂志，1989（4）：42-43.

[4] 许沛虎，赵敬华，李世旭. 中医药研究中有关自由基研究近况 [J]. 中国中西医结合杂志，1995（3）：185-188.

[5] 史大卓，陈可冀. 活血化瘀方药防治血栓形成的前景 [J]. 中医杂志，1993（5）：308-310.

[6] 王盼盼. 周翠英教授治疗白塞病的经验 [D]. 济南：山东中医药大学，2015.

[7] 王胜超，张振凌，刘艳，等. 人中黄炮制前后 6 种化学成分的含量变化及其质量评价 [J]. 中国实验方剂学杂志，2017，23（9）：11-16.

[8] 崔健，施松善，王顺春，等. 白花蛇舌草的化学成分及药理作用研究进展 [J]. 上海中医药杂志，2005，39（7）：57-59.

[9] 邓爱平. 苍术化学成分和药理的研究进展 [J]. 中国中药杂志，2016，41（21）：3904-3913.

[10] 王利津，徐强. 黄连解毒汤的抗炎作用机理研究 [J]. 中国中药杂志，2000，25（8）：493.

[11] 王利津，徐强. 黄连解毒汤的抗氧化作用研究 [J]. 中国药科大学学报，2001，32（1）：51.

[12] 谢云峰，龙盛京，刘露军，等. 黄连解毒汤交叉配伍对氧自由基清除作用的研究 [J]. 中成药，2000，22（10）：677.

[13] 杜旭，刘爱民. 古方温清饮现代药理与临床应用研究进展 [J]. 中国中医药科技，2008，15（5）：399-400.

[14] 黄水仙，田道法. 五味消毒饮临床应用研究进展 [J]. 湖南中医药导报，2002，8（9）：523-525，529.

[15] 李学军，潘振亮，邹竟飞. 清瘟败毒饮的临床应用概况 [J]. 时珍国医国药，2003，14（9）：569-570.

[16] 胡渝芳，张永忠. 甘草泻心汤灌胃对大鼠 RAU 模型外周血 T 淋巴细胞亚群的影响 [J]. 辽宁医学杂志，2008，22（3）：115-116.

[17] 孙琼，张永雷. 导赤散加味治疗复发性口腔溃疡的临床观察 [J]. 光明中医，2013，28（10）：2100-2101.

[18] 郭洪波，管翠强. 加味导赤散对复发性口腔溃疡患者 Th1/Th2 平衡的调节作用 [J]. 中国药物与临床，2015，15（12）：1745-1747.

[19] 武传昇. 小剂量沙利度胺片、白芍总苷胶囊联合龙胆泻肝汤加味治疗白塞病 22 例临床观察 [J]. 河北中医，2013，35（12）：1827-1829.

[20] 孙圆圆，茅婧怡，曹蒂莲，等.龙胆泻肝汤及方中单药在皮肤病治疗中的药理作用及应用进展 [J].世界临床药物，2014，35（10）：647-651.

[21] 徐春娟，陈荣.当归拈痛汤研究进展 [J].中国实验方剂学杂志，2010，16（6）：281-283.

[22] 张艳晓，张怡，姬陪震，等.附子理中汤抗炎镇痛作用的实验研究 [J].中医学报，2015，30（4）：542-544.

第七章

白塞病的护理与调摄

白塞病由于临床表现复杂多样，病情迁延难愈，还有可能诱发感染或加重，出现严重的多系统损害，故日常护理与调摄尤为重要。具体护理要根据患者具体情况，从身体不同部位、心理、用药护理等方面进行全方位考虑。

一、心理护理

白塞病为慢性疑难病，病程长，易反复发作，需长期治疗。患者心情焦虑烦躁，情绪低落，缺乏自信心。在进行心理护理前，要向患者讲解白塞病的基本知识、治疗方法，解除患者对疾病的疑虑、恐惧。同时鼓励患者诉说并耐心倾听，教会患者自我调节的方法，如聊天、听音乐等；还要向患者介绍相同疾病患者治疗成功的案例，多安慰、关心、鼓励患者，增强患者对疾病治疗的信心，使患者住院期间情绪稳定，心情舒畅，依从性好，能够积极配合治疗。由于白塞病累及眼、口腔、生殖器，影响饮食起居等日常生活，所以患者极度痛苦，容易产生悲观、失望的情绪，责任护士应将患者安排在示教室，耐心倾听患者诉说自身情况，详细介绍本病病因、临床表现、治疗过程及预后，并积极做好家属及患者本人的思想工作，与家属一起帮助患者树立战胜疾病的信心，使患者从疾病的阴影中走出来，以良好的心态配合治疗和护理。

二、饮食护理

患者禁食辛辣燥热之品，例如牛羊肉、生葱、大蒜、辣椒、桂圆等，以减少对口腔黏膜的刺激。少量多餐，进食清淡易消化的牛奶、豆制品、蛋类等高蛋白食物，高维生素食品，新鲜蔬菜、水果等。吸烟饮酒等可能加重白塞病病情，故本病患者应禁烟忌酒。白塞病患者口腔病变时，不要吃过硬或温度过高、过低的食物，少吃烘烤油炸食品，减少对口腔创面的破坏。患者口腔黏膜破溃后，食物直接刺激神经，引起疼痛，为减轻患者痛苦，可在饮食前含漱 0.5% 达克罗宁，短暂止痛，辅助进食。

三、眼部护理

白塞病眼部病变分为眼球前段病变和后段病变，前段病变主要是虹膜睫状体炎、前房积脓、结膜炎和角膜炎；后段病变主要是脉络膜炎、视神经炎、视神经萎缩、视网膜剥离、眼球萎缩。如果前段病变不及时处理而发展到后段病变，可造成视力减退甚至失明，故眼部的治疗护理非常重要。先用生理盐水拭去眼部分泌物，再用生理盐水清洗结膜囊，冲洗时动作要轻柔，同时观察角膜有无穿孔、结膜粘连。每日冲洗3次，冲洗后用0.50%醋酸氢化可的松滴眼液和托百士抗生素眼药水滴眼，交替进行，每两小时一次，滴眼药水时注意，勿直接滴在角膜上，应滴在结膜囊内；每晚用泰利必妥眼膏涂眼，外用塑料眼罩固定，防止碰撞。嘱患者勿擦眼，勿用脏水、脏毛巾洗脸，避免水流入眼内，保持眼部清洁，同时多转动眼球，防止眼球粘连。

四、口腔护理

白塞病患者多有反复口腔溃疡，这也是重要的诊断指标之一。残存口腔内的饮食物容易创造细菌滋生环境，口腔菌群失调，可能会加重患者病情，故要与患者说明口腔清洁的重要性。指导患者按时刷牙，指导患者使用软毛牙刷刷牙，动作轻柔。餐前后及睡前坚持漱口，以保持口腔清洁，预防感染。用生理盐水500mL+利多卡因2支的混合液含漱以减轻疼痛，或者进行高压冲洗，方法：3%过氧化氢水+生理盐水配制成1.5%的溶液含漱。患者疼痛明显者可加入2%普鲁卡因减轻疼痛。输液器插入生理盐水500～1000mL瓶中，倒挂起产生压力冲洗口腔。患者端坐，手托弯盘放置颌下，张口充分暴露创面，护士操纵冲洗速度，可行可止。溃疡面还可外涂锡类散。

五、呼吸道护理

注意观察两肺呼吸音、血氧饱和度、咳嗽、咳痰情况，观察痰量、性质，协助患者叩背，教其有效咳嗽、深呼吸。将庆大霉素、地塞米松、利多卡因配成雾化剂，每日超声雾化 2 次，每次 15～20 分钟。病室空气每日紫外线消毒 2 次，每次 60 分钟。定时开窗通风，地面及桌面等每天用含氯消毒剂湿拖、湿擦 2 次，定期做室内空气监测，控制探陪人员数量，嘱患者注意保暖，防止感冒。

六、会阴护理

指导患者保持会阴部清洁、干燥，大小便后及时进行局部清洗，清洗时动作轻柔，勤更换内裤，选择优质的纯棉柔软内裤，经期选择质量好的卫生巾。避免长时间走路、骑脚踏车，以减少两股间摩擦对创面的进一步破坏。患者可用 0.02% 的高锰酸钾坐浴，2 次／天，每次 10～15 分钟，熏洗时注意保暖，防寒。

七、皮肤护理

嘱患者保持皮肤清洁干燥，温水洗浴，避免采用肥皂等碱性或刺激性的洗浴用品，洗浴时勿搓，勿用力。内衣裤、被服床单、毛巾等选择优质纯棉，经常更换，保持个人用品的清洁。勿抓挤皮疹和毛囊炎部位，可用 0.5% 的碘伏涂擦。针刺反应呈阳性者应尽量减少注射次数。如因病情需要可采用静脉输液，护理者应严格无菌操作，加强注射部位特别是针眼处的清洁和消毒，使用静脉留置针，输液后观察进针处皮肤有无感染。

八、预防静脉炎及静脉栓塞

该病容易累及下肢大静脉、前腹静脉、上肢浅层静脉，引起静脉炎、静脉栓塞，所以尽量不在四肢浅静脉输液，最好选择颈外静脉或颈内静脉。急性期卧床期间鼓励患者多翻身，加强四肢伸展活动，间歇期下床多活动。

九、加强体温观察

每 4 小时测体温 1 次，注意观察有无头痛及恶心、呕吐等，当体温未超过 38.5℃时，汇报主管医师，并予以物理降温，交替使用冰敷及温水浴，同时做好皮肤护理，及时更换汗湿的衣裤，保持病室空气清新，避免对流风。超过 38.5℃，结合实际情况，给药处理。

十、用药观察及护理

大量糖皮质激素冲击疗法，常用泼尼松 1000mg/d 连续 3 ～ 5 天，因此用药期间严密观察有无消化道出血。用药时若出现呕血、黑便、口渴、轻度腹痛、脸色较苍白、血压下降、呼吸细速等情况，应立即通知医生，同时给予中凹位、吸氧，建立静脉通道，合理安排局部止血，先口服冰生理盐水加去甲肾上腺素，使局部血管收缩减轻出血，10 ～ 15 分钟后使用凝血酶。出血期间暂禁食，出血停止后 24 ～ 48 小时可给少量流质饮食。环磷酰胺与泼尼松联合使用可增强疗效，每次 0.5 ～ 1.0g，使用前测定肝肾功能和血常规，使用时防止静脉渗漏。因白塞病患者多针刺试验阳性，故应进行静脉置管，静脉穿刺处每日用碘酒、酒精消毒。用药期间，嘱患者多饮水，每日饮水量在 2500mL 以上，以防发生出血性膀胱炎。用药过程注意观察患者有无头晕、乏力、皮疹、胸闷、消化道症状及泌尿系统症状、血小板减少等情况，一旦出现应立即汇报医生。

十一、病情观察

经常巡视病房，密切观察患者的病情变化，观察患者的神志意识、精神状态、面色及皮肤情况、情绪和心理状态，倾听患者主诉，每日按要求测量生命体征。观察其有无发热、呛咳、胃肠道症状和口腔霉菌感染、关节痛、关节炎、心力衰竭等表现。

十二、健康宣教和出院指导

白塞病患者，特别是长期使用免疫抑制剂的患者，机体的抵抗能力会不同程度下降，护理人员应教会患者自我保健的方法，指导患者合理安排生活，劳逸结合，注意个人卫生，学会自我解压。嘱患者出院后仍要坚持定期复查，门诊随诊。

白塞病常常被误诊为单纯口腔溃疡或性病，故在临床护理评估中如果发现难治性、反复发作的口腔溃疡，应考虑白塞病的可能，以防误诊。该病可导致多系统受累，临床护理工作中根据每个患者不同的临床表现进行个性化针对性的护理是本病护理的关键。健康教育和跟踪随诊可以了解患者的病情发展，建立良好的护患关系，帮助患者应对生活中的特殊情况。患者出院后1个月内每周对其电话随诊1次，以后每月电话随诊或家庭回访1次。

参考文献

[1]傅晶.白塞病的现代护理探讨[J].中国医疗前沿，2011，16：79.

[2]李秉琦.口腔黏膜病变[M].北京：人民卫生出版社，2004.

[3]王爱民.36例重型药疹患者的观察与护理[J].中华护理杂志，2003，38（11）：395.

[4]彭劲民，张卓莉.白塞病173例的临床特点分析[J].中华全科医师杂志，2006，5（3）：154.

[5]吴欣娟，张春燕.实用风湿科护理及技术[M].北京：科学出版社，2008.

[6]陈美萍，夏苏娇，杨雪梅.白塞病护理体会[J].实用中医药杂志，2008，24（3）：188-189.

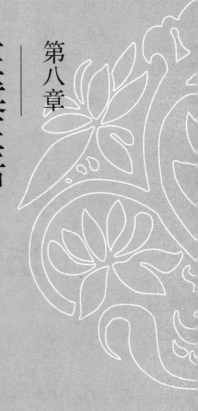

第八章

医案医话

第一节 古代医家医案

1.汉·张仲景《金匮要略·百合狐惑阴阳毒病证治三》

狐惑之为病，状如伤寒，默默欲眠，目不得闭，卧起不安，蚀于喉为惑，蚀于阴为狐，不欲饮食，恶闻食臭，其面目乍赤、乍黑、乍白。蚀于上部则声喝（一作嗄），甘草泻心汤主之。

甘草泻心汤方

甘草四两，黄芩三两，人参三两，干姜三两，黄连一两，大枣十二枚，半夏半斤。

上七味，以水一斗，煮取六升，去滓，再煎，温服一升，日三服。

蚀于下部则咽干，苦参汤洗之。

苦参汤方

苦参一升，以水一斗，煎取七升，去滓，熏洗，日三服。

蚀于肛者，雄黄熏之。

雄黄熏方

雄黄。

上一味，为末，筒瓦二枚合之，烧，向肛熏之。

《脉经》云：病人或从呼吸上蚀其咽，或从下焦蚀其肛阴，蚀上为惑，蚀下为狐，狐惑病者，猪苓散主之。

病者脉数，无热，微烦，默默但欲卧，汗出，初得之三四日，目赤如鸠眼；七八日，目四眦（一本此有黄字）黑。若能食者，脓已成也，赤小豆当归散主之。

赤小豆当归散方

赤小豆三升（浸，令芽出，曝干），当归三两。

上二味，杵为散，浆水服方寸匕，日三服。

2.唐·孙思邈《备急千金要方·伤寒不发汗变成狐惑第十三》

论曰：狐惑之病，其气如伤寒默默然欲眠目不得闭，起卧不安。其毒在咽喉为惑病，在阴肛为狐病，狐惑之病并恶饮食闻食臭，其面目翕赤、翕白、翕黑，毒食于上者则声喝也（喝一作嘎），毒食下部者则干咽也，此由温毒瓦斯所为。食于上者泻心汤主之，食于下者苦参汤淹洗之，食于肛外者熏之，并用雄黄三片稍置瓦瓶中，炭火烧，向肛熏之并服汤也。

治狐惑汤方

黄连四两，熏草四两。

上二味㕮咀，白酢浆一斗渍一宿，煮取二升，分三服。

赤小豆当归散

其人脉数，无热微烦，默默但欲卧，汗出，初得之三四日目赤如鸠眼，得之七八日其四黄黑，能食者脓已成也，治之之方。

以赤小豆三升渍之，令生牙足，乃复干之，加当归三两为末，浆水服方寸匕，日三，即愈。

泻心汤

其病形不可攻，不可灸。因火为邪，血散脉中，伤脉尚可，伤脏则剧，并输益肿黄汁出，经合外烂，肉腐为痈脓，此为火疽，医所伤也。夫脉数者不可灸，因火为邪，即为烦，因虚逐实血走脉中，火气虽微，内攻有力，焦骨伤筋血难复也，应在泻心。泻心汤兼治下痢不止，腹中坚而呕吐，肠鸣者方。

半夏半升，黄芩、人参、干姜各三两，黄连一两，甘草三两，大枣十二枚。

上七味㕮咀，以水一斗煮取六升，分服一升，日三。

3. 明·陶华约《伤寒六书》

狐惑者，犹豫不决，进退之义也。有湿，皆虫证。腹中有热，食入无多，肠胃空虚，三虫求食而食人五脏。其候四肢沉重，恶闻食气，默默欲眠，目闭，舌白齿晦，面目间赤、白、黑色变易无常。虫食下部为狐，下唇有疮，其咽干。虫食脏为惑，其声哑。二者通用黄连犀角地黄汤加桃仁，越人望而畏之。厥阴消渴，气上冲心，饥不欲食，食即吐蛔。既曰胃寒，复有消渴。盖热在上焦，而中下焦则但寒而无热。又有大便实证，并用理中汤加大黄，蜜少许，微利之。

4. 明·徐春甫《古今医统大全·伤寒门·失眠》

凡病者多不得眠，伤寒反多眠者，其说有四：一、太阳病欲解，则多眠，此神将复也；一、少阴病脉沉细，但欲寐，此神昏也；一、风温为病，当不了了，亦多眠也；一、狐惑病，四肢沉重喜睡，上下唇有疮，此神恍惚也。

5. 明·王肯堂《伤寒证治准绳》

一妇人，狐惑，声嘎，多眠，目不闭，恶闻食臭，不省人事。半月后，又手足拘强，脉数而微细，先与竹沥姜汁一盏，服之，忽胸中有汗，腹鸣，即目闭省人事，遂用参术归陈，入竹沥姜汁饮之，五六点而愈。

6. 清·吴谦《医宗金鉴》

古名狐惑近名疳，狐蚀肛阴惑唇咽，病后余毒斑疹后，癖疾痢后也同然，面眦赤白黑不一，目不能闭喜贪眠，潮热声哑腐秽气，能食堪药治多全。

【注】狐惑，牙疳、下疳等疮之古名也，近时惟以疳呼之。下疳即狐也，蚀烂肛阴；牙疳即惑也，蚀咽腐龈，脱牙穿腮破唇。毒因伤寒病后，余毒与湿匿之为害也。或生斑疹之后，或生癖疾下痢之后，其为患亦同也。其证则面色目眦或赤或白或黑，时时不一，喜睡目不能闭，潮热声哑，腐烂之处，秽气熏人。若胃壮能食，堪受攻病重药，或病之势缓，治多全也。

7. 清·黄元御《金匮悬解》

狐惑之为病，状如伤寒，默默欲眠，目不得闭，卧起不安，蚀于喉为惑，蚀于阴为狐，不欲饮食，恶闻食臭，其面目乍赤、乍黑、乍白。蚀于上部则声嘎，甘草泻心汤主之。蚀于下部则咽干，苦参汤洗之。蚀于肛者，雄黄散熏之。

狐惑者，狐疑惶惑，绵昧不明，状如伤寒。而病实在里，默默欲眠，目不得闭，卧起不安，饮食皆废，其面目乍赤、乍黑、乍白，而无定色。此盖湿气遏郁，精神昏愦之病也。

湿邪淫泆，上下熏蒸，浸渍糜烂，肌肉剥蚀。蚀于喉咙，其名为惑，以心主藏神，阳分受伤，清气燔蒸，则神思惶惑而不灵也。蚀于二阴，其名为狐，以肾主藏志，阴分受伤，浊气熏烁，则志意狐惑而不清也。蚀于上部，其病在心，心火刑金，是以声嘎。心火升炎，下寒上热，甘草泻心汤，参、甘、姜、枣，温补中脘之虚寒，芩、连、半夏，清降上焦之郁热也。蚀于下部，其病在肾，肾脉上循喉咙，是以咽干。其前在阴器，则以苦参汤洗之，后在肛门，则以雄黄散熏之。盖土湿木陷，郁而生热，化生虫（匿／虫），前后侵蚀，苦参、雄黄，清热而去湿，疗疮而杀虫也。

土湿则脾陷而不消，胃逆而不纳，故不能饮食。君火不降，则见赤色。辛金不降，则见白色。壬水不降，则见黑色。病见上下，而根在中焦，总由太阴湿土之旺。甘草泻心，温中清上，培土降逆，狐惑之的方也。

甘草泻心汤二十六（方见《伤寒·太阳》）

甘草泻心汤

甘草四两（炙），半夏半升，黄芩三两，黄连一两，干姜三两，人参三两，大枣十二枚。

上七味，以水一斗，煮取六升，去滓，再煎取三升，温服一升，日三服。《伤寒》无人参。

苦参汤二十七

苦参汤

苦参一升。

上一味，以水一斗，煎取七升，去滓，熏洗，日三次。

雄黄散二十八

雄黄散

雄黄。

上一味，为末，筒瓦二枚合之，烧，向肛熏之。

8. 清·吴金寿《三家医案合刻》

仲景论上升吐蛔，下坠狐惑，都从胃虚起见，风木相侮，阳土日困，食减便溏有诸。由惊忧偏逆致病，因病失治，延虚最难奏效。用药不过生化克制之理，培其受侮，平其冲扰，补阳明以宣府，泄厥阴以平逆，如是而已。至于拔病根，在乎居恒颐养，当医药外求之。

人参，干姜，川椒，川楝子，茯苓，桂枝，白芍，乌梅。

9. 清·鲍相璈《验方新编》

上唇有疮，虫食其脏。其名曰狐。下唇有疮，虫食其肛，其名曰惑，皆由里热生虫，内食脏腑，乃有此疮形也。必其人昏昏好睡，不思饮食，其声嘶哑而音不亮，即狐惑也。

恶之候，必致鼻崩、齿落、失声而死。宜用除慝丸治之。黄连二钱，芦荟一钱三分，使肉三钱，白芜荑一钱五分，蝉蜕三分（烧灰），川楝子肉一钱，共为末，用乌梅洗净，去捣烂，和末为丸，米汤下。

10. 清·心禅僧《一得集》

一女年十二岁，患胸痛甚剧，床上翻覆滚号。治以消食行气之药不效。与阿芙蓉膏开水冲少许，服始效，后仍不效。余视其肌肉消瘦，面黄有蟹爪纹，询之肛门如痔痛，脉或时弦紧，或时细数，而有歇止，却与金匮狐惑病证相符。乃根据外台杀虫方法，用附子、桂心、大黄、鹤虱、雷丸、干姜、甘草各等分为粗末。每服二三钱，百沸汤入蜜半匙，和服两剂。以后胃口渐开，肌肉渐生，至今六七年，是病不复作矣。

第二节　现代名家医案

一、名家医案

1. 汪履秋医案

张某，女，55 岁，工人，1989 年 10 月 17 日就诊。

患者口腔、外阴溃疡反复发作二年余，时轻时重，间隙高热，在他院检查确诊为白塞病。

刻诊：口腔有黄豆大小的溃疡数个，大阴唇处亦有一溃疡面，溃疡处灼热疼痛，口中干苦，小溲短赤，舌苔薄黄，脉滑数。

病为狐惑，乃湿热不化，上蒸下蚀所致，宗仲景甘草泻心汤以清热解毒化湿。

处方：生甘草 10g，黄芩 10g，黄连 3g，制半夏 10g，干姜 2g，苦参 15g，土茯苓 15g，知母 10g，芦根 20g，泽泻 5g，木通 5g。

药进七剂，溃疡面缩小，灼痛明显减轻；继进十四剂，口腔、阴唇处溃疡全部愈合，口苦、溲赤等症亦除。原方去芩、连等苦寒之品再进，以资巩固。

【按语】《金匮要略》记载狐惑病选用"甘草泻心汤"治疗，白塞病同样可出现口腔、外阴症状，汪老认为本病多热毒侵袭，结合患者临床表现，故多用此方加减治疗白塞病。此例患者间隙高热，热毒伤津，损蚀肌肤，发为溃疡，故以清热解毒为主，选用生甘草、黄芩、黄连等药物。现代药理研究证明，生甘草具有延长上皮细胞寿命，有抗炎活性，对黏膜修复具有较好的效果。患者舌苔薄黄，脉滑数，提示湿热内蕴，故方中加入茯苓、知母、泽泻等药味以化湿热。（选自《汪履秋运用经方治验》）

2. 赵炳南医案

（1）高某，女，34岁，外院会诊病例，住院号：7542，住院日期：1968 年 7 月 25 日。

主诉：口腔、会阴部长期溃疡，反复发作 9 年余。

现病史：9 年前一次感冒后，发现口腔、会阴部有溃疡，双眼也发红。以后经常发作，见有鼻塞流涕、腹痛、腹泻、大便带血、阴道不规则流血、咯血等症，时好时坏，此起彼消。近几年来疲乏无力，心悸多汗，午后低烧，食欲不振。先后多次会诊，会诊为"过敏性鼻炎""结肠炎""子宫内膜异位症"等，经常住院，最后经三个医院联合会诊确诊为"白塞综合征"。虽经抗感染及"强的松""胎盘球蛋白""多种维生素"等长期治疗，仅能取得暂时效果，不能控制复发，且有逐渐加重的趋势，最后症状加重再次入院。

检查：体温 36.4℃，脉搏 84 次 / 分，血压 130/96mmHg。精神欠佳，多汗，皮肤散在汗疱疹，但无多形性红斑及结节性红斑，左右锁骨上淋巴结触到两个，双眼结膜充血，视网膜可见散在黄白色斑，边缘污秽，眼底小血管有炎症现象及小出血点，咽部发红，双侧扁桃腺Ⅰ°肿大，两肺无异常，心尖部可闻及Ⅰ级收缩期杂音，腹软，肝脾未触及，上腹部及右下腹有轻压痛未扪及包块，无肌紧张，无移动性浊音，下肢无浮肿，大、小阴唇间糜烂溃疡1cm×0.7cm。化验检查：血色素15.2g，白细胞计数12100/mm³，中性粒细胞68%，单核细胞7%，淋巴细胞20%，嗜酸性粒细胞3%，尿、便常规均正常，肝功正常，血沉第一小时5mm，血钾16.8mg%，血钠294mg%，血糖95.2mg%。心电图：窦性心律，Ⅱ导出现室性早期收缩，室性期前收缩。

入院后开始西药治疗，大量使用激素、多种维生素、胎盘球蛋白等，治疗效果不明显，口腔、会阴部溃疡及腹痛仍然存在。8月10日请赵老医生会诊。

脉象：沉细稍数。

舌象：白厚腻。

西医诊断：白塞综合征。

中医辨证：脾虚失运，蕴湿不化，病久伤阴（狐惑）。

立法：养阴健脾利湿。

方药：金钗石斛（另包）一钱半，黑玄参五钱，天冬五钱，麦冬五钱，茯苓四钱，车前子四钱，姜厚朴三钱，姜黄连一钱半，莲子心二钱，甘草二钱，玉竹三钱，白术三钱。

上方服10剂后，腹痛已止。另用激素去氢皮质素5mg每日2次，中药按上方加减。

处方：知柏各三钱，玉竹三钱，麦冬三钱，天冬三钱，姜厚朴三钱，石斛五钱，莲子心二钱，姜黄连一钱，车前子三钱，北沙参三钱，炒枳实三钱。

9月4日：上方服7剂，一般症状均趋于好转，溃疡面缩小但未完全愈合，激素已开始减量：去氢皮质素2.5mg，每日3次。

处方：黑玄参五钱，石斛五钱，玉竹五钱，知母四钱，炒黄柏四钱，建泽泻四钱，山萸肉三钱，炒枳实三钱，土茯苓四钱，白术三钱，车前子四钱，白芍三钱。

另外用十香暖脐膏（组成：附子、熟地、肉苁蓉、牛膝、茴香、菟丝子、蛇床子、官桂、木香、没药、乳香各二两，麝香三钱，香油五斤，樟丹适量）贴脐部。

9月17日：病情已经稳定，口腔与会阴部溃疡已基本愈合，去氢皮质素减到 2.5mg，每日 1 次。上方去泽泻、山萸肉、土茯苓、白芍，加黄精三钱，莲子心二钱，茯神三钱，炒薏苡仁四钱。

9月27日：口腔及会阴部溃疡、腹痛全部消失。复查眼底改变已恢复正常。仍按前方加减：金钗石斛一钱半，玄参五钱，玉竹五钱，知柏四钱，茯神三钱，茯苓三钱，生地五钱，麦冬三钱，白术五钱，黄精三钱，莲子心一钱，车前子五钱。

10月5日：上方继服 10 剂，停用激素。全部检查均属正常，出院，以后未再入院。

（2）白某，男，39 岁，简易病历，初诊日期 1972 年 10 月 9 日。

主诉：口腔、生殖器、双眼溃疡，反复发作八九年。

现病史：1963 年初开始口腔溃疡，三四个月以后，龟头部出现溃疡，12 月底双眼发红，视力减退，同时下肢起红斑结节。经住某医院检查确诊为"白塞病"。用"激素"治疗 3 个月以后，症状有所缓解，但溃疡从未完全愈合，"激素"每日仍用 30 ～ 60mg。出院后于 1971 年 2 月突然双目失明，口腔、生殖器溃疡糜烂，下肢不断出现红斑结节，病情加重。经治疗近年余，视力稍有恢复，右眼视力 0.02，左眼仅能见手动，溃疡仍时轻时重从未愈合过，1972 年 10 月 9 日来我院门诊。

检查：口腔黏膜及舌面均有不规则圆形小溃疡，阴茎近龟头部散在小溃疡，总计 10 余个，小腿散在多个红斑结节。右眼视力 0.3，左眼视力 0.02。

脉象：沉弦细。

舌象：舌苔薄白，舌质红。

西医诊断：白塞综合征。

中医辨证：肝肾阴虚，湿热蔓延（狐惑）。

立法：养阴补肝肾，清热除湿毒。

方药：南北沙参一两，玄参一两，生地炭五钱，花粉五钱，枸杞子三钱，粉丹皮四钱，耳环石斛三钱，菟丝子三钱，泽泻三钱，山萸肉三钱，黄芪五钱，苦参三钱。

10 月 16 日：服上方 10 剂后，口腔、生殖器溃疡大部分愈合，个别未愈合者也较前变浅，自述视物较前清楚，红斑大部分消退，脉沉细缓，舌质微红，苔薄白。按前方加减：南北沙参一两，玄参一两，石斛三钱，枸杞子三线，生地炭三钱，丹参五钱，粉丹皮三钱，黄芪五钱，山萸肉三钱，菟丝子三钱，泽泻三钱，二冬四钱。

10 月 30 日：上方服 10 剂后，口腔、生殖器部溃疡已全部愈合，视力有所恢复，下肢红斑结节消失。用赤小豆一两（水浸发芽风干），全当归二两，共研细末冲服，每次二钱，每日 2 次。另外养阴清肺膏（组成：生地黄一两，玄参八钱，川贝母四钱，麦冬六钱，牡丹皮四钱，甘草二钱，白芍四钱，薄荷二钱）每次三钱，日 1 次。地黄丸（组成：熟地黄，山萸肉，山药，泽泻，牡丹皮，茯苓）每次二钱至三钱，日 1 次。石斛夜光丸（组成：石斛二十五两，天门冬一百两，菟丝子二十五两，人参一百两，茯苓一百两，菊花二十五两，山药二十五两，麦冬五十两，熟地黄五十两，肉苁蓉二十五两，青葙子二十五两，草决明二十五两，苦杏仁二十五两，五味子二十五两，黄连二十五两，蒺藜二十五两，川芎二十五两，甘草二十五两，防风二十五两，枳壳二十五两，怀牛膝二十五两，生地黄五十两，枸杞子二十五两，每八十八两细粉兑研：羚羊角粉二两二钱六分，犀角粉二两二钱六分）每次 1 丸，日 1 ～ 2 次。

11 月 18 日：近半月余，未再出现新的溃疡，激素已由每日 60mg 减少至每日 15mg。继续服用前药。12 月 1 日激素已戒至每日 5mg 量，仍无新生溃疡，左眼视力由 0.02 提高到 0.1，右眼视力由 0.3 提高到 0.5。

（3）王某，男，38 岁，简易病历，初诊日期 1972 年 6 月 17 日。

主诉：口腔经常反复发作溃疡 14 年。

现病史：患者 14 年来口腔内口颊部、嘴唇牙龈部反复出现溃疡，每年发作数次，每次持续一两个月，多在春、夏季发作，发作时皮肤也出现红斑和红色小疙瘩。经某医院中西医治疗数年之久，疗效不显，近 1 年来会阴部也出现溃疡，经某医院最后确诊为"白塞综合征"。1972 年 5 月溃疡发展至咽部和食道，饮水进食均疼痛，影响吞咽，阴囊部也有小溃疡，伴有身倦乏力、低热、大便秘结等，经过多次、多种疗法，均未获得疗效。

检查：体温在 37.5 ～ 37.6℃之间，内科一般检查未见明显异常，口腔内有四处溃疡面，直径在 0.5 ～ 1cm，散在唇部、两颊内侧面、牙龈及舌部，近龟头部有一不规则小圆形溃疡，直径 0.2cm 左右，溃疡表面有少量分泌物，有剧疼。

脉象：沉细稍数，尺较弱。

舌象：舌苔薄白，舌质红而稍绛。

西医诊断：白塞综合征。

中医辨证：脾肾阴虚，虚火上炎（狐惑）。

立法：滋阴降火。

方药：南北沙参五钱，玄参五钱，丹皮三钱，耳环石斛四钱，山萸肉三钱，枸杞子三钱，锦灯笼三钱，花粉五钱，黄芪三钱，金莲花四钱，马蔺子一钱。

外用锡类散（组成：西瓜霜料二钱，生硼砂二钱，生寒水石三钱，青黛六钱，冰片五分，珍珠三钱，硇砂二钱，牛黄八分）。

上方连服 35 剂后，溃疡基本消失，未出现新的溃疡，低烧已减轻，但未全息，饮水进食吞咽已不痛，食纳尚好。按前法、上方去锦灯笼、马蔺子加生地、地骨皮继服 10 余剂，溃疡完全愈合，精神体力均好转，二便正常，低烧已退。改用赤小豆一两水浸生芽风干，白开水冲服。随访 3 个月未再复发。

（4）叶某，女，21 岁，未婚，住院号：533745，住院日期：1965 年 7 月 20 日。

主诉：会阴部溃疡已四五年之久。

现病史：5 年前时值夏日，外出劳动后面肿、眼、鼻、口腔先后出现大小不等的溃疡，自觉疼痛，会阴部也有疼痛，经检查发现也有溃疡，住某医院服用激素治疗痊愈；2年后又发作，以后每年都发作，逐渐加重。最近1年来虽经中西药治疗，溃疡一直未完全愈合，转我院住院治疗。

过去史：既往有贫血病史，近1个月来伴有发烧、身倦无力、食纳不佳、大便干燥等。

家族史：母亲有类似病史。

检查：体温38℃，发育营养良好，内科检查未见明显异常。口腔溃疡基本愈合，会阴部左侧大阴唇偏下方呈蚕食状溃疡，左侧小阴唇全部蚀烂，右侧小阴唇内侧面有数个大头针帽大小样溃疡，表面颜色暗淡，有少量脓性分泌物，尿道口红肿，阴蒂水肿，整个溃疡面积有 5.5cm×3.5cm 大小，自觉剧疼，行走困难，两眼结膜充血。化验：血色素12.4g，红细胞计数4060000/mm^3，白细胞计数、尿、便均正常。

脉象：沉缓。

舌象：舌苔白腻，舌质淡。

西医诊断：白塞综合征。

中医辨证：湿毒下注。

立法：清热解毒，健脾除湿。

方药：黄柏四钱，土茯苓五钱，茵陈三钱，茯苓五钱，炒白术四钱，泽泻三钱，车前子四钱，炒薏苡仁五钱，女贞子三钱，当归三钱，白芍三钱，苍术三钱，厚朴三钱，陈皮三钱。

局部先用1‰黄连溶液冲洗后，外用川连2g，青黛面1g，紫色疳疮膏（组成：轻粉三钱，红粉三钱，琥珀粉三钱，乳香粉三钱，血竭三钱，冰片三分，蜂蜡一两，香油四两，煅珍珠粉三分）7g，香腊软膏（组成：黄蜡）17g调匀，制成纱条外敷。

7月30日：按上法内、外兼治，药后第三天体温即恢复正常。药后10天一般情况良好，外阴部溃疡面开始缩小，表面清洁。上方生白术、生薏苡仁、生黄柏均改为炒用。

8月23日：一般情况良好，外阴部溃疡面50%已愈合。治法同前。

9月4日：会阴部溃疡面已大部愈合。7日会阴部溃疡面已基本愈合，改服除湿丸（组成：威灵仙一两，猪苓一两，栀仁一两，黄芩一两，黄连一两，连翘一两，归尾一两，泽泻一两，紫草一两五钱，茜草根一两五钱，赤苓皮一两五钱，白鲜皮二两，粉丹皮一两，干地黄二两）。9月12日痊愈出院。

【按语】赵老医生认为，白塞综合征主要是由于脾肾阴虚、湿热蕴毒所致，由于每个人的体质不同，症状特点也不同，所以必须要抓住本症的病理实质，结合每个人的特点辨证论治。

例一病程已9年余，口、眼、生殖器皮肤症状俱全，长期使用激素治疗未能控制，病情日久，正气已衰，兼见疲乏、纳差、腹泻、咯血、阴道不规则出血、午后低烧等脾虚失运、蕴湿不化、阴虚血热的征象，所以方用石斛、玄参、天冬、麦冬、玉竹、莲子心养阴清热；白术、茯苓、车前子健脾利湿和中；姜黄连、姜厚朴清热而不过于苦寒，宽中理气而不过于走散，对于气虚的患者用之最为相宜。而且姜黄连与莲子心相伍又能清心经之浮火。后来又曾加减使用过养阴清热药知母、黄柏；利湿而不伤阴的药泽泻；滋补肝肾药白芍、山萸肉、黄精；解毒利湿药土茯苓；理气药炒枳实等，并使用过十香暖脐膏贴脐部以温中焦、散寒气，调理脾胃，助中焦之升发阳气。这主要是治疗脾肾两脏的功能失调，脾阳振，中气充，湿热毒邪得化，阴津足，虚火涵，毒蚀得以修复，治在其本。所以，不但症状治愈，而且很稳定地停止使用激素未见反跳现象。

例二病程也是八九年，口、眼、生殖器皮肤症状具备，而且视力极差，肝开窍于目，目得血而能视，肝阴虚亏不能上荣则视力差。方用六味地黄丸之四味地黄、山萸肉、丹皮、泽泻两补两泻。地黄生用养阴清热，炒炭入于血分，滋阴凉血而解毒；泽泻宣泄肾浊以济之；山萸肉温涩肝经；丹皮清除肝火以佐之；更加南北沙参、玄参、花粉、石斛、枸杞子、菟丝子滋补肝肾以助之；生黄芪益气，使之气血阴阳调和；苦参清热除湿，并加减使用过二冬、丹参养阴补血活血。在病情稳定阶段用养阴清肺膏、地黄丸、石斛夜光丸巩固疗效，并且用《金匮要略》方赤小豆当归散和血解毒清热利湿。赵老医生称赤小豆有凉血解毒、清热利湿的作用，发芽风干后升发力强，不发芽则入下焦，能通利肾经之积滞。而且强调一定要用真正的赤小豆（长圆形，色紫红），不能用花赤豆（椭圆形，表面有花斑）代替，功在健脾除湿。现在赵老医生用丹参代替当归，也就是赤小豆丹参散剂治疗，取丹参功同四物，加强调和气血的作用，剂量同前而效果优于赤小豆当归散，通过治疗，激素降至强的松每日 1 片（5mg）不但皮损愈合而且视力也有所提高。

例三病程长达 14 年之久，口腔、生殖器溃疡，但以口腔溃疡为主。证属脾肾阴虚，湿毒与虚火交织上炎而为患，治以养阴补脾平肝益肾为主。因其临床表现在口腔，所以用锦灯笼、金莲花、马蔺子清上焦之湿毒热。其中锦灯笼清上焦热解毒；金莲花性苦寒无毒，功能明目益人，解毒治浮热，而且有引药上行的作用。赵老医生从近几年的实践经验证明金莲花具有消炎解毒、消肿止痛、收敛口腔溃疡的作用，是他用于治疗口腔溃疡比较常用药味之一（如用市售的金莲花片口含，效果也好）。马蔺子其性甘平无毒，能生津止渴，清热解毒，对于口腔溃疡有消炎止痛的作用；马蔺花、马蔺根均有同样的功能。

例四过去曾先后出现过眼、口皮损历时 5 年之久的病史，当时以外阴溃疡为主，曾使用激素治疗，但停药后立即复发，而且溃疡比以前更重。本例有似狐惑中的"狐症"或"阴蚀"，证属阴虚、湿热蕴毒下注而以湿毒为主。所以用除湿胃苓汤加减，佐以女贞子、当归、白芍养肝阴和血以扶正；炒白术、苍术、茯苓、炒薏苡仁、车前子健脾利湿；黄柏、土茯苓、茵陈利湿清热解毒；陈皮、厚朴理气和胃助脾胃运化之功。外用药用 1‰的黄连液冲洗后敷以清热化腐生肌的药膏，内外兼治，未用激素及其他任何西药取得较好的效果。

总之，从上述 4 例的治疗情况来看，赵老医生是紧紧抓住肝肾阴、湿热蕴毒的病理实质而辨证施治的，内服方药以肝肾阴为主，兼健脾利湿清热解毒为辅，外用药物：①口腔溃疡：常用西瓜霜（组方：大西瓜一个，火硝八两，芒硝十六两）、锡类散、珠黄散（组成：大黄十两，槟榔十两，橘红五两，黄连三两，黑白牵牛子二两）或用冰片二分、人工牛黄粉二分、珍珠一分，共研极细末外敷。②会阴部溃疡洗药方：蛇床子五钱，当归尾五钱，威灵仙五钱，土大黄五钱，苦参五钱，老葱头七个。水煎外洗或用1‰黄连素溶液冲洗。脓性分泌物较多有坏死组织者，可外用紫色疽疮膏3g、川连粉1g、青黛粉0.5g，用凡士林调至10g，直接外用或制成油纱条外敷。坏死组织已脱落，为促进疮面愈合，可用黄连面1g、青黛面1g、乳香面1g或加珍珠粉1～2分，用凡士林调至10g，直接外用或做成油纱条外敷。

另外，笔者还总结了赵老医生与原中国科学院皮肤性病研究所中医科共同观察的116例本病患者，其中经过系统治疗而且资料比较完整的中医中药组67例，单纯西药治疗组24例，共91例。结果发现中医中药组治愈率高，疗程短，复发时间间隔延长，有的追踪7年末见复发。从近年来的病例来看，对于激素治疗的协同作用也能看出一定的苗头。中西医结合治疗，疗效高，疗程短，激素减量比较平稳，而且在停激素后反跳现象比较少。还可以看到在使用激素无效的情况下加用中医中药可以促进疗效（如例一、二）；或在激素治疗无效而停用激素，单独使用中医中药治疗时，也可以取效（如例四）。所以中医学对于本病的治疗，是应该进一步发掘和研究的。（选自《赵炳南临床经验集》）

3. 干祖望医案

杨某，27岁。1977年3月26日就诊。

患者肇于舌烂，继则阴囊及包皮糜烂，终则两目红赤疼痛，如此反复发作已近3个月，刻下正处于间歇期。西医诊断为白塞综合征。诊察舌体肥胖，未见溃疡，包皮、阴囊皮肤呈斑状暗红色泽改变。舌有黄苔，脉弦劲有力。辨证数邪伏厥阴，故病在两目、前阴；火郁心脾，乃口腔糜腐。刻在间歇期间，故而病亦在韬晦阶段。诊之脉弦有力，显然邪毒有待机蠢动之象。舌有黄苔，亦证明蕴热未清。至于舌体肥胖，则绝非脾虚见症。可按"舍舌从症"之旨，故以清心泻肝之法，佐以补益，取张洁古扶正自能祛邪之意耳。

处方：胡黄连 1.2g，夏枯草 9g，柴胡 3g，金银花 9g，茵陈 12g，太子参 9g，当归 9g，朱茯苓 9g，莲子 9g，枸杞子 9g，碧玉散 15g（包煎）。5 剂。

二诊：4 月 11 日。进药 15 剂，曩者至多 20 天必发，现 22 天症状未作。舌苔薄黄，舌质红润而胖，脉平有弦意。病在肝脾心三经，固无疑义。症及脉舌，仍以实证为主；苔黄有热，质红怀火，舌体之胖，可能由脾热之蒸。脉弦平者，肝经之火，仍泄而未彻，微功已建，宜从前法步进。

处方：柴胡 4.5g，菊花 12g，胡黄连 1.5g，元参 9g，煅人中白 6g，滑石 18g，丹皮 9g，茵陈 12g，太子参 9g，甘中黄 1.5g（包煎）。5 剂。

三诊：5 月 27 日。迩来间日服药未辍，平稳未发已近 3 月。舌薄苔白，质色正常，脉平。求其巩固，可从脾经着眼，盖毕竟主症在口，口为脾窍之故也。古云"丸缓汤荡"，刻下以丸缓图，归脾丸口服。

处方：归脾丸 100g，每日 2 次，每次 9g。

1977 年 6 月 18 日来信云：已离宁返家，"一直很好"，因当地无此药丸，要求处一煎药方，以资续服。方以归脾汤化裁。

1977 年 7 月 25 日，再函告"至今没有发作"。

【按语】本病相当于中医的狐惑病，前人有"蚀于喉为惑""蚀于阴为狐"的记载。根据"目属于肝""肝脉络阴器""脾开窍于口""舌为心之苗"的理论，干老认为本病的病机是湿热蕴毒客于肝脾心三经，与虚火交织上炎为患。本案患者肇于舌烂，继则阴蚀、目赤、脉弦、苔黄，乃湿热蕴结三经所致，治当清泻肝、脾、心，使邪去而正安。方中甘中黄、人中白善清血分之热，其渗透力强，既有苦寒药之力，又似甘寒药无流弊，对慢性病患者无克伐之害。另外还具有"骨肉"之情，远非"草木无情"之品难与人体糅合。（选自《中国现代名中医医案精华·干祖望医案》）

4. 姜春华医案

章某，女，22 岁，1978 年 5 月 3 日初诊。

主诉：两年前发现生殖器周围皮肤发炎及口腔黏膜溃疡，未加注意。以后有发热，关节疼痛，接着眼肿，口、舌和前后二阴皮肤溃烂，西医诊断为"口 - 眼 - 生殖器三联综合征"。住院后曾用激素、多种抗生素、清热解毒中药，未见疗效，病情变化，遂请姜老会诊。

诊查：面色㿠白浮肿，眼红肿及口腔周围溃烂，大便溏泄失禁，小溲浑赤，口干引饮，形寒发热肢冷，下肢有少量红斑，嗜睡神昏，脉沉细而数，苔白舌红而干，舌尖有芒刺。

中医诊断：狐惑病。

西医诊断：白塞病。

辨证：湿热不化，热毒遏伏，日久戕耗正气，元阳衰微，无力振奋抗毒。

治法：温补清泄，扶阳解毒。

处方：党参12g，黄芪30g，金银花15g，干姜3g，仙茅9g，川连3g，黄柏6g，白花蛇舌草15g，苦参9g，丹皮9g，附片9g，生甘草9g。

二诊：上方药服七剂后热退神清，浮肿消，大便溏泄亦止，口腔黏膜溃疡明显好转。原方药续服七剂，目赤退，下肢红斑消失，口腔及生殖器周围溃疡逐渐愈合，其他症状均平复，出院。

【按语】"眼-口-生殖器三联综合征"，又名白塞综合征，相当于中医的"狐惑"病。《金匮要略》用甘草泻心汤主之，即是参、姜、芩连合用的温补清泄之剂。此证系真阳虚而热毒伏，并非真寒假热。正虚邪实、寒热错杂而用温补清泄，常使错杂旋解，沉疴立起。姜老认为：温阳益气药有兴奋中枢神经、调整内分泌、促进免疫机能的作用，可提高机体的抗应激能力；清热解毒药能抑菌、抑毒、抗病原。温补与清泄二者合用，有增效作用，也就是治病与治体结合，扶正以达邪，故能取得显著疗效。（选自《中国现代名中医医案精华》）

5. 何任医案

姜某，女，34岁。初诊：1979年4月28日。

患者唇及口腔出现瘰疹及溃疡，外阴部亦然，大便较艰，舌上红瘰，以经行时更甚。

辨证、治法：证类狐惑，治宜清解。

处方：生甘草9g，黄连3g，金银花9g，当归6g，赤芍、白芍各5g，黄芩6g，淡竹叶5g，连翘9g。

二诊：5月3日。5剂后口唇及外阴部瘰疹及溃疡有所好转（某院西医诊断为白塞综合征），以清解为续。

三诊：5月10日。狐惑证经以甘草泻心法治疗后，溃疡未见再作，唯舌上红瘰而已。原方加减。

处方：生甘草12g，龙胆草3g，黄连3g，金银花12g，当归5g，赤芍、白芍各6g，连翘9g，生山栀9g，黄芩9g，黄柏9g，薏苡仁9g。7剂。

四诊：5月17日。前方加珍珠粉外用。7剂。

五诊：6月12日。按上月方用药至今，溃疡未见复发，舌上红瘰亦除。仍宗前法。

处方：生甘草12g，龙胆草3g，黄连3g，金银花12g，当归6g，赤芍6g，黄芩9g，川柏9g，生山栀9g，泽泻6g，薏苡仁9g，红枣7枚。10剂。

【按语】本例与《金匮要略》狐惑病颇相似，是湿热内蕴上蒸下注的一种疾患。《金匮要略》以甘草泻心汤内服，苦参汤外洗。本例内服药按照《金匮要略》方化裁，服药月余，病愈不发。甘草泻心汤见于《伤寒论》，方中甘草用炙，意在补虚和中；此案则用生甘草，量较大，旨在清热解毒。可见甘草炙用、生用炮制不同，在治疗上可取得不同的疗效。（选自《中国现当代名中医医案精华·何任医案》）

6. 张镜人医案

冯某，男，53岁。初诊：1982年1月7日。

口腔溃疡、下阴溃疡反复发作。患者素有"贝赫切特综合征"史，口腔黏膜溃疡，下阴溃疡及目糊反复发作，口干引饮，乏力。舌红，苔薄黄腻，脉濡细。

辨证：肝肾不足，虚热内蕴。

治法：益肾滋水，从阴引阳。

处方：生地黄9g，墨旱莲15g，赤芍、白芍各9g，炒知母9g，炒黄柏9g，连翘9g，银花藤30g，佛手片6g，干芦根15g，香谷芽12g，白花蛇舌草30g，桂附八味丸9g（包）。14剂。

二诊：1月21日。下阴溃疡好转，口腔黏膜仍有疼痛，目糊口干，腰酸怕冷，脉濡细。苔薄黄，再守上法。

处方：炒生地黄 12g，川石斛 9g，炒知母、黄柏各 9g，甘中黄 3g，银花藤 30g，连翘 9g，炒牡丹皮 9g，炒赤芍 15g，水炙甘草 3g，干芦根 30g，炒川断 15g，白花蛇舌草 30g，谷芽 12g，桂附八味丸 9g（包）。

另以锡类散 2 支外用。

随访：连续服药 3 月余，病情有所好转，程度减轻，外阴溃疡未再复发。

【按语】患者病情反复发作，病久不愈，湿热之邪耗伤阴津，出现肝肾亏虚、虚火上炎之势，故方中用生地黄、赤芍、旱莲草凉血滋阴解毒；知母、黄柏、连翘、银花藤、白花蛇舌草清热泻火解毒；白芍、佛手、谷芽调和胃气。配合桂附八味丸从阴引阳他，引火归原。（选自《中华名中医治病囊秘》）

7. 张小平医案

郭某，女，38 岁，干部。初诊日期：1989 年 3 月 9 日。

患者近 3 年来一直时发低热，屡发口舌溃疡，近 1 年来又见外阴溃疡，间或目赤如鸠眼。其间曾于某医院经有关实验室检查而确为"白塞综合征"，迭经中西医治疗而乏明显效果，近因劳累又使其病加重，遂于我处求治。刻下，头昏头重，口干咽燥，口舌灼痛，五心烦热，坐卧不安，胸脘痞塞，或欲呕恶，不思饮食，白带频多而稠厚，大便先硬后溏，小便正常，神疲体倦，两眼不红，咽部轻度充血，舌边、齿龈及内颊黏膜可见大小不等的数个溃疡面，大如黄豆，小如火柴头，或平塌，或凹陷，未做妇科检查，舌质干红，苔薄白，脉细数。

中医诊断：狐惑病。

西医诊断：白塞病。

辨证：脉症合参，证属脾虚气弱，聚湿蕴热，阴火上乘，湿热下注。

治法：健脾益气，除湿泻火。

方药：方用补中益气汤合甘草泻心汤化裁。

处方：太子参、炙黄芪各 15g，生白术、薏苡仁、飞滑石（包煎）、广陈皮、清半夏、醋柴胡、淡干姜、炒黄芩、马勃（包煎）各 10g，川黄连、木蝴蝶各 6g，升麻 3g。5 剂，1 剂／日，水煎取汁，早晚分服。

二诊：3 月 14 日。头重胸闷、脘痞呕恶及带下皆除，然口干、舌痛、烦热均有所加剧，而口舌溃疡面反而有所扩大，并诉外阴处又新增两处小溃疡面，小便短赤，大便干结，少苔，脉兼弦，湿热伤阴，虚火内炽。治当滋肾养肝，清心降火，方宗一贯煎加味。

处方：细生地、黑玄参、北沙参、麦冬、甘枸杞、女贞子、全当归、川楝子各 12g，莲子蕊、瓜蒌仁、怀牛膝、马勃（包煎）各 9g，灯心草 5g，生大黄（后下）2g。5 剂，如前煎服。

三诊：3 月 24 日。药后诸症减轻，口舌及外阴溃疡明显缩小，曾按原方又自服 5 剂，目前仅剩舌边及外阴各一处溃疡面尚未愈合，但无灼热痛感，除仍感头昏乏力之外，余症悉去，舌转润，苔如首诊，脉呈弦细；再予原方去玄参、麦冬、川楝子、马勃、灯心草、生大黄，加山茱萸、粉丹皮、泽泻、生白术、太子参、炙黄芪各 10g，10 剂，仍如前法煎服，并嘱忌进辛热燥烈之品及发物。

四诊：4 月 6 日。诸症悉除，先后又予原方 20 余剂，继则改用参芪膏与知柏地黄丸早晚交替分服以巩固之。计治两月余，随访半年未复发。此后每逢小发，即予健脾益气、养阴降火之剂而使之迅趋缓解。

【按语】本例系属西医学中的白塞综合征，基本上相当于中医的"狐惑病"。自仲景以降，历代医家论是病几乎皆从湿热虫毒之说，唯迄清代魏念庭《金匮要略方论本义》才于同名篇中倡言"狐惑者，阴虚血热之病也""治虫者治其标也，治虚热者治其本也"。结合本例临床见症来看，病程延久，气阴两虚，清阳不升，虚火上炎，复因脾虚失运，聚湿蕴热，实为本虚标实，虚实夹杂之证。首诊虽然也从标本兼治的角度组方遣药，但却只健脾补气而乏养阴护津，再加柴、姜、芩、连、马勃等品直接耗阴伤津，顾此失彼，以致虚火更为炽盛，舌、外阴溃疡迅趋加重。二诊之所以不用参、芪等健脾益气之品，主要是急欲救阴降火，一俟阴复火降，又当着重于补气育阴，这就是三诊以后所遵循的基本治则。（选自《中医失误百例分析》）

8. 娄多峰医案

王某，女，41 岁，干部。初诊：1992 年 2 月 29 日。

反复发作性口疮，伴膝、肘等关节肿痛 20 余年。于 20 多年前可能因久卧阴暗潮湿之地，渐出现双膝关节疼痛，未介意。之后病情渐加重，呈发作性，每遇阴雨气候病情加重。关节肿痛次数渐增多。每遇关节肿痛时，先出现口腔黏膜、舌黏膜或外阴部溃疡、疼痛。近半年上述病情尤甚。经按"风湿"多方治疗，服用多种中西药物无效。来诊时，双肩、肘、膝关节疼痛微肿，活动不便，局部寒热不明显，咽干痛。口腔黏膜有 3 处溃疡，口渴喜凉饮，外阴部有 1 处溃疡。皮肤划痕征阳性。体倦乏力，纳差，心烦，盗汗，眼干涩，视力下降。舌质淡红，苔薄。脉弦细数。

化验：Hb 120g/L，WBC 10^9/L，N 0.68，L 0.32，ESR 54mm/h。

诊断：狐惑（白塞病）。

辨证：阴虚热伏，经脉失养，黏膜失荣。

治法：滋阴清热。

处方：金银花30g，生地黄30g，桑枝30g，竹叶12g，乌梅9g，甘草6g。水煎服。

二诊：3 月 6 日。服上方 6 剂。咽干痛及口渴症状明显减轻，关节痛稍减。余症同前。脉弦细数，舌质淡红，尖有瘀点，苔薄黄。嘱上方加丹参、薏苡仁各 20g，继服 20 剂。

三诊：4 月 22 日。诸关节肿痛消失，功能正常。咽干、口腔及外阴部溃疡愈合，纳增，身感有力。嘱上方共为细末，每服 5g，每日 3 次，连服 2 个月。以巩固疗效。

半年后随访，病无复发。

【按语】该案属《金匮要略》主之"狐惑"。仲景主张用"甘草泻心汤主之"。而此案以阴虚热伏征象突出，故以滋阴清热收工。（选自《娄多峰论治痹病精华》）

9. 高辉远医案

（1）益气养阴、补土伏火法治狐惑案

王某，男，42 岁。初诊：1992 年 6 月 26 日就诊。

患者反复发作口疮 15 年，每年过劳或失眠时加重，服用各种抗生素、牛黄解毒片等药物及局部敷口腔溃疡膜未见大效。5 年前发现注射及针灸后针眼处出现水疱，周围红肿，左下肢关节游走性肿痛。4 年前出现 1 次阴茎龟头部黄豆大之溃疡，以后自愈。1990 年曾在解放军某医院诊断为"白塞综合征"，给予口服泼尼松 15mg/d 治疗至今。入院后又给予环磷酰胺、左旋咪唑、阿司匹林等药物治疗，虽症状有所减轻，但口腔溃疡仍易复发且难愈，故特邀高师会诊。症见低热，体温 37.4℃，口糜疼痛，口干纳差，精神萎顿，周身疲乏，心慌失眠，左下肢关节疼痛，大便偏干。查面部及背部可见红色散在痤疮。咽红，舌及口腔颊黏膜有 3 个绿豆、黄豆大小不等之溃疡面，周围稍红。左小腿结节性红斑。化验血常规：白细胞 $126 \times 10^9/L$，中性粒细胞 0.81，血小板 $98 \times 10^9/L$，血沉 86mm/h，蛋白电泳 β- 球蛋白 12.4%。舌质红，苔薄黄，脉细滑数。

辨证：气阴不足，中焦土虚，虚火上炎。

治法：益气养阴，补土伏火，同时泼尼松用量开始逐渐减撤。

处方：太子参 10g，生地黄 15g，天冬 10g，盐黄柏 10g，西砂仁 6g，炙甘草 3g，肥知母 10g，去皮桂枝 6g，赤芍 10g，大枣 5 枚。

连服上方 20 余剂，精神好转，口腔溃疡面逐渐愈合，疼痛明显减轻，心悸失眠改善，左下肢关节痛缓，但仍低热（T 37.3℃），颜面及胸背部、下肢结节性红斑未消尽；舌红，苔薄黄，脉纤细。继守原方去桂枝、赤芍，加紫草 10g，地骨皮 10g。守前方计服 70 余剂，面色红润，体温正常，口腔溃疡未见复发，纳食增进，颜面及胸背部红色丘疹、下肢结节性红斑皆消退，泼尼松已停用。复查血常规、蛋白电泳 β- 球蛋白均正常，血沉 10mm/h，E 玫瑰花结形成率 39%。后改投六君子丸、六味地黄丸意调理收功。随访 1 年病未复发，证情平稳。

（2）补土伏火治狐惑（白塞综合征）案

周某，女，46 岁，干部。初诊：1991 年 7 月 12 日。

患者口舌反复溃疡已 5 年余，近 2 年来出现外阴溃疡，曾在某医院检查诊为"白塞综合征"。先后服用过氯化喹啉、左旋咪唑等药物及中药甘草泻心汤、龙胆泻肝汤加减治疗，溃疡时发时愈。近因劳累又使病情加重，颇为痛苦，特来高师处就诊。症见神疲易乏，身体瘦弱，口腔左颊内黏膜有溃疡点，如豌豆大，无分泌物，舌边之溃疡略小，口干舌痛，不思饮食，两眼不红，双膝关节酸痛。妇科会诊发现外阴有一绿豆大溃疡。舌淡红，苔薄白，脉细数无力。

辨证：阴虚相火不藏。

治法：补土伏火，自拟新加三才封髓汤治之。

处方：太子参 10g，生地黄 10g，天冬 10g，黄柏 10g，知母 10g，赤芍 10g，砂仁 6g，桂枝 6g，炙甘草 3g，大枣 5 枚。

并忌进辛辣燥烈之品及发物。连服 30 余剂，诸症减轻，口舌溃疡明显缩小，精神转好。上方加白薇、淡竹叶、川牛膝各 10g，又进 20 余剂。至 1992 年 8 月底患者来述，口腔及前阴溃疡均告愈合，纳眠精神均佳，近 1 年未再复发。

【按语】高师治此病时，选用古方三才封髓丹加知母、赤芍、桂枝、大枣，名为新加三才封髓汤，每多良效。因中焦土虚，且不得食，虚火上炎无制，故方中用太子参益气；炙甘草、大枣健脾补中；砂仁养胃醒脾，均为补土之虚，生地黄、天冬滋肾养阴；黄柏主泄相火而清湿热；知母清降虚火而坚阴；赤芍清热凉血而化瘀；桂枝辛温反佐，可免除方中大队凉药抑阳涩滞之弊。诸药合用，具有益气养阴，补土伏火之功效。此例即按本法治疗，亦可窥见一斑。三才封髓丹方出自《卫生宝鉴》，主治梦遗失精或虚火不眠等证。著名中医学家蒲辅周曾用之治疗顽固性口疮，多获奇效，称此方为补土伏火法。高师继承蒲辅周老中医经验，并有所创新，在此方基础上加味治疗白塞综合征，其效亦得心应手。（选自《高辉远临证验案精选》）

10. 焦树德医案

（1）邓某，男 34 岁。初诊：1994 年 8 月 2 日。

主诉：周身大关节肿痛 6 年余，伴间断白口疮半年余。

现病史：患者于 6 年前始，周身诸大关节肿胀疼痛，曾于地方医院多次就诊及住院治疗。本病春天发病较剧，至秋天渐愈，而冬季则如常人。

曾多次查血沉，波动于 45～12mm/h，类风湿因子（-），抗"O"正常。后又住中国人民解放军总医院，查免疫球蛋白及自身抗体等异常（未见化验单），确诊为"狐惑病"（白塞病）。在治疗期间曾先后服用激素、水杨酸钠、双氯芬酸等，然均无显效。今年 1 月份始，反复发作口腔溃疡，会阴及肛门、阴茎等处溃疡，痛苦尤著，特请焦老诊治。

现症：双肩、腕、肘膝等关节肿痛，尤以两膝关节为著，按之有波动感，积液明显，痛甚难以入睡，口腔溃疡大如米粒、绿豆状共 3 处，肛周溃疡，纳谷欠馨，大便日一行，溏软不成形，（曾查 B 超示脾大），双膝由护膝保护，小便尚调。

既往史：否认肝炎、结核、高血压病史，否认药物过敏史。

个人史：无烟酒嗜好。

查体：脉沉弦细，舌苔微黄薄，左浮髌试验（+）。

诊断：中医：狐惑证，痹证；西医：白塞病。

辨证：风寒湿邪流注关节，闭阻经络，郁久不解，湿聚下行而关节积水，毒热上犯则口舌生疮，四诊合参，诊为狐惑证、痹证，久而入血，化毒聚水之证。

治法：益肾化湿，疏风散寒，通经活络，佐以化毒之法。

处方：桑寄生 20g，川断 18g，骨碎补 18g，地榆 15g，木瓜 10g，防己 12g，五加皮 10g，生薏米 35g，茯苓皮 40g，冬瓜皮 40g，苏梗 12g，吴茱萸 6g，川黄连 9g，连翘 18g，车前子 12g（包），通草 9g，桂枝 9g，当归 9g，干姜 6g，制附片 10g。7 剂，水煎服。

二诊：1994 年 8 月 9 日。服上药后，大关节肿痛明显减轻，双膝积液明显减少，几近常态，肛门溃疡已愈，口腔溃疡仅剩下唇内侧一米粒大小之溃疡，较前浅平，现已不用护膝，双膝肿痛消减，皮肤皱纹已出现，行走较前灵活，浮髌试验（−），在此服汤药期间已停服"双氯芬酸"等一切止痛西药，唯觉双足发冷。舌苔薄，脉弦略数。

鉴于病情明显减轻，借用患者之语"多年治疗从没见这么有效，好了 80% 了"，故仍守 1994 年 8 月 2 日方加减用之。改连翘 20g，地榆 18g；加冬瓜皮 45g，茯苓皮 45g，黄柏 10g（因其手足冷，故方中富有当归四逆汤之意）。

处方：连翘 20g，地榆 18g，冬瓜皮 45g，茯苓皮 45g，黄柏 10g，桑寄生 20g，川断 18g，骨碎补 18g，木瓜 10g，防己 12g，五加皮 10g，生薏米 35g，苏梗 12g，吴茱萸 6g，川连 9g，车前子 12g（包），通草 9g，当归 9g，干姜 6g，制附片 10g。20～30 剂，水煎服

（2）患者胡某，男，23 岁。初诊：1993 年 10 月 27 日。

主诉：口腔及阴部溃疡交替反复发作半年余。

现病史：患者于半年前因训练劳累后出现舌面及两颊部溃疡 3 处，如玉米粒大小 1 处，绿豆大小 2 处，痛而影响纳食，大便偏干，小便黄，自服"牛黄解毒片""维生素 B$_2$"等后，溃疡渐趋愈合，而阴茎及肛周又出现如绿豆大小溃疡，共 2 处，10 余天后自行愈合。如此每月上旬必反复发作一次，于部队医院就诊，经检查，诊为"白塞病"，嘱其服激素等治疗，患者拒绝接受，经战友介绍特请焦老诊治。

现症：因每月上旬必犯口腔及阴部溃疡，今值欲犯之时，故欲预防投药。每次发作时以疼痛为主，以舌面溃疡为多，痛甚影响进食及夜寐，心烦，口干苦，尿黄，大便调，时偏干，素纳尚可，夜寐尚安宁，最后一次发作为 10 月初。

既往史：否认肝炎、结核、肾炎病史，否认药物过敏史。

个人史：无烟酒嗜好。

查体：舌苔略白，脉滑。

诊断：中医：狐惑病；西医：白塞病。

辨证：因训练劳累且焦躁紧张，肝郁伤脾，水湿不运，久则化热，湿与热搏结于肝胆，湿热久停，蒸腐气血，而发狐惑之证。

治法：清泻肝胆湿热，燮理肝胆枢机。

处方：柴胡 10g，黄芩 10g，生地黄 18g，木通 6g，茯苓 20g，泽泻 20g，连翘 20g，车前子 10g，（包）金银花 30g，炒黄柏 10g，苍术 10g，苦参 18g，白鲜皮 15g，皂刺 6g，防风 6g，当归尾 10g，蚤休 20g，赤芍

12g。7 付，水煎服。

二诊：1993 年 11 月 3 日。正值复发之时，然无任何欲发之症状，纳食较前增加，体力精神均较前好转，夜寐安宁，舌苔薄白，脉滑。

继守 1993 年 10 月 27 日方进退治之。

处方：柴胡 10g，黄芩 10g，炒川楝子 12g，半夏 10g，连翘 15g，金银花 18g，川黄连 9g，生甘草 5g，苦参 20g，玄参 18g，白鲜皮 20g，炒黄柏 10g，生地黄 15g，知母 10g，当归 6g，木通 5g，蚕休 15g，茯苓 18g。14 剂，水煎服。

三诊：1993 年 11 月 24 日。服上药 21 剂，口腔及阴部溃疡仍未发作，略有口干咽燥，纳食馨香，二便调，夜寐安，舌苔略白，脉滑略弦细。

鉴于此病一直未发作，故继守上方，加入养阴清热解毒之品，而去半夏。

处方：柴胡 12g，黄芩 12g，炒川楝子 10g，生地黄 30g，玄参 25g，连翘 18g，金银花 25g，蚕休 15g。

【按语】案例一，患者周身大关节肿痛 6 年余，伴间断白口疮半年余，经西医检查诊断为白塞病，虽服用激素、双氯芬酸等西药无效，求治于焦师。焦师四诊合参，认为此病系风寒湿邪流注关节，闭阻经络，郁久不解，湿聚下行而致关节积水，毒热上犯则口舌生疮；治以益肾化湿，疏风散寒，通经活络，佐以解毒之法。焦师根据"诸痛痒疮，皆属于心"，选用入心经而又清热解毒之川连、连翘等于方中，使药中病疴而效佳。案例二患者有明显的焦虑紧张等诱因，情志治病，应以舒肝、清肝为要，故以柴胡为君，加用黄芩、连翘等清热化湿。（选自《焦树德临证百案按》）

11. 路志正医案

（1）舒某，女，31 岁。1984 年 1 月 22 日初诊。

1983 年底流产后带环，数月后面部出现红色斑块，先由颧部开始，继而两腿膝下亦相继出现，触碰时疼痛异常，时愈时发，头晕阵作已 1 年，双目发胀，气轮布有红丝，口腔内常发口疮，外阴部曾有两块溃疡，胃脘痞满，纳谷一般，睡眠欠佳；腰部酸痛，带下色黄，月经正常，大便调，尿量多，舌淡红、苔薄黄，脉弦细小数。

中医诊断：狐惑病。

西医诊断：白塞病。

辨证：脾虚湿聚，蕴久有化热之势。

治法：缓中补虚，化湿清热，凉血解毒，仿《金匮要略》内外兼治法。

方药：①内服方：生甘草10g，炙甘草10g，黄芩9g，黄连6g，半夏10g，干姜9g，牡丹皮10g，小蓟12g，川牛膝12g，枳壳10g。6剂。日1剂，水煎服。②外用熏洗药：苦参30g，白矾10g，蛇床子12g，生甘草15g。3剂。水煎先熏后洗，日2～3次，2日1剂。③口疮上药：冰硼散、锡类散各1瓶，混合均匀，以少许上于患部。送经五诊，进药30剂，用熏洗敷药，诸症减轻，带下由黄转白，量少，纳谷增加，口疮已一月未发。

复诊：近因贪食鱼腥辛辣之品，致口疮又作，下肢紫色结节斑块又起，口干不欲饮，便溏溲黄，舌红苔薄黄，干燥少津，寸关弦滑。为饮食不谨，脾胃热盛引起。本急则治标之旨，以泻黄散加味。方药如下：防风12g，生石膏20g（先煎），藿香10g，黄柏9g，砂仁6g（后下），甘草9g。3剂。日1剂，水煎服。再以甘草泻心汤加枳实以调理气机，至第七诊（1986年3月26日）口疮已痊愈，下肢紫斑亦消退，目赤亦杳，诸症若失，一切复常，追访至1986年7月未再发。（选自《国医大师验案良方》）

（2）秦某，男，53岁，工人，汉族，辽宁人。于2006年11月7日初诊。

因手足面部结节性红斑1年余。患者1年前因手足结节性红斑、疼痛，在协和医院诊断为"白塞病"，间断服用雷公藤每日6片至今，刻下：手足指关节、面部结节性红斑，背部散在大量脓包疮，瘙痒，疼痛，足底痛，不敢踩地，周身关节游走性痛，口腔溃疡，痛热不已，视物模糊，干涩，多泪，迎风流泪，纳食二便正常，心烦易怒，偶有头晕，头痛如锥刺，睡眠可，尾骶部痛难忍，阴茎刺痒。于1982年在锦州兴城疗养院曾诊断为"强直性脊柱炎"。自幼（10岁）开始患口疮，时发时止，诊时可见痛苦表情，面色红斑散布，唇暗红干，舌体稍胖，边有齿痕，舌边有溃疡，苔白润腻，脉弦滑小数。

中医诊断：狐惑病。

西医诊断：白塞病。

辨证：肝经风热，复见脾胃湿热内蕴，湿热弥漫，阻滞三焦。

治法：疏风清热，祛湿解毒。仿当归拈痛汤合半夏泻心汤化裁。

方药：①内服方：丹参 15g，羌活 10g，防风 10g，防己 12g，升麻 10g，青蒿 18g，黄连 10g，黄芩 10g，茵陈 12g，竹半夏 10g，干姜 10g，炒苍术 12g，知母 10g，苦参 8g，金银花 15g，鸡血藤 15g，茅根、芦根各 20g。十剂。②外洗方：苦参 12g，马鞭草 20g，防风 12g，防己 15g，地肤子 15g，蛇床子 12g，苏木 20g，当归 15g，芒硝 30g，白矾 10g，金银花 15g，连翘 12g，甘草 10g。水煎先熏后洗，防烫伤，十剂。

药后头晕头痛症减，周身关节痛也有减轻，口疮未见新发。

上方去升麻、炒苍术，加虎杖 12g，土茯苓 20g。14 剂，水煎服。

药后面部红斑已减，口舌溃疡均消失，结合外洗药物，阴茎刺痒症消失，用药见效，继如前法调理。

上方去羌活、防风，加晚蚕沙 15g，萆薢 12g，天冬 12g，麦冬 12g。14 剂，水煎服。

药后病情平稳，口腔、阴部溃疡未发，其他症状也有减轻，精神状态尚可，继以上方进退，半年后随访，病情已明显好转。

【按语】狐惑病是一种与肝脾肾湿热内蕴有关的口、眼、生殖器溃烂，并有神志反应的综合征。本案患者以面部红斑及口腔、阴部溃疡为主，仿当归拈痛汤合半夏泻心汤意加减，药用羌活、防风疏散风热祛除表湿；升麻升阳祛湿；防己祛除肌肉之湿；青蒿、黄连、黄芩、知母、苦参、鸡血藤、茵陈清肝热，利湿热；半夏、干姜、炒苍术温脾和胃燥湿；金银花、茅根、芦根清热解毒凉血；丹参活血化瘀。全方治疗以肝脾为中心，以祛湿清热为重点，佐以凉血清肝、健脾助运和胃之品，使肝脾调，湿热清，则溃疡得以缓解。（选自《中国中医科学院著名中医药专家学术经验传承实录（路志正）》）

二、名家医话

1. 朱良春

朱老认为经络循行部位和脏腑络属可以反映脏腑病证，故结合白塞病的临床表现，从肝脾虚中夹实论治是为正治。然本病临床常伴有神志不安、恍惚迷乱或精神抑郁、多疑善虑等症，朱老临证多自拟基本方"土苓百合梅草汤"加减合化治疗。方中百合有清心安神，清泄肺胃之热，而通调水道，导泄郁热之功，又取其益气，利气，养正去邪，渗利和中之妙用。朱老强调"治肝之法，宜敛不宜散，宜补不宜攻，本病湿热相搏成痹，责其脾胃虚弱，脾胃何以弱，肝木克之也"，故用乌梅敛肝舒脾。乌梅合甘草，虚证重用有奇功，实证少用亦效宏，虚中夹实当不忌。土茯苓，味甘淡而平，益脾胃，通肝肾，清湿热，解邪毒，强筋骨，利小便，除湿毒，能补，能和，必须指出本品确忌铁锅煎煮，切勿忽视。重用甘草乃取"补脾胃不足，而大泻心火……其性能缓急，而又协和诸药，使之不争，故热药得之缓其热，寒药得之缓其寒，寒热相杂者，用之得其平"。时医多以肾上腺糖皮质激素类药物维持，此类药品类"纯阳"之品，易于助阳耗阴，且随着激素的使用与撤减、停用，即呈现阴虚→肾阳虚→肾阴阳俱虚之象，且有湿热、毒瘀等证出现，方中重用土茯苓、甘草妙意即在二药均能解激素之毒，且具有肾上腺皮质激素作用，均为递减激素之良药。

白塞病脾经湿热见证者，责之脾胃虚弱，故勿轻议攻，勿轻议下，亦勿过投苦寒，朱老用基本方合钱仲阳"泻黄散"，乃取泻黄散"不清之清，不泻之泻"之妙。本方仅用石膏、栀子以清泻，化解脾经湿热相搏，而加藿香以和中，防风以和表，盖不从下泻，而从外泻，中气即自为旋转斡运，而中热得泄，络中伏火潜消，此清化之良方也。方名泻黄，而方中药物并无攻实泻下之品，颇合虚中夹实之白塞综合征之用药实际和宜忌。

白塞病肝经湿热见证者，朱老用基本方合局方"龙胆泻肝汤"加减，取"龙胆泻肝汤"去水即所以清热之意，方中用泽泻、川木通（川者色白，不大苦至呕）、车前子三种利水药，利血中之水，即去血中之热，盖去血中之热即是去肝经之热。本方加柴胡以疏利火郁，彻内彻外，生地黄助龙胆草，虽言泻之，不啻补之，前贤释为以泻肝之剂，作补肝之药。龙胆泻肝汤合基本方加减对白塞综合征见双眼虹膜睫状体炎即双眼球结膜充血严重者尤为合拍。

白塞病阴虚见证者，法当养阴清热，利湿消疮，朱老以基本方合魏玉璜"一贯煎"加减（药用土茯苓、百合各30g，乌梅、生甘草、北沙参、麦冬、生地黄、金银花各15g，当归、栀子各10g，竹叶6g），取"一贯煎"滋水涵木，合基本方"土苓百合梅草汤"敛肝舒脾，养正去邪，导泄郁热，清热养阴，治疗肝肾阴虚见证之白塞综合征疗效卓著。盖白塞病，病位在肝，此型之主要矛盾是肝肾阴虚，肾为肝之母，虚则补其母，滋水即能涵木，以柔其刚悍之性，方中生地黄、枸杞子养肝肾阴血，阴血充，则肝木柔和；肺主治节，灌溉诸脏，故清肺金亦能制肝木；胃土本受木克，治当培土抑木，土茯苓甘淡健脾培阴土，合北沙参、麦冬清肺益胃补阳土。"盖肝最不平，且不可平，乃平之不平，敛之则平，敛肝之功，擅之乌梅，故重用乌梅，本方有生地黄、甘草加竹叶取局方"导赤散"之意，用生地黄，乃治虚邪，虚邪责之水不足，壮水以制火。竹叶甘淡寒，《药品化义》云："气味俱清且专清心气，味淡利窍，使心经热血分解，又气清入肺，是以清气分之热，非竹叶不能。"此方用药，朱师集敛肝舒土、滋水涵木、清金制木、培土抑木四法于一炉，围绕肝木，以平主要矛盾，更妙在兼顾脾肺。

白塞病脾虚久疮者，乃久用寒凉药损脾，脾虚失养，口属脾窍，则口腔黏膜溃疡久治不愈，朱老结合临床经验，用基本方合"附子理中汤"配合"吴萸生栀散"外敷，屡屡获效。朱老强调："治口疮用凉药不效者，乃中气不足，虚火上炎，宜用反治之法，参、术、甘草补土之虚，干姜散火之标，甚加附子，以引火归原。中焦虚寒得温，则上炎之火自安其位，而口腔溃疡向愈。"

2.陆德铭

陆老认为白塞病临床表现虽多有湿热之象，究其本当责之于虚。多由先天禀赋不足，肝肾虚损，复感外邪，心肝脾三经湿热内积，内外相扇而发病。本病反复发作，损伤阴液，且久病入络，络脉瘀阻，病势缠绵。气阴两虚是病之本，湿热内蕴，瘀毒阻络乃病之标。治疗当益气养阴以扶正固本，尤重补益脾肺之气、滋养肝肾之阴。常以黄芪、党参、白术、茯苓等益气培本；枸杞子、女贞子、山茱萸、龟板、生地黄、沙参等以养阴培本。同时根据病情随症加减，如口腔溃疡明显，加黄连、木通等以清心脾之湿热；阴部溃疡明显，加黄柏、苍术等以清肝经湿热；眼部受累加青葙子、密蒙花；皮肤结节性红斑者加赤芍、牡丹皮等以活血凉血；关节疼痛不适，加秦艽、鸡血藤、徐长卿等以活血祛湿通络。

陆老强调疾病初，湿毒之邪明显时，可辨证选用金雀根、知母、黄柏等清热利湿解毒之品，然清解湿热只是一时之计，益气养阴方为收功之本。随着湿热化解，标实渐去，应以益气养阴为主，并逐渐加大黄芪的用量。故在治疗时，尤其重用黄芪、龟板、蜈蚣3味药。黄芪乃益气药之长，偏于走表，一可补气托毒，促使毒邪移深就浅，寓"扶正达邪"之意；二可大补元气，实卫固表，以提高机体抵抗力；三有化气回津之力，有"阳生阴长"之功。西医学研究发现，白塞病的发生与机体自身免疫能力低下有关，而黄芪能使血液中白细胞及多核白细胞显著增加，配合女贞子、天花粉、玄参等均能提高机体免疫功能，促进血液循环，提高机体应激能力，有止痛、减少组织渗液、促使上皮修复、加速溃疡愈合的功能。黄芪可用至60g以上，常谓黄芪用量轻，虽可补而无力扶正，故必须重用方能起效。龟板则多用30g左右，认为白塞病属病疾，久病入肾，非血肉有情之品大补肾阴不能起效。二者合用，恰合益气养阴之大法。蜈蚣辛温有毒，性善走窜，解毒活血，入络搜剔，以除久病络中痰毒之邪。三药合用，气阴自复，邪去正安，免疫功能得以调整，病情得愈。陆老在治疗过程中特别强调取效后，不可因诸症暂时消退而停药。

陆老临床上除了上述方药辨病辨证结合治疗以外，又十分注重患者的行为调摄，尤其注意睡眠与大便与否。他认为睡眠是人体的生理需要，同时也是人之顺应自然，天人合一而致阴平阳秘的重要手段，寐不安则心火上炎，肾亏则阴液愈耗，相火妄动，每致病情加重。故对夜寐不安者于方中加入茯神、酸枣仁、夜交藤、五味子等安神助眠，甚则用磁石、珍珠母重镇安神；心火妄动者加竹叶、莲心、川连等。保持大便通畅也是治疗过程中必不可少的重要环节，若大便不畅，邪毒内渗，脾胃不运，积热内生，甚则热伤气阴，而气阴已伤，则不能润肠，大便干结，则便更难下，形成恶性循环，所以保持大便通畅，亦是驱邪保津的手段。陆老在用药上，除了重用养阴之品增液行舟外，还酌加火麻仁、郁李仁、生首乌等润肠通便，使邪毒外泄，津液得存。

3. 张志礼

张老认为白塞病的病理基础是阴虚阳亢，对炎症反应强烈。根据脏腑辨证，肺脾肾三脏虚损为本病的发病基础，加之后天失于调养、过度疲劳、饮食不洁、七情损伤等因素，致使机体出现阴阳不调，气血失和，发为本病。肝主藏血、疏达，为罢极之本，开窍于目。肝失条达，郁久化热化火，肝火内炽，上炎于目，蚀于口，则目赤肿痛，口腔溃疡。肾为先天之本，主藏精，五脏六腑之精气皆来源于肾，肾又开窍于二阴，故肾病首先表现为二阴病变。脾为后天之本，司运化之功，脾又为胃行其津液，故脾对气血的滋长和津液运行起决定性作用。《素问·五脏生成》云："脾主肌肉，其荣在唇，开窍于口。"故唇、口乃脾之外候，脾病则运化失职，湿热内蕴，气血失和，首先在唇、口和肌肉表现出来。水湿蕴结不化，郁久化热，毒邪无从发泄，而湿热上蒸头面，故可见目赤面肿、口舌生疮；湿热下注，以致气凝血滞而成阴蚀；或致经络阻隔及湿热内蕴，入于营血，郁于肌肤，引起结节红斑等皮肤损害。

本病治疗困难，无特效疗法，张仲景主张用甘草泻心汤、当归赤小豆散治之。张老根据其多年临床经验，深感仅用这两个方剂解决不了复杂的病情。本病脏腑辨证与肝脾肾三脏有关，八纲辨证为阴虚阳亢、阴阳不调。即使早期或急性期，虽有毒热炽盛的标象，仍脱离不了正虚邪实的本质，常出现阴虚阳亢、虚火上炎等复杂征象，久病耗伤阴血，则肝脾肾俱虚，五脏六腑不得养，病邪循经走窜可出现各系统错综复杂的不同征象。因此扶正祛邪、调和阴阳是治疗本病的根本法则，除湿解毒清热又是不可缺少的手段，要始终以滋补肝肾、健脾益气为主导思想，佐以清热解毒除湿之法。张老临证根据症状的偏颇，分别加减治疗，外阴溃疡加黄柏、土茯苓、茵陈、厚朴；口咽溃疡加锦灯笼、藏青果、金果榄、金莲花；眼症状加谷精草、青葙子、草决明；低热加地骨皮、银柴胡、秦艽、青蒿；高热不退重用生地炭、双花炭、茅根、丹皮，亦可加羚羊角粉0.5g或牛黄散0.5～0.9g冲服或生玳瑁6g煎服；顽固不愈的口腔溃疡可用丹参赤小豆散服之，即丹参60g（研面）、赤小豆30g（先生芽再晾干研面）混匀，每次服6g，每日2次，有渗湿清热凉血之功，可长期服用。

4. 颜德馨

颜老总结白塞病的病因大多因湿毒为患，多由感受湿热毒气，或湿浊内蕴，郁久化热，或热病后余毒未尽，与湿浊相合而致。热毒内壅，毒火熏蒸，结于脏腑。毒火扰及心神，则神情恍惚、坐卧不宁；壅于脾胃则纳化受制而厌食恶心；毒火循经上攻于眼，下注于外阴而发为疮疡。颜老常谓：此乃肝家湿毒，习用清热解毒利湿之法 - 甘草泻心汤加减，其中重用甘草，常在30g以上，配以芩、连清热解毒，干姜、半夏辛燥化湿，佐以参、枣和胃扶正，共奏清热化湿、安中解毒之功。颜老还喜用赤小豆当归散，方中赤小豆渗湿清热、解毒排脓，当归活血、祛瘀生新。内外同修也是常用方法，前阴溃疡用苦参煎汤熏洗，因其有杀虫解毒化湿之功。后阴溃疡用雄黄粉撒艾叶团上熏之，亦取其杀虫解毒。从临床实践看，徐长卿与金雀根对本病较为有效，用量均在30g以上。

颜老认为本病因感受湿热而致，热邪侵犯、煎熬血液或热迫血动而溢出脉外，即可致瘀，临床可见肢体肿胀、巩膜瘀丝、肌肤甲错和色素沉着。此类患者血流变、甲皱微循环多有改变，治疗多从气血失衡例立法，运用"衡法"调其血气而致和平，多运用清热化瘀之剂，以四物汤为主方加味，并辅以凉血活血之品，如水红花子、桃仁、红花、三棱、莪术、山羊角、紫草等，水蛭更为必用之品，生用粉剂吞服，常能应手而效。此外，肝开窍于目，白塞病因湿热不得宣泄，上攻于目，而出现红肿羞明，但眼部症状出现比较晚，颜老抓住一个"肝"字，运用龙胆泻肝汤，苦寒直折，既清泻肝火又利下焦湿热，并可酌加菊花、决明子、青葙子、通天草等。如兼见尿涩痛、淋浊、尿血、阴肿、阴痒，更有一举两得之功。如目痛较剧，可用羚羊角，多用粉剂吞服。

5.张志真

张老认为白塞病发生发展的全过程，究其病因病机，其一当属脾虚湿阻、湿郁化热、湿热蕴毒、热毒伤络的进行性的病理过程；其二是在此发病过程中，湿热毒邪必然会影响到诸脏腑和脏腑之间的协调关系，致使气血阴阳失调和邪正盛衰的变化，而湿热蕴结、邪热伤络和气阴两虚是发生本病的主要病因病机；其三是在病情发生发展过程中，皆有因湿阻、热郁或阴虚、气虚、阳虚而造成的血瘀证的病理变化，邪阻血瘀，必然累及脏腑气机生化功能，使脏腑难以正常协调，其中尤以肺脾、心肾及三焦等脏腑功能失调为主。这不仅是本病病情中又一深入发展恶化的问题，也是病变反复，迁延难愈的根本所在。因此，在治疗上要掌握病理阶段和病情特点，把握病势转归，予以恰当方药施治，以求逆转病势的同时，稳定巩固疗效并趋于治愈，减少反复，抑制反复。

初期以邪实为主，其湿热、热毒为主要病邪，故清热利湿、泻火解毒为治疗原则，常用方剂清瘟败毒饮、四妙勇安汤、清火利咽汤加减治疗，其用药有金银花、连翘、蒲公英、黄连、黄芩、黄柏、生石膏、知母、玄参、生地黄、丹皮、甘草、丹参等。如湿热毒邪阻遏经络，血脉瘀滞，血瘀则气滞，而气亦不足，应兼用活血散瘀、行气益气之剂，如茵陈四苓汤、蒿芩清胆汤、二妙散、龙胆泻肝汤加减治疗，其用药有茵陈、青蒿、青黛、苦参、川柏、土茯苓、猪苓、赤小豆、丹参、陈皮、半夏、荷梗、枳壳等。

经急性发作期治疗其病势多转入相对稳定期，此时应审慎病情，掌握虚实的根本，以切中病机，随证施治。气虚湿阻、邪郁化热而导致的临床诸症的治疗，应把握气虚湿阻与邪郁化热的变幻关系，从补气调气着手，促进湿邪化热的趋势，因此治疗当以益气化湿为法，选用方剂多以五苓散、胃苓汤、茵陈五苓散、蒿芩清胆汤等加减施治，其用药有白术、苍术、猪苓、土茯苓、泽泻、桂枝、茵陈、青黛、黄柏、丹参、赤芍、枳壳等药。

相对稳定期阶段，阴虚热郁、邪阻血络的治疗，应注意阴虚生内热和邪热阻络及伤络的问题，因此治法应以养阴清热、和血通脉为宜，选用方剂一贯煎、玉女煎、知柏地黄汤等加减辨治，其用药有青黛、川柏、知母、生地黄、玄参、麦冬、玉竹、白薇、地骨皮、赤芍、白芍、丹参、猪苓、滑石、枸杞、女贞子等药。脾肾阳虚、余邪未尽在临床分期辨证过程是不可忽视的一种证型，此时先后天之本皆以阳虚失运失化为根本，不能不予重视，所以温阳补气、通阳化气都是此阶段治疗的基本法则。在此基础上还要分辨余邪的性质，或热恋、湿阻、痰浊，或气滞，或血瘀等。选用方药首遵仲景的甘草泻心汤，其次为黄芪桂枝汤、胃苓汤、真武汤、金匮肾气丸、补中益气汤等方，具体用药有黄芪、党参、苍术、白术、桂枝、肉桂、干姜、附片、黄连、赤芍、白芍、丹参、泽泻、猪苓、茯苓、甘草等。

6. 沈丕安

沈老认为，白塞病首先是一个免疫性疾病，湿热瘀毒是免疫异常的病理产物，湿热久停，蒸腐气血，而成瘀浊，瘀证相当于西医上说的血管炎，即血管微循环的变化。湿热瘀毒阻滞脉络，气血痹阻不畅是白塞病的根本诱发因素，受损脏腑以肝脾肾为主。肝肾中病，必累及奇经八脉，白塞病临床表现不仅累及口、眼、生殖器，还经常沿血管循行，累及皮肤、黏膜、关节、心血管、消化道、神经系统、肺、肾等，这一临床分布特点与奇经八脉分布类似。因此在白塞病的诊治中，沈老十分重视奇经八脉的作用，奇经八脉中尤为推崇任、冲二脉，在处方用药上除了注重肝肾两脏外还要补任调冲。常用入任、冲二脉的生地黄、黄芩以养阴清热。热甚加石膏以增泻火之力；湿甚加土茯苓除湿；血瘀明显者加牡丹皮、郁金以辛润通络调冲；加莪术以搜络通痹；皮肤瘙痒酌加白鲜皮、地肤子凉血祛风止痒。这些药物针对性强，既提高了疗效，又减轻了毒副反应。奇经八脉虽隶属于肝肾，但又依赖脾胃水谷精气以涵养。因此，沈老处方用药时又多注意顾护脾胃，常以黄连、吴茱萸共奏辛开苦降，和胃降逆之效；以陈皮、佛手、枳壳共担疏肝下气通腑之责；若遇带脉不摄，平素易泻者，酌加芡实、高良姜等固摄之品，佐以健脾化湿之剂，如藿香、白豆蔻等。处方忌用虫类药物以防出现机体变态反应。

7. 张鸣鹤

张老认为白塞病以中焦热甚为主。中焦胃热熏蒸，可见口腔溃疡；中焦热邪引导肝火上升，可见眼炎表现；中焦湿热下注则可致会阴部及肠道溃疡。故其治则应以清热解毒利湿为主，既克制湿毒，又截断其向热毒转化的病势，从而杜绝生瘀、化毒之源，又除湿热耗气伤阴之弊。临床中以甘草泻心汤为基本方加减：黄芩15g，黄连10g，黄柏12g，酒大黄10g，生甘草15g，炙甘草15g，半夏9g，干姜6g，荜澄茄12g，小茴香10g。湿热易伤阴耗液，如患者兼有阴虚表现，可加沙参、麦冬、天冬等滋阴药；热象较甚，可加龙胆草、苦参、栀子、水牛角等清热解毒药，但应依据患者服药后的反应逐渐递加，以能控制热势而不致苦寒太过。脾喜燥恶湿，湿热之邪易损脾耗气，故在疗程后期可酌加健脾益气之品，如党参、白术，以杜湿之源；另可加土元、红花等活血化瘀药，阻断瘀毒的形成或消除已成瘀滞，又可搜剔络邪、畅利气机，使邪无藏伏，祛邪务尽。有些患者可出现腹胀、便溏、纳呆等现象，可去炙甘草换用制吴茱萸、干姜、荜澄茄等温胃散寒，此亦有甘草泻心汤中干姜、半夏辛开苦降之意，然而方中生甘草应保留不变。

张老在治疗白塞病方药中对甘草的运用颇有特色，用量常达12～30g。张老认为单取甘草调和诸药之意用5g即可，若取益气、补中、泻火、解毒之意则非重用不能建效。生甘草性偏凉长于泻火解毒，炙甘草性偏温长于补脾和胃。治疗白塞病时用生甘草可治其标实，除体内蕴结之火毒；用炙甘草可治其本虚健运脾胃，湿毒自化。生甘草归肺经循喉咙，有明确的利咽消疮功效，在甘草泻心汤中为君重用四两，统领黄连、黄芩清热解毒，功效显而易见。张老治疗白塞病除重用生甘草清热解毒，为取速效还配伍黄连、黄芩、黄柏清热燥湿泻三焦火毒；酒大黄一则清泻内伏之热毒，通肠腑，泻浊毒，二则引药下行，取釜底抽薪之意，兼可活血化瘀，消湿热毒于无形，聚大量苦寒清热药于一方，直折火毒，上下俱清，诸证可除。然方中大量苦寒清热药能直折火毒，却容易损伤脾胃，犯虚虚实实之戒。

8. 周仲瑛

周老认为白塞病之发生多由感受湿热毒邪或热病后余毒未尽，或脾虚湿热内聚，或阴虚生热酿湿而致。湿热蓄积体内，不得化解，转酿为毒，伤害脏腑功能，导致实质性损害。临床常见证型为肝脾湿热、肝肾阴虚、脾肾阳虚三证。治疗初起以清湿热、解毒邪为其大法，中晚期则多属本虚标实或正虚邪恋，需要以扶正为主或攻补兼施。在用药方面一定要结合具体病位灵活应用。

周老认为本病临床脾肾阴虚、湿热蕴毒之证最为多见，临证时要抓住本病的病理性质，辨清热偏重、湿偏重、湿热并重三类倾向，针对"湿象"和"热象"孰轻孰重及其消长变化，决定祛湿与清热的主次，并结合每个人的特点辨证施治。早期多以湿热为患，多用甘草泻心汤、龙胆泻肝汤加味；热毒偏盛者，以犀角地黄汤为基础，佐以升降散，配以玄参、凌霄花、苍耳草清热凉血，解毒透邪，伍以漏芦、土茯苓、墓头回清热解毒。若长期使用激素治疗未能控制，病情日久，正气已衰者，宜养阴清热佐以利湿之剂，如用知柏地黄汤加味；在病情稳定阶段常用六味地黄丸、石斛夜光丸巩固疗效。周老还强调本病易反复发作，故平素要注意各方面调养并坚持长时间治疗，以冀巩固。

9. 王文春

王老认为白塞病多由长期忧思郁怒，过度劳累，睡眠不足等导致肝郁、脾虚、肺肾阴亏，复因正气虚弱，风温、湿热邪气外侵，阻于黏膜、肌肤关节，熏蒸气血，以致经络阻隔，气血凝滞所致。治疗时王老坚持以滋阴降火，调和阴阳立法，自拟方：鸡血藤15g，首乌藤15g，钩藤15g，沙参30g，石斛20g，菟丝子12g，车前子12g。方中重用补阴药物如沙参、石斛等以滋肺肾之阴，兼以清热。在滋阴同时配伍以少量壮阳药如菟丝子以滋补肾阳，以达阳中求阴的目的；再佐以钩藤、鸡血藤以散肝郁，清肝热，舒经络，止痹痛；配伍首乌藤养心安神；另予车前子等健脾除湿，通经络。除上述基本药物外，若早期热盛，加金银花、连翘；若有眼部损害者加密蒙花、青葙子、木贼草；若骨节酸痛者，加羌活、独活、威灵仙、虎杖；

若皮肤结节红斑者，加泽兰、桃仁、川牛膝；若夜寐不安者，加五味子、酸枣仁、夜交藤等。

10. 杨进

杨老认为湿热毒邪深入脉络是白塞病的病理基础，湿热毒邪与络中气血相搏结，阻碍气机，熏蒸气血成瘀，导致疾病过程中不同程度的气滞、血瘀等脉络瘀滞的病理变化，形成了白塞病病变部位循心、胃、肝、肾经发生络损的临床表现。白塞病起病之初，病变在体表皮肤、黏膜、关节及眼部的阳络，湿热毒邪外侵，客于肌表，入舍阳络，导致体表瘀滞损伤则出现上述皮肤、黏膜溃疡出血，眼部及关节损害，而湿热毒邪留而不去，久则传入经脉，正邪相争，病在经气，迁延不愈，传入脏腑阴络，阻滞阴络，瘀结难解，弥漫充斥上下，日久必耗伤正气，损及脏腑，导致多脏器受累，故出现状如伤寒，默默欲眠，目不得闭，卧起不安，不欲饮食，恶闻食臭等全身症状，而脉络的这种三维立体网络结构，自始至终都是白塞病病程中湿热毒邪流注变化的主干道。

络以通为用，白塞病的治疗原则可概括成"清通""疏通""补通"及"温通"等方法。具体而言白塞病初期以实邪为主，其以湿热、热毒为主要致病之邪，故首先当清络中湿热毒邪，以清热利湿通络、泻火解毒通络为主要大法。如为热毒蕴结，致络脉失和，应泻火解毒通络，兼以凉血护血；如为湿热壅盛，阻滞脉络则应以清热利湿通络为法。因湿热毒邪胶结阻遏经络，导致络中气滞血瘀的病理状态，所以在"清通"的基础上还应兼用"疏通"的方法，可选择兼用一些活血散瘀、行气通络之品，如三棱、莪术、桃仁、红花、丹参、当归、赤芍、川芎、蒲黄、制大黄、陈皮、枳壳等。如湿热毒邪胶结久而不解，病久本虚标实，耗气伤阴，气虚行血无力则络中血液瘀滞更甚，阴液耗伤，血液黏稠则络中血液更易凝滞，所以又当以"补通"法为主，气虚者，从补气行气通络着手，阴虚者以养阴通络、滋补肝肾为主。病至后期，阴损及阳，导致脾肾阳虚，络中寒凝，寒凝则会加重络中气滞血瘀的状态，所以应以"温通"为主要治法，温补脾肾，使脾气得健，肾气得复，则络中寒散，气血得行。白塞病后期本虚标实，络脉瘀滞的病理状态贯穿于其病程的全过程，所以在"通补"的基础上还要分辨邪实的一些性质，或热恋，或湿阻，或气滞，或血瘀等，稍佐以一些清热化湿、行气活血之品，以清络中之邪，络通则气血得以畅行，正气得以来复。

11. 高冬来

高老认为白塞病在早期多为实证，中晚期多本虚标实，病变涉及肝、脾、心、肾诸脏，其病机主要是热邪内扰，湿热毒气熏蒸，内则扰乱神明，外则发为痈疮。本病的治疗，初期以清热利湿，解毒驱邪为主；中、晚期则以补虚佐以驱邪解毒之法。常见证型有：①肝脾湿热型：多在初起，症见发热心烦，坐卧不宁，纳少，尿黄便干，口腔及外阴溃破，舌红，苔黄腻，脉滑数。治宜清热除湿，方用丹栀逍遥散、龙胆泻肝汤加味。②脾虚夹湿型：症见头重倦怠，身热不甚，烦扰不安，纳呆口干，腹胀便溏，口腔及外阴溃疡经久不愈，舌淡，苔白，脉沉细弦。治宜健脾除湿，方用补中益气汤合甘草泻心汤。③阴虚内热证：证见潮热心烦，头晕失眠，手足心热，口干口苦，便秘尿赤，口腔及外阴溃疡，局部暗红，舌红，苔黄，脉弦细数。治宜滋肝肾、清虚热，方用黄连阿胶汤加减。本病易反复发作，应坚持长期治疗。

12. 靳锋

靳老认为白塞病乃少阴湿热夹实之证，多系劳倦过度，损伤脾肾；或嗜食肥甘，湿热内生；或外感寒湿，郁而化热，湿热内蕴，下注少阴所致。脾肾亏虚是白塞病的主要病理基础；湿热为患是白塞病病情加重的重要病理因素，且贯穿于疾病的始终；湿浊毒瘀是白塞病的主要病理产物。靳老根据白塞病的病机，指出白塞病多以肾虚为本、湿热夹实为标，临证论治上首先应培护先天，补肾为要。黄芪为补气升阳要药，靳老几乎方方不离黄芪，以增强脾之升清、肾之气化功能。同时，靳老认为，白塞病属于结缔组织性疾病，其发生具有一定的免疫遗传背景，而这种遗传背景即中医学所认为的先天禀赋，也依赖于后天的培补，故临床黄芪用量可达120g，以增强机体免疫功能。其次强调后天脾胃功能的恢复，将清热利湿、固护胃气贯穿始终。脾为后天之本、气血生化之源，脾胃运化失职，津液输布障碍，内湿则成；而外湿属于六淫之一。无论内湿、外湿，湿邪深入脏腑，日久化为湿毒，伺机作祟发而为病。白塞病虽以补肾为先，但湿热为患，易阻碍脾胃气机，多见脾胃运化失职，故善治其病者，多在清热利湿大法下，又调和脾胃，培本补源，以恢复后天脾胃之运化功能。最后也要注重阴阳并调，解毒化瘀以祛邪。

靳老认为，湿本为阴邪，其性重浊黏腻趋下，易损阳气，更易阻碍气机，气血运行不畅，盖因湿热久停、蒸腐气血而成瘀浊，导致阴阳失调，邪毒瘀阻，故治宜阴阳并调，配合解毒化瘀以祛邪。由此，靳老治疗白塞病常用清热利湿、补肾化气为法，以敦煌辅行诀之大泻肾汤为基本方（黄芪 30g，川芎 10g，白术 20g，茯苓 10g，甘草梢 6g，大黄 10g，黄芩 10g，白芍 20g，干姜 20g），临证加减，健脾补肾，解毒化瘀，灵活运用，每获良效。

13. 冯兴华

冯老认为白塞病乃湿热毒邪或外感，或内伤，蕴结化热，湿热胶结，郁而化火成毒，熏蒸内扰所致。湿、热、毒邪壅结脾胃者，实证、热证居多，辨为湿热蕴毒，壅结脾胃。治宜清热燥湿，解毒化浊，方选芩连平胃散和白虎汤加减。冯老随证喜用藿香芳香化浊，理中州湿浊痰涎；玄参、赤芍、竹叶、炒栀子以清热解毒，邪热凉血；防风可取其火郁发之之效。诸药合用，使湿浊化、热毒清而病自愈。又有肝热脾湿相互为患，肝郁化火，犯脾扰心，当疏肝解郁，健脾化湿，泻心除烦，宜用丹栀逍遥散加味。冯老在丹栀逍遥散的基础上，常入防风疏肝理脾，香附开郁散气，生地黄养肝血以复肝之疏泄之功，丹参破宿血，养新血，又能宁心安神。总体取其疏肝解郁，健脾化湿，泻心除烦，养血安神之效。久病湿热蕴毒入血凝结者，当清热解毒，逐瘀散结，方选四妙勇安汤加减，后期可选四君子汤加味。冯老喜在组方中加用赤芍、川芎、红花、莪术、丹参以活血通络；更加穿山甲，味淡性平，气腥而窜，通关达窍，开凝散血；加用连翘、蒲公英、炒栀子以清热解毒，连翘亦能散结；黄柏、生薏仁清热燥湿；牛蒡引药下行。治疗后期当瘀血大散，可健脾益气，扶正化浊，使中焦斡旋，升降得复，脾胃健运，湿郁得化，热毒得清，清气得升，中州健而邪自除。

14. 宋欣伟

宋氏认为本病与"火毒"密切相关，口、眼、生殖器等处溃疡，周围一片边缘清晰的红晕，呈一派火势燎原之象，皆为火毒之证候。火分阴阳，郁而出于木中也，而一见此症，无论是阴是阳，当速为扑灭，但治法不同，治阳之火毒宜散重而补轻，治阴之火毒宜散轻而补重。阳之火毒多属于早期，发作期，在浅在表，以实证为主。临床症见口、眼、外阴溃破灼痛，溃疡新发，边缘色红，疼痛较剧，目赤肿痛，发热，小便黄赤，大便秘结，色红苔黄，脉数。阴之火毒，多属于后期，缓解期，在里，以虚证为主。临床症见溃疡日久不愈，此起彼伏，伴见神疲乏力，精神不振，面色晦暗，舌红苔薄黄，脉细濡。以"虚则补之，实则泻之"的原则，阳之火毒宜泻火解毒，方用龙胆泻肝汤加减；伴所欲不遂，烦躁易怒，卧起不安，口苦咽干者，加丹栀逍遥散，此方一治木郁，而诸郁皆解；若头身疼痛，恶寒发热者，肌表壅闭，火邪内郁，可用银翘散、麻黄汤以宣发；若干呕欲吐，口臭甚重，脘腹痞满，大便干结者，则合用清胃散以清胃凉血，或承气汤攻下以釜底抽薪；伴因用心思虑，过耗其正，而心烦不安，夜寐不佳，或多忿怒，或觉隐痛，或梦遗者，此为心中生热，牵动少阳相火外越，或引动相火扰动精室，则合用天王补心丹，滋阴养血，养心安神；若外阴红痛溃烂，小便味重而黄赤者，则合用八正散、五苓散以引竭之下，清化湿热。阴之火毒宜引火归原，以龙胆泻肝汤加金匮肾气丸加减。若见其人上焦常热，下焦间又觉凉，此为下焦阴分既虚，而阳分亦微有不足，治宜金匮肾气丸；如有眼红目赤，口咽溃疡者，用牛膝、车前引火下行；有发热、乏力、短气者，用补中益气汤甘温除热。服药时须将其凉至微温，然后服之，方与上焦之燥热无碍。

15. 苏晓

苏老认为白塞病基本病机为机体湿热郁蒸，化腐为虫，虫毒腐蚀咽喉二阴所致。初期从实论治可分为三个证型，湿热蕴脾，肝胆湿热，湿毒瘀阻，分别采用清热化湿、清肝利胆、清热解毒化瘀。中后期当考虑从虚论治，湿为阴邪，损伤阳气，日久损及肝肾导致肝肾阴虚，治当滋补肝肾。疾病过程中当抓住脏腑病位，此病责之心、脾、肾。外淫湿火热毒之邪侵袭或素体亏虚，致脏腑功能失调，浊气毒邪循经走窜，随心火上炎可见咽喉溃烂，甚至声音嘶哑，治宜清泻心火，常用药有百合、连翘、淡竹叶等；循肝经虚火上炎则目赤，治宜疏肝清肝，常用药有柴胡、野菊花、蒺藜、决明子、密蒙花、蔓荆子、羊蹄、虎杖、蒲公英；下注肝肾二经则见阴部溃疡，治宜滋补肝肾，常用药有生地黄、川牛膝、女贞子、山茱萸、枸杞子等。辅以祛风除湿、活血化瘀。湿毒阻络，痹阻关节加用金雀根、威灵仙、羌活等祛风除湿药；严重者出现关节积液、滑膜炎者，加用葶苈子、白芥子；久病入络，血脉瘀阻者，加用川芎、鸡血藤等活血补血。

16. 王守儒

王老认为白塞病的发生与脾胃关系密切，各种原因损伤脾胃功能导致脾不运化，湿热内蕴，湿热毒邪循经上蒸或下注，或阻滞经脉所致。如长期患病，心理压力较大，致情志不舒，肝郁气滞，肝木乘脾，或长期不正当服药治疗，或外感湿热，湿热内蕴，或饮食不慎损伤脾胃，或素体脾虚，脾虚不运等致脾胃损伤，水湿内停。湿为阴邪，其性黏腻，故本病起病缓慢，症状开始不易察觉；湿邪日久不化，郁而化热而致湿热内蕴；湿热上蒸则口舌生疮，二目红赤，下注则二阴溃烂；湿热与气血相搏，化生瘀毒，积于皮肤而致红斑、皮疹、痤疮及皮下血栓性静脉炎等；侵犯关节，阻滞经脉，气机不畅而致关节肿大疼痛；内攻脏腑，导致心、肺、胃肠及神经功能紊乱，出现相应的症状，病情加重。

治疗采用中西医结合辨证论治，注重培补脾胃后天之本，兼顾清利湿热、活血化瘀、养血合营，以整体调节机体机能。王老主张用黄芪、太子参、焦白术、茯苓健脾益气；黄芩、黄柏、茵陈清利湿热；当归、赤芍、丹皮、桃仁、红花活血养血化瘀；更用黄连、肉桂清心泻火，引火归原。临床随证灵活加减，如痛甚则加制乳香、制没药、元胡；脾虚湿盛加佩兰、炒薏苡仁、炒山药；疮肿热势张者加连翘、蒲公英、地丁、板蓝根；心烦、舌体溃烂加淡竹叶、焦栀子；咽喉溃烂加射干、桔梗、金果榄；大便稀溏加炒山药、薏苡仁、芡实；外阴溃疡加苦参、蛇床子、白鲜皮、苍术、黄柏；关节肿大疼痛加羌活、独活、威灵仙、虎杖、丝瓜络、鸡血藤；皮肤有红斑加泽兰、地骨皮、仙鹤草、三七参等。若内攻脏腑，导致心、肺、胃肠及神经功能紊乱时，则循经辨证论治。在辨证内服中药的同时，辅以含漱、局部涂药、外阴坐浴等，如口腔溃疡用含漱茶（自拟方），外阴及肛门周围溃烂者可用蛇床子、白鲜皮、苦参、地肤子煎水熏洗等，疗效显著。

参考文献

[1] 邱志济，朱建平，马璇卿.朱良春治疗白塞氏综合征（狐惑病）用药经验和特色选析 [J].辽宁中医杂志，2002，29（12）：708-709.

[2] 何春梅，刘胜.陆德铭教授治疗白塞病的经验 [J].新中医，2000，32（10）：7-8.

[3] 张志礼.张志礼皮肤病临床经验辑要 [M].北京：中国医药科技出版社，2001.

[4] 魏铁力.颜德馨治疗狐惑病的经验 [J].中国医药学报，1989，4（6）：47-48.

[5] 张志真.中医治疗白塞病分期辨证与思路 [J].北京中医，1998（6）：10-11.

[6] 陆瑾.沈丕安治疗白塞病经验 [J].河北中医，2012，34（5）：646-647.

[7] 娄俊东，梁辉，张立亭.张鸣鹤教授治疗白塞病的经验 [J].风湿病与关节炎，2013，2（1）：50-51.

[8] 魏晴雪，皇玲玲，郭立中.周仲瑛教授从瘀热论治白塞病验案 2 则 [J].江苏中医药，2009，41（8）：43-44.

[9] 金刚，王思农，张博.王文春老中医治疗白塞病经验介绍 [J].医药前沿，2013（8）：317-318.

[10] 柴守范. 从络病论治白塞病的理论探析 [J]. 江苏中医药，2009，41（12）：6-7.

[11] 夏惠文. 高冬来副主任中医师治疗白塞病经验 [J]. 中医研究，2014，27（4）：38-39.

[12] 丁文君，沈明霞，李建省. 靳锋主任医师运用敦煌辅行诀大泻肾汤治疗白塞综合征经验 [J]. 中医研究，2016，29（6）：26-28.

[13] 刘宏潇，冯兴华. 冯兴华教授治疗白塞病验案 3 则 [J]. 中医药学报，2013，4（12）：61-62.

[14] 徐琼，宋欣伟，鲍宝生. 宋欣伟从"火毒"论治白塞病临床经验 [J]. 浙江中医药大学学报，2013，37（5）：541-542.

[15] 江春春，苏晓. 苏晓治疗白塞病诊疗思路 [J]. 河北中医，2014，36（6）：807-808.

[16] 侯学敏，王守儒. 王守儒教授中西医结合治疗白塞病经验总结 [J]. 中医临床研究，2015，7（2）：68-69.

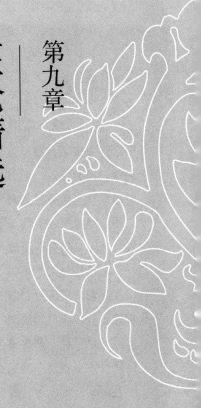

第九章

医论精选

一、汪履秋治疗白塞病的中医辨治思路

白塞病是以反复发作的口腔、生殖器溃疡和眼炎为主，多系统受累的炎性疾病，又称眼、口、生殖器三联综合征。本病病因尚未明了，可能与感染、免疫异常等有关。基本病理为细小血管炎。

1. 辨证总纲

汪老认为，根据白塞病的临床表现，应属"狐惑病"范畴。病因有内外之分，外因主要责之感受淫邪毒气。内因主要是脏腑功能失调，尤以肝、脾、肾三脏功能失调为主，或情志所伤，肝失条达，气郁化火；或饮食失节，脾虚失运，湿从内生；或肾有所亏，水不涵木，肝阳化火。主要病机为湿热毒邪蕴滞，湿热毒邪蕴于营分，客于肌肤，气血瘀滞，皮肤黏膜红肿破溃；肝脏系目而环阴器，脾主肌肉、四肢，其脉挟口环唇，肾开窍于二阴，邪毒循经上蒸、下注。邪毒上蒸眼与口腔，则眼目红赤，口腔破溃；邪毒下注二阴，则阴部溃疡。

2. 治疗总则

汪老教授认为，白塞病乃肝、脾、肾三经之病变，以眼目红赤为主者，责之于肝；以口唇破溃、皮肤红疹为主者，责之于脾；前后二阴溃疡为主者，责之于肾。其次要注意辨别虚实，一般病程较短，局部肿痛明显，溃疡数目较多者，多为实火；而病程较长，反复发作，肿痛不甚，溃疡数目不甚多，但难以愈合者，多系虚火所为。治疗当以清热除湿，泻火解毒为原则。气郁化火者，佐以理气解郁；阴虚火旺者，滋阴降火；阴虚及阳，虚阳上扰者，又当温阳散火；病久不愈者，还应参入活血行痰之品。

3. 具体治则

汪老教授临床常用的治则有：

（1）肝脾湿热　起病急，病程短，口腔黏膜及外阴溃疡，灼热疼痛，或下肢皮肤红斑结节，或伴有畏寒发热，心烦口干，胸闷纳呆，妇女带下黄稠，小溲短赤，舌苔黄腻，脉濡数或弦数。治以清热解毒，化湿和中。药用甘草泻心汤加减。

（2）气郁化火 反复发生口腔及外阴溃疡，皮肤出现结节红斑，胸胁胀满，眼红，目赤，心烦口苦，小便黄赤，大便干结，舌质红苔黄腻，脉动弦数。治以清肝泻火，疏利气机。药用龙胆泻肝汤加减。

（3）心脾积热 口舌、外阴破溃，皮肤结节红斑，心烦口苦，夜寐不宁，舌质红苔黄，脉弦数。治以清心泻胃，散火解毒。药用清胃散合导赤散加减。

（4）阴虚火旺 病程日久，口腔及外阴溃疡反复发作，头目眩晕，妇女月经不调，男子遗精，手足心热，夜寐梦多，口干口苦，舌质红少苔，脉细数。治以滋补肝肾，养阴清热。药用知柏地黄丸加减。

（5）虚阳上扰 口腔及外阴溃疡反复不愈，口舌干燥，心烦不寐，腰膝酸软，形寒怕冷，腰以下为甚，舌质淡苔薄，脉沉细。治以温阳散火。药用交泰丸合金匮肾气丸加减。

二、白塞病从心辨治

1. 病因病机

心脏是人体的重要脉器，主血脉，其经络属少阴经脉。《灵枢》曰："手少阴之脉，起于心中，出属心系，下膈，络小肠。其支者，从心系，上挟咽喉，系目系。"《医学入门》曰："五脏系通于心，心通五脏……其系上系于肺，其别者，自肺两叶之中，向后通脊者肾，自肾而至于膀胱，与膀胱膜络并行而之溲溺处，乃关元下极部分也。"中医学认为，经络不仅是维系机体正常活动的结构，气血运行之通路，而且也是疾病传导之途径，脏腑的疾病可以通过经络的循行而反映到体表肢节。白塞病以口、舌、咽、生殖器溃疡、炎症，前庭房积脓为临床表现，其发病部位都在心经循行络属上。《素问·六节脏象论》又曰："心者，生之本也，神之变也，其华在面，其充在血脉……"心是精神意识之主宰，血脉运行之主脏。在病理条件下，反映在临床上就是情志思维活动的异常，血脉运行的障碍。白塞病表现出的发热头痛，语言障碍，神志错乱，瘫痪反复发作和闭塞性静脉炎、血栓性动脉内膜炎、皮肤红斑等一系列症状均属心脏疾患而起。故《金匮要略·百合狐惑阴阳毒病脉证治第三》曰："狐惑之病，状如伤寒，默默欲眠，目不得闭，卧起不安……甘草泻心汤主之。"《素问·至真要大论》曰："诸痛痒疮，皆属于心""诸躁狂越，皆属于火……"明确指出了脉之所通，主治所及的循经辨证原则，故本病应从心入手进行辨证论治。

2. 以心为主兼疗他脏

白塞病的临床症状和发病部位虽然主要在心脏及其络属上，但由于人体是一个统一的整体，五脏六腑阴阳盛衰相互影响，相互制约，一个脏腑之疾患可导致其他脏腑催难，所以在临床治疗中，应遵循中医学的整体观念。从心辨治为主，兼顾他脏。

（1）心肝同治　心主血，主神明；肝藏血，主疏泄。若思虑劳心过度，营血亏虚，阴精暗耗而至阴不敛阳，心阳浮越；肝失条达，抑郁不畅而至五志化火，灼伤络脉，上扰神明，犯及清窍，导致口、舌、咽及阴部溃烂，肝周红肿灼痛，头痛，高热面赤，发斑出疹或见目赤肿痛，烦热渴饮，甚而语无伦次，如癫如狂，大便干结，小便黄黄，或淋痛。舌质红，干裂少苔，脉滑数或弦数。此为心肝实火为患，治以清热泻火，凉血解毒。方用十味导赤散合化斑汤加减治之。

（2）心脾同治

①心通于夏，脾主长夏。《东医宝鉴》曰："凡热皆出于心……"《内经》曰："诸湿肿满皆属于脾。"脾湿内停与心火互结，弥漫中焦，气机失畅。犯上则口、舌、咽喉生疮溃疡，齿龈红肿，目赤肿痛，畏光流泪，犯下则上阴溃疡浸淫，此溃面较大，灼热，发热不高。同时可见心烦，腹胀纳呆，四肢关节疼痛，大便溏而不爽。舌质红，苔黄腻，脉滑数。此属心脾实热，宜清热利湿凉血为主。方用凉隔散合三仁化湿汤加减。

②心主血脉，脾主运化。劳倦伤心，心气不足；过饮生冷或过用寒凉之药，久病失治，导致心脾阳虚。由于中气不足，气血运行不畅，血瘀痹阻（可发生动、静脉栓塞性炎症），可见口、舌、二阴溃疡，反复发作，迁延日久难以收口，神倦乏力，气短失眠，大便溏薄。舌质淡，苔白腻，脉细弱无力。此为心脾两虚，瘀血阻滞引起，治宜补益心脾，活血通络。方

用内补黄芪汤加味治之。

（3）心肾同治　《内经》曰："心合脉也，其荣色也，其主肾也。"心为火脏，肾为水脏。若水火不济，心肾难交，临床可见口、舌、咽喉溃疡，创面红赤，结膜充血，齿眼红肿溃疡，二阴溃烂灼热，四肢关节发热疼痛，潮热盗汗，口干思饮，头昏少寐。舌质红少苔，脉虚数。此为水火不济，心火上炎，治宜交通心肾，滋阴降火。方用黄连阿胶汤合六味地黄汤加减治之。

三、狐惑病从"疡"论治

理论依据

（1）《金匮要略》经典描述

"狐惑之为病，状如伤寒，默默欲眠，目不得闭，卧起不安，蚀于喉为惑，蚀于阴为狐，不欲饮食，恶闻食臭，其面目乍赤、乍黑、乍白，蚀于上部则声喝，甘草泻心汤主之。"

"病者脉数，无热，微烦，默默但欲卧，汗出，初得之三四日，目赤如鸠眼；七八日，目四眦黑。若能食者，脓已成也，赤豆当归散主之。"

"蚀于下部则咽干，苦参汤洗之。"

"蚀于肛者，雄黄熏之。"

根据仲景原著表述，临床表现虽繁，但主要以口、眼及前后二阴溃疡为主要表现。

（2）痈、疖、疮、疡之辨

①痈、疖：今中医外科学认为，痈（外痈）是指发生于体表皮肉之间的急性化脓性疾病。其特点是局部光软无头，红肿疼痛（少数初起皮色不变），结块范围多在 6～9cm，发病迅速，易肿、易脓、易溃、易敛，或伴有恶寒、发热、口渴等全身症状，一般不会损伤筋骨，也不易造成内陷。一般痈发无定处，随处可生。

疖是指发生在肌肤浅表部位、范围较小的急性化脓性疾病。其特点是肿势局限，范围多小于3cm，突起根浅，色红、灼热、疼痛，易脓、易溃、易敛。

由此可以看出，狐惑病"蚀"之表现非可归于痈或疖。

②疮、疡：据《中医大辞典》载："疮，出《素问·至真要大论》。第一：疮疡之简称。《外科启玄》卷一：'夫疮疡者，乃疮之总名也。'第二：泛指皮肤外伤而言。《外科启玄》卷一：'疮者伤也。肌肉腐坏痛痒，苦楚伤烂而成，故名疮也。'第三：一切皮肤病的通称。""疡，《周礼·天官冢宰》：'凡邦之有疾病者，疕疡者造焉。'郑玄注：'身伤曰疡。'是指身体受伤者，皆可称疡。《礼记·曲礼》：'头有创则沐，身有疡则浴。'指疮疡。王冰：'疡，疮也。'泛指各种外科疾病。""疮疡，古代用以泛指多种外科疾患。后世将外科分为疮疡与杂症两大类。疮疡是指体表上的肿疡、溃疡、痈、疽、疔疮、疖肿、流注、流痰、痒痈及皮肤病等的总称。多由毒邪内侵，邪热灼血，以致气血凝滞而成。"

由此可知，疮、疡于今多泛指一切外科疾病的总称，而其可有广义与狭义之分。狐惑病的主要临床表现以口、眼及前后二阴溃疡为主，常伴有精神神经症状；而局部的溃疡在中医外科中属于"疡"病的范畴。疡的内涵有广义与狭义之分，广义的疡是指一切外科疾病的总称，有时也称为外疡，所以古代也将外科称为疡科；狭义的疮疡是指发生在皮内的痈、疽等之类有脓腐的破溃疮面。狐惑病即可按狭义的"疡"辨证治疗。而言"疡"而非"疮"，是因疮者，以仓为特性，《说文解字》载："仓者，谷藏也。"故疮应为肿而未溃。疡者，以易为特性，"易"者，阳也，故疡应为有溃，此相对"疮"而言溃为阳，疮"藏"而未溃为阴。故言狐惑病从"疡"论治。

四、白塞病从络病论治

白塞病又称白塞综合征，是一种原因不明的、慢性进行性全身自身免疫性疾病。临床主要表现为反复发作的口腔溃疡、生殖器溃疡、虹膜睫状体炎的三联征。也可见到皮肤、黏膜、胃肠道、关节及心血管、泌尿、神经等系统多器官受损的症状表现。笔者在多年的临床实践中观察到本病的发生与中医络脉的病理密切相关，从络病入手论治，收效颇佳，在此将白塞病从络病论治及其病因病机、证治分型做一浅述。

1. 白塞病病位在络

（1）中医络脉的组成及其生理作用　络脉是经脉支横别出的分支部分的统称，又称为大络。络脉的干线部分分为 2 大类：①是从体表络穴分出的"别络"，为十四络；②是从体内经脉别出的"大络"，为五脏六腑之大络。二者是经脉气血营养体内外组织器官的重要通道，互为补充，缺一不可。络脉从经脉分出后，又逐层细分，形成由别络或大络至孙络的各级分支组成的网络系统，即别络或大络之后又逐级细化分层为系络、缠络、孙络等网络层次，孙络为络脉系统的最小单位，统称为络脉系统。依据络脉的络属不同，又有脏络、腑络如"脾络""心包络""阴络""阳络"等称谓。络脉在循行上沿经布散，纵横交错，从大到小，呈树状、网状，广泛分布于脏腑组织之间，形成一个满布全身内外的网络系统，构成了络脉如环无端、流注不已的循环回路，是脏腑内外整体性协调联系的重要结构。正是由于络脉这种密如蛛网、遍及全身的组织结构和分布特点，才实现了络脉贯通营卫、环流经气、渗灌血气等生理功能。

（2）白塞病从络病论治的依据

①白塞病基本病理改变具有中医络病的病理特征：络脉系统是维持机体体内气、血、津正常输布的功能性网络，一旦邪客络脉则容易影响络中气血的运行及津液的输布，引起不同程度的络中气滞、血瘀或津凝等病理变化而构成络病。而且日久延虚，虚气留滞、血瘀津凝等常常相互影响，互结互病，积久蕴毒，毒损络脉，进而败坏肌体，变生诸病。由此可见气滞、湿阻、血瘀、络损为络病的基本病理。

白塞病以细小血管炎改变为特征，组织病理学改变的特点是：血管炎有渗出和增生两种改变，渗出性改变为管腔充血，管壁水肿，内皮细胞肿胀，纤维蛋白沉积等；增生性病变是内皮细胞和外膜细胞增生，管壁增厚，有时有肉芽肿形成。这些病理特征具有中医热毒侵络（管腔充血）、络脉阻滞（内皮细胞和外膜细胞增生，管壁增厚）、络（气）虚湿阻（管壁水肿、内皮细胞肿胀）、瘀阻血络（血栓）等病理特征。

②白塞病的主病变部位有特定经脉络属：白塞病的病变部位主要是口

腔（包括舌）、阴部和眼。这些病变部位在中医经络学中均有相关的经脉络属。如口腔与脾、胃、心脉有关。《诸病源候论·口舌症候》云："脾与胃和，胃为足阳明，其经脉起于鼻、环于口。其支脉入络于脾，脾胃有热，气发于唇。"又云："足太阴为脾之经，其气通于口。足阳明为胃之经，手阳明为大肠之经，此二经脉并夹于口。"又谓："心气通于舌……脾气通于口。脏腑热盛，热乘心脾，气冲于口与舌，故令口舌生疮也。阴部与肝、肾关系密切，因为肝经之脉绕阴器，循少腹，肾开窍于二阴。目，主要与肝经相关，肝开窍于目。"

③白塞病缠绵难愈符合久病入络理论：白塞病临床表现为疮疡、斑疹、局部红肿疼痛等症症，且有反复发作，病情缠绵，久病难愈的特点。《临证指南医案》云："初为气结在经，久则血伤入络。""久病在络，气血皆窒。"《医林改错》尝曰："久病入络为瘀。"白塞病病久缠绵难愈符合中医久病入络的论点。

2. 中医病因病机

本病的病机主要是湿热毒邪蕴结络脉。而湿热的形成有内因、外因两个方面。外因主要是感受淫邪毒气，内因主要是脏腑功能失调，尤以肝、脾、肾三脏功能失调为主，致湿热毒邪蕴结于脏腑，沿经循络上攻于口、眼，下注于外阴，而引发本病。

（1）感受湿热毒邪　感受湿热毒气，或热病余毒未尽，与湿浊相合，或久卧潮湿之地，湿毒侵袭肌肤，蕴久化热，致热毒内聚，湿热毒邪循经沿络上攻于口、眼，下注外阴，遂发为溃疡；湿热伤及络脉，热蕴血瘀，则肢体皮肤出现红色结节压痛明显。

（2）湿热内蕴　情绪紧张，忧思郁虑致肝失条达，气郁化火，或肝脾不调，湿热内蕴，或过食肥甘厚味、辛香煿而致脾胃损伤，酿成脾胃湿热，湿热循经络上蒸下注而患本病。

（3）脾虚夹湿　患者素体脾虚或长期服用苦寒药，以致脾阳受损，脾失控运，则水湿留聚，积久而为湿热毒邪，循经沿络流注眼、口、下阴引发本病。

（4）阴虚内热　肝藏血，肾藏精，肝肾同源，精血互生。若素体阴虚或热病后期邪热伤阴耗液，或房事不节，命门火动，真阴不足致阴亏虚火扰动，夹湿熏蒸于内外而成本病。

（5）病久阴损及阳　病久阴损及阳，而致脾肾阳虚，寒邪凝聚脉络也可引起该病。

3.从络病证治临床分型

（1）热毒蕴结、侵淫络脉（多见于急性发作期）

症见：口腔、生殖器或肛门周围溃疡，疡面红肿疼痛，两目红赤，皮肤斑疹，红赤。可伴发热，关节红肿疼痛，心烦急躁，口干喜饮，尿赤便干。舌体胀，质红，苔黄，脉数。

治法：清热利湿，解毒宁络。常用方剂清瘟败毒饮加减，药用金银花、连翘、蒲公英、黄连、黄芩、黄柏、生石膏、知母、玄参、生地黄、牡丹皮、甘草、丹参等。

（2）湿热壅盛、络脉阻滞（多见于急性发作期）

症见：溃疡红肿，覆有脓苔，皮肤病变红肿，关节肿痛，目眵增多。或有发热汗出，口苦黏腻，纳呆脘闷，大便不爽。舌体胀，质绛，苔黄腻，脉弦滑。

治法：清利湿热，解毒通络。常用方剂龙胆泻肝汤加减，药用茵陈、青蒿、青黛、苦参、川柏、土茯苓、猪苓、赤小豆、丹参、陈皮、半夏、荷梗、枳壳等。

（3）络（气）虚湿阻、邪郁化热（见于慢性缓解期或不典型的发作期）

症见：溃疡偶发，痛势不甚，皮肤结节暗红或不红，肢体困倦，神疲乏力，目不欲睁。或兼见关节酸胀，口黏纳呆，女子兼见带下白浊，经期血行滞涩不畅。舌质嫩胖，舌苔厚腻，时兼黄腻，脉缓力弱。

治法：益气化湿，疏络散滞。选用茵陈五苓散合蒿芩清胆汤加减。药用白术、苍术、猪苓、土茯苓、泽泻、桂枝（肉桂）、茵陈、青黛、黄柏、丹参、赤芍、枳壳等。

（4）阴虚热郁、邪阻血络（见于慢性缓解期或不典型的发作期）

症见：溃疡点状发作，局部红润，有轻度灼痛，四肢兼见皮疹、结节

209

红斑或痛或痒，五心烦热，目涩羞明。或伴肢体困倦，虚烦汗出，口干咽燥，头晕耳鸣，失眠健忘，女子经前有复发先兆，心绪不宁。舌质嫩红，舌苔薄黄少津，脉细数。

治法：养阴清热，调血和络。常用方剂知柏地黄汤等加减，药用青黛、川柏、知母、生地黄、玄参、麦冬、玉竹、白薇、地骨皮、赤芍、白芍、丹参、枸杞等药。

（5）脾肾阳虚、寒滞络脉（见于慢性缓解期或不典型的发作期）

症见：溃疡散发，色淡、疼痛不著，皮肤结节无色或青紫，形寒肢冷，四末不温，双手遇冷变青紫苍白；或见肢体困倦，神疲欲寐，纳少，大便溏薄，小便清长，腰膝酸软，带下清稀，月经期错后或闭经，舌质嫩胖色暗淡。舌苔白，脉沉弱。

治法：通阳化气，温络活血。常用方剂黄芪桂枝汤加减。药用黄芪、党参、苍术、白术、桂枝、肉桂、干姜、附片、赤芍、白芍、丹参、甘草等。

五、李霞从"气有余便是火"浅谈白塞病

白塞病是以反复发作性口腔溃疡、生殖器溃疡、眼炎和皮肤损害为特征的一种慢性全身性血管炎症性疾病，也可以累及血管、神经系统、消化道、关节、肺、肾、附睾等器官。本病属于中医狐惑病的范畴，始见于张仲景《金匮要略·百合狐惑阴阳毒病脉证治》："狐惑之为病，状如伤寒，默默欲眠，目不得闭，卧起不安，蚀于喉为惑，蚀于阴为狐。""病者脉数，无热，微烦，默默但欲卧，汗出，初得之三、四日，目赤如鸠眼。"所述"分蚀上下、目赤如鸠眼"等症与本病主要临床表现"口腔溃疡、外生殖器溃疡、眼炎"极为相似。此后，历代医家亦对狐惑病的病因病机做出阐述，巢元方《诸病源候论》言本病"皆湿毒所为也，初得状如伤寒，或因伤寒变成斯病"；吴谦《医宗金鉴》言"每因伤寒后余毒与淫之为害也"；近代岳美中言"狐惑病是温毒热性病治疗不得法，邪毒无从发泄而自寻出路的转变重症"；《金匮释义》"狐惑病者，亦是湿热蕴毒之病"；金元四大家之

一的滋阴派代表朱丹溪著作《丹溪心法》《格致余论》均阐述了"气有余便是火"的治病观点，亦从热毒之邪论述，我们拟从"气有余便是火"的角度浅谈白塞病的病机。

"气有余便是火"是朱丹溪相火论中的主旨，出自《丹溪心法·卷一·火六》："火，阴虚火动难治。火郁当发，看何经，轻者可降，重者则从其性而升之。实火可泻，黄连解毒之类；虚火可补，小便降火极速。凡气有余便是火，不足者是气虚。火急甚重者，必缓之以生甘草，兼泻兼缓，参术亦可。人壮气实火盛颠狂者，可用正治，或硝黄冰水类；人虚火盛狂者，以生姜汤与之，若投冰水正治，立死。有补阴即火自降，炒黄柏、生地黄之类。凡火盛者，不可骤用凉药，必兼温散。"故理解丹溪所述"气有余便是火"，当从"气"和"火"来把握。

气，广义上指精气，是人体内活力很强、运行不息而无形可见的极精微物质，是构成和维持人体生命活动的基本物质之一。而《丹溪心法》所论述的"气"指阳气、六淫之气、失常之气。故其义指阳气亢盛并非仅是实火，阴液不足，阳气相对偏亢致阴虚火旺，亦可成为虚火；六气皆从火化，六淫邪气从火化为实火；气机郁滞，不得正常生化出入，日久不散，亦可郁而化火。清代唐大烈的《吴医汇讲》中提及"气有余便是火，即七情之病，亦莫不通，如喜太过则喜气有余而心火炽，怒太过则怒气有余而肝火炎……"亦论述情志之气有余致火的理论，亦是"气有余便是火"的延伸。

孙思邈《千金要方》指出"温毒邪气"聚集而成本病，奠定了湿热为狐惑病的基本病机，现代医家大多延此一脉，在总结临床经验基础上，对白塞病的病因病机认识更加全面：路志正教授认为湿邪与本病紧密相关，气候变暖、嗜食生冷、空调、情绪刺激易使人患病，病位多在心肝脾肾；周仲瑛教授以伏毒、湿热、虫毒忽扰而致病；陆德铭教授主张本虚标实，即气阴两虚为本，湿热为标致病……综上，现代医家多推崇湿热为患的传统认识，将本病病因病机集中在湿热毒瘀，且随病情进展，终致虚实夹杂、脏腑受损。进一步讲，火为热之极，加之现代生活节奏加快，情志病已广泛蔓延，而情志最易郁而化火，两两相合，又最易致火证，此火亦有虚实之分。"气有余便是火"，无论是实火还是虚火，均有炎热升腾的特性，燔灼趋上之火最易侵害人体上部，尤以头面部多见，故口腔溃疡反复发作，此起彼伏，且频率渐加，甚则口舌生疮糜烂、牙龈肿痛、眼睛痒热、目眵多；湿热毒火之邪内伏，不得气化则自寻出路，湿性趋下或沿肝经下注，导致外阴溃烂、白带黄稠；外侵皮肤，流注关节致皮肤红斑结节、关节疼痛。随病情进展，日久不愈，邪盛伤正，进而出现肺、肾、血管、神经等多系统损害。

朱震亨在《丹溪心法》中总结出"亢则害承乃制"的治疗大法，总领书中记载的各种病症的治疗；细言"气之来也，既以极而成灾；则气之乘也，必以复而得平。物极则反，理之自然也。大抵寒暑燥湿风火之气，木火土金水之形，亢极则所以害其物，承乘则所以制其极。然则极而成灾，复而得平，气运之妙，灼然而明矣。此亢则害承乃制之意，原夫天地阴阳之机，寒极生热，热极生寒，鬼神不测，有以斡旋宰制于其间也……"因此，对于气有余所致的火证，乃亢则害的典型范例，治疗亦总归于"承乃制"。"今夫相火之下，水气承而火无其变；水位之下，土气承而水气无其灾；土位之下，木承而土顺；风位之下，金承而风平。"故临床用药治疗上重用甘草30g，生、炙甘草各半，生甘草清热解毒，炙甘草健脾祛湿，又可缓和他药的毒性和苦寒；酌加熟大黄10g，一则清泄内伏之热毒，通腑泻火热浊毒，二则引热下行，釜底抽薪，给邪出路，兼活血化瘀，消湿热火毒于无形；湿热久着下焦者，加栀子10g，清热利湿，湿去热自孤，二药合用使邪热从二便而解；取黄连、黄柏、黄芩、半枝莲、连翘、雷公藤、蒲公英、地丁类10～20g不等，清热燥湿解毒；薏苡仁、桃仁、红花、莪术、王不留行、苦参、泽泻、金钱草类10～30g不等，活血祛湿，畅通气血，使湿热、毒邪无所依附；配伍温热之品，荜澄茄、吴茱萸、高良姜、白芥子5～12g不等，既可以佐制诸药之寒，亦可健脾和胃、温通血脉，使血畅毒散；因白塞病病程反复，邪气蕴结，耗气伤阴，故病情缓解期仍需继服中药，巩固疗效，预防复发，药物则以扶正为主，解毒为辅，常用黄芪、麦冬、党参、五味子、玄参、白及类扶助正气，消未尽之余毒。

参考文献

[1] 陈树兰. 汪履秋教授治疗痹证的学术思想探讨 [D]. 南京：南京中医药大学，2007.

[2] 肖妙娥. 试论白塞病从心辨治 [J]. 云南中医杂志，1994，15（6）：28-30.

[3] 刘佳义. 狐惑病从疡论治的理论与临床研究 [D]. 沈阳：辽宁中医药大学，2014.

[4] 李振国. 白塞病从络病论治 [A]. 中华中医药学会络病分会. 络病学基础与临床研究（四）——第四届国际络病学大会论文集 [C]. 中华中医药学会络病分会，2008：2.

[5] 李霞，张洪艳，白超，等. 从"气有余便是火"浅谈白塞病 [J]. 中医药临床杂志，2016，28（6）：869-870.

第十章

临床与实验研究

一、专方治疗

高小平用白塞化解胶囊治疗本病，药物组成：太子参、白术、佛手、茯苓、木瓜、白豆、草果、鸡内金、白芷、桔梗、白及、沙参、生地黄、当归、甘草等，上药各取适量研细装入胶囊，密封备用。每次4粒，每日3次，1个月为1疗程，治疗2～3疗程后判定疗效，总有效率83.3%。金学仁以樗葵饮为基本方，随症加减治疗本病，有效率87.5%。曹丽娟以龙胆泻肝汤治疗白塞病26例，有效率100%，治愈率81%。陈宁等用高压氧合并药物治疗白塞病临床亦取得较好疗效。毕留彬等用自拟滋阴地黄汤（龟板、玄参、生地黄各20g，丹参、黄芩、苍术各15g，车前子、桃仁、知母各10g，牡丹皮、甘草各6g）治疗本病，治愈率75%。王士军等以益气养阴、清热解毒、燥湿疗疮为法，方用自拟清热化湿解毒汤（生地黄、牡丹皮、石斛、栀子、黄芩、黄柏、天冬、柴胡、泽泻、当归、党参、玄参、生甘草、龙胆草、大枣）为主加减论治，亦取得良好治疗效果。郑昌发用二仙消疮汤治疗白塞病22例，有效率100%。田开愚认为白塞病由湿热内蕴心经引起，治以甘草泻心汤加减（生甘草30g，黄芩、木通各9g，黄连、升麻、竹叶各6g，生地黄、金银花、土茯苓各15g）治疗本病，取效良好。张秀兰等用蜂毒注射液治疗白塞病27例，结果痊愈12例，有效15例，痊愈率44%。

吴堃达等用徐金合剂治疗白塞病眼部病变，显效率57.5%，总有效率86.79%；经观察，连续用药能控制眼病，减少复发，视力逐渐提高。张永祥等运用自拟三黄四物二参汤（黄连、黄芩、黄柏、细生地黄、白芍、川芎、当归、丹参、三七）治疗5例白塞病获得临床治愈。卢成林运用东垣泻肝汤加减（青黛、苦参、柴胡、车前、泽泻、木通、龙胆草、板蓝根、当归）配合外治法治疗本病30例，其中18例临床症状基本消失，10例患者疾病表现有明显好转，临床总有效率约93.3%。展锐运用滋阴清热、引火归原之导阳归肾法，用导阳归肾汤（生蒲黄、生地黄、麦冬、黄连、黄柏、肉桂、龟板、玄参、川牛膝、石斛、细辛、生甘草）治疗白塞病取得了良好效果。刘胜春运用加味炙甘草汤（炙甘草、党参、桂枝、肉桂、甘松、天冬、生地黄炭、麻仁、阿胶、附子、天南星、白附子、大黄、僵蚕、淫羊藿）治疗本病 30 例，符合治愈标准者 20 例，疾病好转者 6 例，总有效率约 86.7%。林永运用甘草泻心汤加味（生甘草、黄芩、人参、干姜、大枣、半夏）配合苦参汤外洗治疗白塞病 32 例，临床治愈 12 例，显效 12 例，有效 6 例，无效 2 例，总有效率 94.10%，且明显优于空白对照组的总有效率 71.43%。沈凤阁以清热利湿，解毒活血为法自拟白塞清解汤（黄连、生甘草、黄芩、生薏苡仁、飞滑石、滁菊花、芦根、赤芍、生地黄、红花、细木通、土茯苓、炒黄柏）治疗白塞病均获良效。

石海军等以清热利湿、活血通络、益气健脾、补虚伏火为法，拟用白塞补泻汤（白花蛇舌草、半枝莲、牡丹皮、丹参、酒大黄、北沙参、麦冬、五味子、吴茱萸、干姜、甘草、炙甘草、山茱萸、土茯苓、苦参、当归、黄连、黄芩、炒白术）治疗收效明显。陈璇等以消减白塞汤（黄芪、黄连、黄芩、炒黄柏、当归、生薏苡仁、生甘草、菊花、芦根、赤芍、生地黄、红花、土茯苓、旱莲草、枸杞子、麦冬）为主方加减治疗白塞病 19 例，临床治愈 5 例，显效 7 例，有效 3 例，总有效率 78.95%，较西医激素治疗对照组 75% 总有效率有所提高；随访 1 年，15 例治疗有效患者复发 4 例，总复发率约 26.67%，明显高于西医对照组 75% 的总复发率。刘薇用自拟方白塞清解汤（青黛、青蒿、茵陈、赤小豆、牡丹皮、黄柏、苦参、土茯苓、猪苓、生地黄等）清利湿热、和血通脉，治疗湿热型白塞病 52 例，临床总有效率约 94.2%。钟起诚运用清热解毒、化瘀通络法自制银黄解毒胶囊（金银花、黄芩、栀子、柴胡、黄连、赤芍、茯苓等）治疗白塞病 288 例，根据西医临床疗效标准，临床有效率 88.19%，略优于西医激素及免疫抑制剂治疗对照组的有效率 87.85%；根据中医证候疗效标准，临床有效率达 89.58%，高于西医对照组的有效率 82.3%，临床仅有轻度血液学变化（约 0.69%），且未发生西医对照组药物治疗的严重并发症，西医对照组临床并发症总发生率达 2.78%，临床安全性明显优于西医治疗组。

杨敏以滋阴补肾、活血通络为治法自拟补肾活血愈疡汤（熟地黄、百合、当归、知母、黄柏、玄参、麦冬、牡丹皮、赤芍、白芍、雷公藤、薏苡仁、陈皮、甘草组成）治疗白塞病90例，临床总有效率约77.8%。张永熙等用自拟狐惑汤（知母、黄柏、生地黄、牡丹皮、赤芍、丹参、麦冬、地骨皮、龙胆草、黄芩、栀子、何首乌、枸杞子、金银花、当归、甘草）治疗白塞病患者41例，治疗后患者的血液学指标明显改善，对患者免疫功能的改善具有显著的作用。乔连厚以清热利湿解毒、益气护阴化瘀为治法，拟用加味狐惑汤（生甘草、生黄芪、黄连、白僵蚕、炮姜、元胡、柴胡、清半夏、黄芩、儿茶、生地黄、云苓皮、红花、生姜、大枣）治疗白塞病患者32例，完全型与不完全型患者临床有效率分别达到90.5%和90.1%。孙昌茂以清肝泻火、凉血解毒为治则，自拟龙雷清肝饮（龙胆草、雷公藤、苦参、菊花、柴胡、黄芩、枸杞子、赤芍、白芍、生地黄、牡丹皮、陈皮、甘草）口服并配合苦参外洗外阴，菊花外洗双目，青黛散治疗白塞病患者26例，临床治愈16例，好转8例，无效2例，总临床有效率约92.3%。

张明德等针对本病湿热毒邪内蕴的病机运用自拟狐惑汤（青黛、柴胡、赤小豆、泽泻、龙胆草、板蓝根、当归、黄连、甘草、山豆根）配合陈艾叶、黄药子、白矾外洗阴部及珠黄散局部外敷治疗白塞病36例，临床痊愈20例，显效12例，无效4例，临床有效率达89%。惠乃玲等认为湿热蕴结、邪热伤络、血败肉腐是本病发生的关键，予自拟活血解毒生肌汤（黄芪、当归、金银花、连翘、生地榆、白及、重楼、龙胆草、黄芩、牡丹皮、赤芍、白芍、白茅根、云苓、白术、甘草）治疗白塞病25例，显效15例，有效9例，无效1例，临床有效率96%。考希良以益气托毒为主，辅以清热利湿、解毒化瘀之法，着重使用甘草，运用益气托毒汤（黄芪、白芍、大青叶、生甘草、炙甘草、雷公藤、当归、白及）治疗白塞病患者16例，临床治愈6例，显效6例，有效3例，无效1例，总临床有效率93.75%，明显高于对照组71.43%，且在临床症状、实验室指标、复发率上治疗组均明显优于对照组。纪东世运用清热化湿、安中解毒之法，自拟甘草赤苓解毒汤（生甘草、赤小豆、土茯苓、党参、当归、黄芩、姜半夏、干姜、川连、大枣）治疗白塞病患者 26 例，临床治愈 16 例，好转 9 例，无效 1 例，总临床有效率达 96%。

李杰等治疗白塞病 52 例，采用随机分组法分为治疗组和对照组，治疗组 26 例采用双子熟地颗粒（枸杞子、女贞子、熟地黄、首乌、杜仲、茯苓、知母、金银花、黄连、甘草）治疗，在调摄饮食基础上，每次口服 4～6 粒，每日 3 次；对照组 26 例口服泼尼松每天 30mg，同时加用秋水仙碱，每天 1mg，4 周为 1 个疗程。结果治疗组治愈 19 例，好转 5 例，无效 2 例，总有效率 92.0%；对照组治愈 12 例，好转 8 例，无效 6 例，总有效率 76.9%，治疗组疗效明显好于对照组（$P<0.05$）。

罗忠祥教授采用温中补虚、和里缓急、化湿解毒的方法治疗脾虚湿胜、中阳不振型白塞病，方用黄芪建中汤加味（黄芪、桂枝、白芍、干姜、甘草、饴糖、苍术、佩兰、白及、半夏），同时外用威灵仙、青黛淘米水漱口。服 5 剂后，患者口腔溃疡面积缩小，双眼湿润；继服 10 剂，后随访无复发。孔红岩等人认为白塞病的主要病机为气阴两虚、湿热内蕴，采用自拟方金地解毒汤（金雀根、黄芪、生地黄、牡丹皮、金银花、黄芩、栀子、白花蛇舌草、茯苓、赤芍、甘草、当归）治疗白塞病 22 例，连续用药 2 个疗程共 60 天；同时配合外洗法加速溃疡愈合，眼部损害用菊花、薄荷、木贼煎汤外洗，口腔、生殖器溃疡用金银花、白花蛇舌草、黄柏、黄连煎汤漱口。结果显示临床治愈 12 例，显效 7 例，好转 2 例，无效 1 例，总有效率为 95.5%。张永熙等治疗白塞病 61 例，治疗组 41 例，用狐惑汤（知母、黄柏、生地黄、牡丹皮、赤芍、丹参、麦冬、地骨皮、龙胆草、黄芩、栀子、何首乌、枸杞子、金银花、当归、甘草）煎剂，每次 100mL，每日 2 次，早晚口服，1 个月为 1 个疗程；对照组 20 例，每日用泼尼松 0.5mg/kg，钾、钙、维生素 C、维生素 B 等辅助治疗。结果显示治疗组显效 30 例，好转 5 例，无效 6 例，总有效率 85.36%；对照组显效 12 例，好转 4 例，无效 4 例，总有效率 80%，两组比较无显著性差异（$P>0.05$），说明狐惑汤疗效与泼尼松相当。魏家亭用自拟祛风活血解毒汤药物（金银花、板蓝根、蚤休、柴胡、葛根、防风、红花、地肤子、蝉蜕、麻黄）加减治疗该病 28 例，其中痊愈 20

例，占 71.43%；有效 6 例，占 21.43%；无效 2 例，占 7.14%，总有效率为 92.86%。

二、病因病机的研究

综合文献报道，白塞病的病因主要与饮食辛辣肥甘、感受湿邪、产后郁热、情绪不遂等有关。马武开认为，湿热毒瘀互结是白塞病发病的病理基础，且贯穿于疾病的始终，毒瘀互结、虚实夹杂是其病程漫长、病情缠顽、久病频发的重要原因；主要病位在肝脾，肝热脾湿相互为患，充斥上下，诸症遂成。展锐认为此类患者肝肾本虚，复因情志过极化火，烦劳伤阴，更伤肝肾，阴虚火旺，使病情加重。庞海波等总结白塞病的产生由于饮食不节，湿热毒生；脏腑失调，毒滞为害，外邪引动，毒邪攻注；毒邪日久，耗气伤阴。曲环汝认为，白塞病多由脏腑功能失调，或素体阴虚血热，或五志过极，肝郁化火，加之嗜食肥甘厚味，浊酒醇乳，导致湿热蕴毒，伏藏于内，流注血脉。及至感召外邪，则内外相引，毒发于外，充斥腠理，熏蒸诸窍，腐肉为疡，则口烂阴溃，目睛肿赤；热毒痹阻经络，流注关节，浸渍肌肤，发为关节肿痛、结节、红斑、血痹、静脉炎等；热毒内炽，内伤脏腑，可有高热烦躁、恶心呕吐、腹痛便血、神昏谵语，重笃者死。病久不愈，耗气伤阴，灼血为瘀，或阴损及阳，无力托毒，终至患者形体羸瘦，虚象毕现，溃疡反复，缠绵难治。总之，白塞病其本为疡，乃虚瘀毒为祟作患而成。整个病变过程，初期邪实为主，热毒炽盛，血脉失和；热毒难去，耗阴伤津，乖违气血，血瘀于内，经久损及脏腑，抑遏阳气，后期形成正虚邪实之候。董秋梅等认为，白塞病病因多端，见证杂乱，可表现在眼、口、生殖器、肢体关节等部位，但中医学认为，其病位当在肝、脾，并与心、肾相关，其病机虽复杂，但不外湿（外湿、内湿）、热（实热、虚热）、毒、瘀、虚（气、血、阴、阳）五端。其急性发作期多以心、肝、脾胃湿热毒邪塞滞，脉络瘀阻为主；而缓解期则以脾胃气虚、肝肾阴虚，热郁湿遏交结不解为主；另在缓解恢复期也可出现以气血不足、脾肾阳虚等以正虚为主的表现。

三、辨证论治的研究

岳树香报道路志正教授从湿论治白塞病，分为三型。①湿热蕴结，上蚀下注：治宜辛开苦降，寒温并用，泻脾和胃。药用五爪龙、太子参、炒白术、姜半夏、黄芩、黄连、干姜、藿香、枇杷叶、茵陈、炒防风、炒薏苡仁、炒栀子、炒枳实、甘草。②湿毒瘀阻，上下相蚀：治宜化浊祛湿，解毒清热。药用五爪龙、炒白术、半夏、厚朴花、生谷芽、生麦芽、半枝莲、土茯苓、石见穿、白花蛇舌草、白头翁、秦皮、黄连、败酱草、炒槐花、炒枳实、甘草。③气阴两虚，湿热内蕴：治宜益气阴，清湿热，理肝脾。药用太子参、生黄芪、南沙参、麦冬、石斛、炒山药、炒白术、半夏、茵陈、枇杷叶、炒薏苡仁、百合、枳壳、盐知柏、女贞子、旱莲草、炙甘草。

张华东等从疮疡辨证论治白塞病，分为四个证型：①热毒炽盛证，治以清热解毒，凉血通络，用五味消毒饮加减。②热毒壅结证，治以清热散结，凉血消痈，用犀黄丸和神犀丹加减。③热壅成腐证，治以清热凉血，活血除腐，方用四妙勇安汤加减，阴疽者用小金丹或阳和汤。④气虚血亏证，治以健脾益气，和血生新，方用内补黄芪汤加减。张立亭等将白塞病分为：①以口舌溃疡为主的阴虚胃热型，方用清胃养阴汤（金银花、连翘、麦冬、生地黄、牡丹皮各20g，黄连6g，生石膏30g，玄参、沙参、太子参各15g，甘草3g）；②以外阴溃疡为突出表现的湿热下注型，方用清热化湿汤（苍术、黄柏、龙胆草各10g，苦参、泽泻各15g，土茯苓30g，栀子12g，紫花地丁20g，苡仁24g，甘草3g）。

刘明等治疗白塞病性外周血管炎13例，其中湿热下注型5例，方用四妙勇安汤加味（金银花、玄参各30g，当归、赤芍、牛膝各15g，黄柏、黄芩、山栀、连翘、苍术、防己、紫草、生甘草各10g，红花、木通各6g）；热毒炽盛型5例，方用四妙活血汤加减（金银花、蒲公英、紫花地丁各30g，玄参、当归、黄芪、生地黄、丹参各15g，牛膝、连翘、漏芦、防己各12g，黄芩、黄柏、贯众、红花、生甘草各10g，乳香、没药各3g）；阴虚血瘀型 3 例，方用养阴活血汤加减（生地黄、玄参、石斛、赤芍各 30g，鸡血藤 20g，当归、青蒿、白薇、牡丹皮各 12g，牛膝 18g，川芎、黄芩各 10g，甘草 6g）。经 30 ～ 140 天治疗，结果痊愈 6 例，好转 7 例。李德伟治疗白塞病中证属湿热毒邪留恋、病久气阴损伤者 36 例，以加味当归六黄汤治疗。基本方：当归、生地黄、黄芩、玄参、天冬、麦冬、七叶一枝花各 15g，黄柏、黄连、赤芍各 10g，黄芪、金银花、蒲公英各 20g，西洋参（另煎兑服）6g；水煎服，每日 1 剂，每剂煎 2 次，分早晚 2 次服。治疗 15 日为一疗程，连续服用 1 ～ 3 个疗程后进行疗效评定。治疗期间原服皮质激素可逐步减量撤除，总有效率为 91.7%。张立军等从"阴疽"立论，运用温阳补血、散寒通滞法治疗白塞综合征 17 例，9 例痊愈（溃疡全部愈合，临床症状消失，停药 3 个月未复发），8 例好转（溃疡缩小或消失，临床症状减轻或消失，但停药 3 个月内复发）。基本方：熟地黄 30g，鹿角胶、赤芍、黄芪各 15g，皂角刺、白芥子、肉桂各 6g，麻黄、炮姜、生甘草各 3g。

曲环汝等从"疡"论治，分期论治，活血化瘀贯穿始终。初期药用玄参、生地黄、金银花、连翘、黄连、黄柏、栀子、黄芩、白花蛇舌草、金雀根、当归、赤芍、白芍、生甘草等；病变后期药用黄芪、生甘草、炙甘草、生地黄、金银花、生白术、茯苓、黄芩、黄连、川芎、当归、白芍等，取得良好疗效。闫汝茂以除湿活血法治疗白塞病性关节炎 23 例，药用忍冬藤、豨莶草、牡丹皮各 30g，雷公藤、清风藤、土茯苓、玄参、赤芍各 15g，木防己、苦参各 10g。热重加生石膏、知母、生地黄、黄连；湿重加薏苡仁、牛膝、虎杖；痛重加制川乌、乳香、没药；久治不愈加全蝎、地龙、地鳖虫等，每日 1 剂，水煎服，连服 2 个月，每周停用 1 天。结果总有效率为 91.3%。肖妙统从心辨治本病，治疗上以心为主兼治他脏，心肝实火者用十味导赤散合化斑汤；心脾实热者用凉膈散合三仁化湿汤；心脾两虚、瘀血阻滞者用内补黄芪汤加味；水火不济、心火上炎者用黄连阿胶汤合六味地黄汤。

徐育珊将本病分为：热邪内郁型（常见于急性发作期），治以清热凉血，解毒祛瘀；阴虚内热型（常见于缓解期），治以甘寒凉血，滋阴生津。周翠英等将本病 52 例辨证分为 4 型：热毒炽盛、血脉失和型，治以清热解毒，滋阴凉血；湿热蕴结、血脉阻滞型，治以清热解毒，利湿活血；阴虚内热、邪阻血络型，治以滋补肝肾，养阴清热；脾虚湿滞型，治以健脾益气，除湿解毒。结果治愈率为 17.3%，总有效率 96.2%，并认为本病初期和活动期当清热利湿，解毒化浊；后期和迁延期当温补脾肾。刘西娟分 3 型治疗本病 50 例，湿热内蕴型用龙胆泻肝汤；气虚血瘀型用四君子汤加味；阴亏火旺型用知柏地黄汤治疗，随症加减。60 日为一疗程，治疗 3 个疗程，结果痊愈 19 例，显效 6 例，有效 12 例，无效 3 例，总有效率 94%。武希兰将本病按急性期及缓解期进行辨证分型治疗，急性期分两型，阴虚热毒型用四妙勇安汤合导赤散加减，湿热下注型用龙胆泻肝汤合二妙散加减；缓解期分两型，肝肾阴虚型用杞菊地黄丸或知柏地黄丸合玉女煎加减，肝郁脾虚型用加味逍遥散加减，同时外用药物洗浴患处并外涂。治疗 28 例，结果痊愈 11 例，显效 9 例，好转 6 例，无效 2 例。王伟明等按中医辨证分型治疗本病 20 例，肝肾阴虚型 9 例，用知柏地黄汤加减；脾肾两虚型 6 例，用四君子汤加减；肝脾湿热型 9 例，用龙胆泻肝汤加减；气血两虚型 2 例，用八珍汤加减，病情严重时加激素，结果有效率达 90%，近期显效率为 65%。

四、中西医结合治疗研究

中西医结合是治疗白塞病的最佳方案之一。临床采用中西医结合疗法治疗本病，具有疗效显著、不良反应小、复发率低等特点。贺松其用糖皮质激素、免疫抑制剂配合中药方荆芥连翘汤治疗本病，疗效明显优于单纯西药治疗组。张旭辉等治疗本病以口服抗生素、维生素、激素和阿托品及地塞米松眼药水点眼为对照组，观察组在应用上述西药的同时，服用黄芪 25g、党参 20g，每日 2 次；结果显示，采用中西医结合疗法治疗本病的确比单纯西药治疗有效，值得推广应用。姜世文等将中西医结合治疗本病疗效与单纯用西药治疗比较，亦证明中西医结合治疗较单用西药治疗可提高疗效，缩短病程。周婉瑜采用环孢素 A 加小剂量类固醇并联合中药明目汤口服治疗白塞病眼后节严重受累，临床收效也十分显著。

　　童艾云用中西医结合的方法治疗 10 例白塞病患者，患者均有口腔及生殖器黏膜溃疡临床表现，并有反复急性发作史，中医分两型。肝胆火旺、湿热下注型：药用龙胆草 12g，柴胡、黄芩、炒栀子各 10g，当归 15g，车前子 12g，生地黄 15g，泽泻 10g，玄参 15g，甘草 10g。脾肾阴虚、湿热蕴毒型：药用生地黄 15g，沙参 30g，玄参 15g，牡丹皮 10g，花粉、枸杞各 15g，石斛、苦参、泽泻各 10g，菟丝子、山茱萸各 12g，黄芪 15g。同时口服氟美松 0.75mg，溃疡处用锡类散。结果 8 例治愈，2 例明显好转。

　　车晓婷用黄芪配合激素治疗 10 例白塞病。方法：强的松 10mg，每日 4 次，用药一个月后减量。局部滴用 1% 阿托品及 0.25% 氯霉素眼药水，球结膜下注射强的松 0.3mL，每周 1 次，注射 2 个月，内服维生素类药物，同时服黄芪 30 ～ 40g，每日 2 次。不宜长期用激素类药物，患者或在恢复期停用激素时，可只服黄芪以巩固疗效，对有严重并发症反复发作的病例，可连续用黄芪 3 ～ 4 个月。结果治愈 7 例，有效 3 例。卢书山以不同病期施治 17 例，急性活动期用银黄解毒汤：金银花 15g，鱼腥草 12g，大黄 3g，连翘、夏枯草、黄柏、板蓝根、蒲公英、甘草各 9g；慢性期用四君子汤：党参 18g，白术、茯苓各 9g，炙甘草 6g。以上两期皆加活血化瘀药：当归、桃仁、红花、赤芍等，并随症加减。每天 1 剂，分 2 ～ 3 次温服。酌用皮质激素及抗生素，另设西药组对照：活动期用强的松 60 ～ 80mg/日；慢性期用强的松 5 ～ 10mg/日，环磷酰胺或氨甲蝶呤与皮质激素配合。两组皆连续治疗 3 个月，结果：中西医结合组全部临床治愈，平均治愈时间为 3 天；西药组 5 例中 4 例痊愈，平均治愈时间 53 天，两组差异非常显著。

　　陈爱林等用痹证 1 号（生薏苡仁、忍冬藤、鸡血藤、白术、黄芪、苍术、秦艽、黄柏、地龙、蒲公英）加减；环磷酰胺片 50mg，每日 1 次，口服，尼美舒利分散片 100mg，每日 2 次，口服，治疗白塞病 38 例，治愈 25 例，显效 9 例，有效 2 例，无效 2 例，总有效率 94.7%。朱红军等自拟滋阴愈疡汤（熟地黄、当归、知母、麦冬、黄柏、菟丝子、女贞子、白芍、牡丹皮、肉桂、甘草），结合西药泼尼松、环磷酰胺治疗白塞病 37 例，疗程 2 个月。结果显效 22 例，好转 12 例，未愈 3 例，总有效率 76.7%，与对照组相比（仅用西药泼尼松、环磷酰胺）有显著性差异（$P<0.05$）。

刘霞等治疗该病 32 例，采用随机区组法分为治疗组和对照组，治疗组用雷公藤多苷 20mg，每日 3 次，口服 2 个月；氟美松 10mg，每日 1 次，静脉滴注 1 周。1 周后改为氟美松 1.5mg，每日 3 次，口服 53 天；复方丹参注射液 20mL，每日 1 次，静脉滴注 2 周。2 周后改为复方丹参片 3 片，每日 3 次，口服 46 天。对照组只用雷公藤多苷及氟美松，用法同治疗组。2 组疗程均为 2 个月，随访 6 个月。结果显示，治疗后症状消失平均时间：治疗组为（4.32±1.21）天，对照组为（7.03±2.18）天，治疗组症状复发频率显著降低（$P<0.01$）。

参考文献

[1] 高小平，王佩. 白塞化解胶囊治疗白塞病 60 例 [J]. 甘肃中医学院学报，2004，21（2）：28.

[2] 金学仁，朱杨彪. 樗葵饮治疗白塞病 36 例 [J]. 河南中医，2000，20（2）：48.

[3] 曹丽娟，杨惠芹，邹青春，等. 龙胆泻肝汤治疗白塞病的临床观察 [J]. 黑龙江医学，2001，25（7）：556-557.

[4] 陈宁，房广才. 高压氧合并药物治疗白塞病 7 例 [J]. 临床内科杂志，1996，13（1）：31.

[5] 毕留彬，姚元桂. 龟板为主治疗白塞病 [J]. 现代中医，1997（2）：83.

[6] 王士军，王莉. 自拟清热化湿解毒方治疗白塞病 16 例疗效观察 [J]. 长春中医药大学学报，2002，18（3）：26.

[7] 郑昌发. 二仙消疳汤治疗白塞病 22 例 [J]. 浙江中医杂志，1994（10）：31.

[8] 田开愚. 甘草泻心汤为主治疗白塞病 [J]. 湖北中医杂志，1999，21（9）：408.

[9] 张秀兰，杜荣昕，曹兰芝. 蜂毒注射液治疗白塞病 [J]. 中华皮肤科杂志，1997，30（1）：53.

[10] 吴堃达，许富琴，何叔平. 徐金合剂治疗白塞病眼部病变 106 例临床分析 [J]. 中医杂志，1994，35（11）：677-678.

[11] 张永祥，梁喜爱. 自拟三黄四物二参汤治疗白塞病 [J]. 湖南中医药大学学报，1989，9（4）：194-195.

[12] 卢成林. 以东垣泻肝汤为主治疗狐惑病 [J]. 中医函授通讯，1987，43（4）：41-42.

[13] 展锐. 导阳归肾法治疗白塞病探讨 [J]. 西部中医药，2000（6）：8.

[14] 刘胜春. 加味炙甘草汤治疗白塞病 30 例 [J]. 河北中医，2010，32（7）：1111.

[15] 林永. 甘草泻心汤加味配合苦参汤外洗治疗白塞病 32 例 [J]. 现代中医药，2011，31（1）：21-22.

[16] 吴成. 沈凤阁诊治白塞病经验 [J]. 中华中医药杂志，1991，6（1）：57-59.

[17] 石海军，尹国富，刘福华，等. 运用补泻兼施法治疗白塞病体会 [J]. 中医研究，2014，27（2）：50-51.

[18] 陈璇，安凤敏. 中医药综合治疗白塞病 19 例临床疗效观察 [J]. 中国临床研究，2010，23（10）：921- 922.

[19] 刘薇. 中医治疗湿热型白塞病 52 例临床研究 [J]. 北京中医药，2000，19（5）：28-29.

[20] 刘霞，巩怀征，解淑霞. 复方丹参配合治疗白塞病临床分析 [J]. 华夏医学，2006，19（4）：768-769.

[21] 杨敏. 补肾活血愈疡汤治疗白塞病 90 例临床观察 [J]. 四川中医，2013，31（3）：92-93.

[22] 张永熙，卢益平，李国强，等. 狐惑汤治疗白塞病的临床研究 [J]. 中华中医药学刊，2008，26（5）：1118-1120.

[23] 乔连厚. 加味狐惑汤治疗白塞病 32 例 [J]. 北京中医药大学学报，

1995，18（1）：33-34.

[24] 孙昌茂.龙雷清肝饮治疗白塞病 26 例 [J].山东中医杂志，1996，15
（5）：213-214.

[25] 张明德，皮业军，熊菊芳.自拟狐惑汤治疗白塞综合征 36 例 [J].中
国民间疗法，2004，12（11）：48-49.

[26] 惠乃玲，党惠子.自拟活血解毒生肌汤治疗白塞病 25 例 [J].现代中
西医结合杂志，2012，21（24）：2689-2690.

[27] 考希良.益气托毒汤治疗白塞病 16 例临床观察 [J].中医杂志，
2008，49（4）：329-330.

[28] 纪东世.甘草赤苓解毒汤治疗白塞病 26 例 [J].陕西中医，2005，
26（3）：251.

[29] 李杰，曹秀峰.双子熟地颗粒治疗白塞病 26 例临床研究 [J].哈尔滨
医药，2009，29（3）：41.

[30] 罗向群，林丽，杨鹏，等.罗忠祥应用中医变法治验三则 [J].浙江
中西医结合杂志，2010，20（12）：728-729.

[31] 孔红岩，丁智岚，白燕.中医药治疗白塞病 22 例临床观察 [J].中国
中医药信息杂志，2007，14（1）：77.

[32] 张永熙，卢益平，李国强，等.狐惑汤治疗白塞病的临床研究 [J].
中华中医药学刊，2008，26（5）：1118-1120.

[33] 魏家亭.自拟祛风活血解毒汤治疗白塞病 28 例 [J].国医论坛，
2006，21（2）：30-31.

[34] 马武开.白塞病的中医病因病机探讨 [J].江苏中医药,2003,24(7)：7-8.

[35] 展锐.导阳归肾法治疗白塞病探讨 [J].西部中医药，2000（6）：8.

[36] 庞海波，鲁缘青，吕秀兰，等.试论毒与白塞病 [J].山东中医药大
学学报，2002，26（3）：172-173.

[37] 曲环汝，丁之江.白塞病从"疡"论治探讨[J].新中医,2004,36(8)：3-4.

[38] 董秋梅，阎小萍.白塞病的中医病因病机探微 [J].中医研究，2005，
18（12）：2-3.

[39] 岳树香.路志正教授从湿论治白塞病经验 [J].中国中医急症，2009，18（7）：1114-1115.

[40] 张华东，姜泉，曹炜，等.从疮疡辨治白塞病 [J].贵阳中医学院学报，2008，30（6）：27-29.

[41] 张立亭，张鸣鹤.辨证分型及经络注射治疗白塞病 [J].山东中医杂志，1999，18（8）：353-354.

[42] 刘明，侯玉芬，陈柏楠，等.中西医结合治疗白塞病性外周血管炎13 例 [J].中国中西医结合外科杂志，2000，6（5）：352.

[43] 李德伟.加味当归六黄汤治疗白塞病 36 例观察 [J].实用中医药杂志，2001，17（3）：3.

[44] 张立军，柴立民.从 " 阴疽 " 论治白塞氏综合征 17 例 [J].浙江中医杂志，2004，39（3）：116.

[45] 闫汝茂.除湿活血法治疗白塞病性关节炎 23 例 [J].实用中医药杂志，1999，15（1）：19.

[46] 肖妙娥.试论白塞病从心辨治 [J].云南中医中药杂志，1994，15（6）：28-30.

[47] 徐育珊.白塞氏综合征的中医辨证施治浅析 [J].西部中医药，1997，10（6）：32.

[48] 周翠英.樊冰.中药治疗白塞病 52 例临床观察 [J].中国中西医风湿病杂志，1997，6（4）：213-214.

[49] 刘西娟.辨证治疗白塞病 50 例疗效观察 [J].山西中医，1998，14（5）：18-19.

[50] 武希兰.浅谈中医治疗白塞氏综合征的体会 [J].天津中医药，1998，15（1）：28-29.

[51] 王伟明，王苏云，祝德军.中药治疗白塞病 20 例 [J].山东医药，1997，37（6）：20.

[52] 贺松其，李胜才，文彬.中西医结合治疗白塞病 30 例 [J].深圳中西医结合杂志，1998，8（2）：30-31.

[53] 张旭辉，李万山，陈清瑞.中西医结合治疗 Behcet 氏病疗效观察 [J].黑龙江医学，1998（5）：67.

[54] 姜世文，吕沛忠.中西医结合治疗白塞病 38 例疗效观察 [J].中西医结合心脑血管病杂志，2000，16（3）：35-36.

[55] 周婉瑜.中西医结合治疗白塞病严重葡萄膜炎 12 例 [J].中国中西医结合杂志，2001，21（10）：773-774.

[56] 童艾云，孟昭华.中西医结合治疗白塞病 10 例 [J].辽宁中医杂志，1990（9）：22-23.

[57] 车晓婷，齐忠梅，孙洪利.黄芪合用皮质激素治疗 Behcet 氏病疗效观察 [J].中医药信息，1993（6）：35.

[58] 卢书山.中西医结合治疗白塞病 17 例疗效观察 [J].浙江中医杂志，1994（4）：166.

[59] 陈爱林，陈美玲.痹证 1 号配合西药治疗白塞病 38 例 [J].陕西中医，2009，30（12）：1617.

[60] 朱红军，杜金龙.中西医结合治疗白塞病 37 例 [J].河南中医，2011，31（12）：1418.

白塞病的皮肤黏膜表现（引自 Alpsoy E. Behçet's disease: A comprehensive review with a focus on epidemiology，etiology and clinical features，and management of mucocutaneous lesions[J]. J Dermatol，2016，43（6）：620-632.）

（a）悬雍垂部的溃疡，边缘卷曲，基底部为灰黄色坏死基，软腭部有大量溃疡留下的疤痕。

（b）生殖器溃疡的外观、疾病进程与口腔溃疡十分相似，在男性最易累及的部位是阴囊。

（c）结节性红斑样病变，胫骨前的疼痛性、发热性的红斑样结节。

（d）丘疹脓疱性病变是红斑基础上的无菌性、毛囊炎或痤疮样病变，出现丘疹样皮损，经过 24～48 小时后变为脓包。

（e）血栓性浅静脉炎性红斑，是以线性方式排列的疼痛性皮下结节。

（f）皮肤针刺试验，阳性定义为针刺部位经过 24～48 小时发展为丘疹或脓。

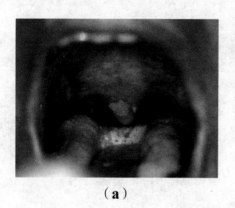
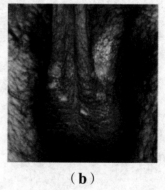

（a）　　　　　　　　　　（b）

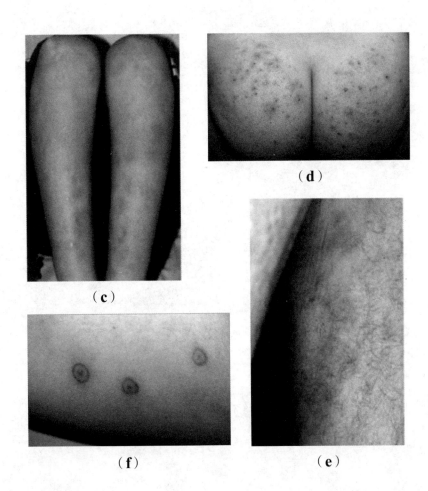

（c）

（d）

（e）

（f）